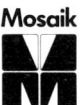

Mosaik

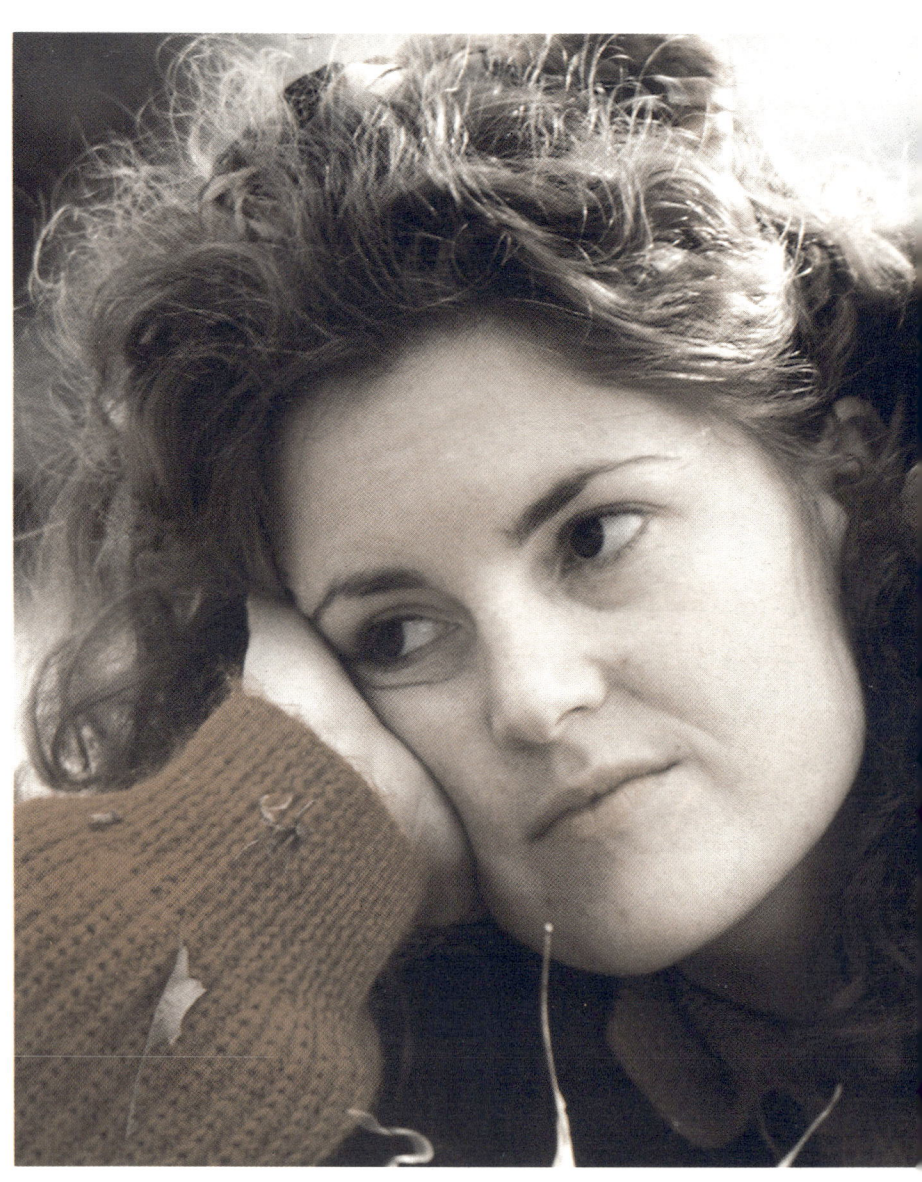

JULIAN UND SUSAN SCOTT
NATURMEDIZIN FÜR FRAUEN

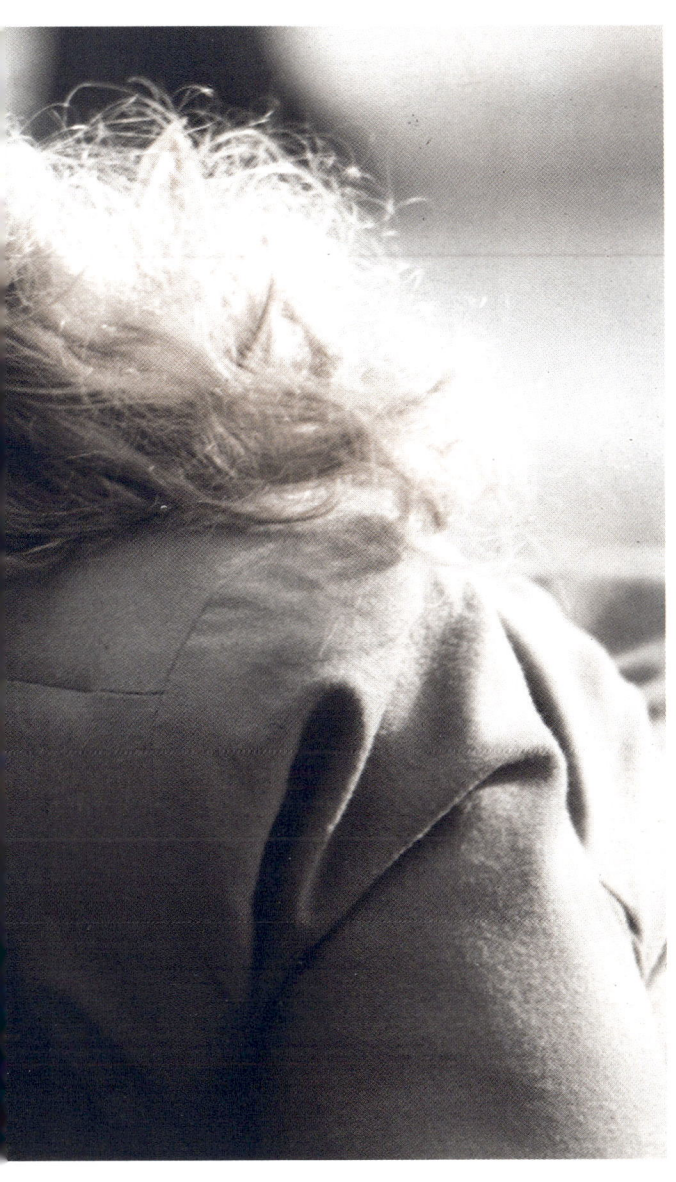

Helfen

Heilen

Vorbeugen

durch Heilkräuter

Homöopathie

Heilgymnastik

Entspannung

Meditation

Mit vielen
sanften Tips gegen
lästige Beschwerden und
Probleme

Mosaik Verlag

A GAIA ORIGINAL

Design	Ellen Moorcraft
Illustrationen	Sheilagh Noble
Beratung	Robert Cran
Gesamtleitung	Joss Pearson, Patrick Nugent

Natürliche Therapien sind im allgemeinen sicher und effektiv. Aber es ist trotz aller Mühen, wissenschaftlich erprobte Ratschläge zu geben, unmöglich, individuelle Reaktionen auf bestimmte Behandlungen vorwegzunehmen. Sie sollten daher *immer* die Vorsichtsmaßregeln beachten, die in Teil 2 zu jedem einzelnen Vorschlag gemacht werden. Wenn Sie Zweifel haben, fragen Sie einen erfahrenen Arzt, Heilpraktiker oder einen Spezialisten für Naturheilkunde. Weder der Verlag noch der Autor können Verantwortung für irgendeinen Vorschlag in diesem Buch übernehmen.

Titel der Originalausgabe:
Natural Medicine For Women

Originalverlag: Gaia Books, London 1991
Übersetzung aus dem Englischen:
Inga-Maria Richberg
Umschlaggestaltung: Petra Dorkenwald
Umschlagfoto: Burda GmbH/M. Leis

Der Mosaik Verlag ist ein Unternehmen
der Verlagsgruppe Bertelsmann

Satz: Filmsatz Schröter GmbH, München
Druck und Bindung: Mateu Cromo, Madrid
Printed in Spain · ISBN 3-576-10152-7

Autoren

Dr. Julian Scott MA, PhD praktiziert seit über 15 Jahren als Akupunkteur. Er gründete die *Dolphin House Clinic*, wo viele verschiedene naturheilkundliche Verfahren angewendet werden. Während seiner dortigen Tätigkeit lernte er die besonderen Probleme von Frauen in unserer modernen westlichen Welt und ihre unterschiedlichen Energien verstehen. Dieses Buch entstand aus dem Wunsch heraus, Frauen über die sanften, aber sehr wirksamen Naturheilmethoden zu informieren und ihnen dabei zu helfen, sich selbst zu behandeln und wohl zu fühlen.

Susan Scott arbeitet seit über 20 Jahren als Lehrerin für die Alexander-Technik. Sie selbst weiß aus eigenem Erleben, was es heißt, die karriereorientierte Einstellung zum Leben aufzugeben und statt dessen die besonderen Fähigkeiten, über die Frauen verfügen, in den Mittelpunkt zu stellen. Sie glaubt, daß Frauen eine enorme Liebesfähigkeit und ein großes Erfolgspotential besitzen, aber viele von ihnen in unserer modernen Gesellschaft die Unterstützung durch Naturheilmittel brauchen, um ihre Probleme zu überwinden und ihre positive Einstellung zum Alltag zu bewahren.

Berater

Robert Cran MA ist Leiter des *London Centre for Yoga and Shiatsu Studies* und praktiziert in Akupunktur, Chinesischer Pflanzenheilkunde, Shiatsu und Yoga. Er studierte in China am *College of Traditional Medicine* in Nanking und setzt sich heute besonders für den Einsatz von Yoga als Heilverfahren auch im klinischen Alltag ein.

Dr. Shirley Bond MB, BS, LRCP, MRCS, FFARCS arbeitet als praktische Ärztin in London. Sie hat sich auf die Behandlung von Frauen mit schulmedizinischen und alternativen Verfahren spezialisiert. Ihr besonderes Interesse gilt der Gesundheitsvorsorge.

Dr. Richard Donze DO arbeitet als Heilpraktiker in Philadelphia (USA). Er setzt sich in Vorträgen und Artikeln für Gesundheitsförderung durch bessere Ernährung und Lebensgewohnheiten ein. Als Vertreter des ganzheitsmedizinischen Ansatzes arbeitet er regelmäßig für Zeitschrifen, Funk und Fernsehen.

Gisela Meyer-Wachs ist seit 35 Jahren Heilpraktikerin. Nach ihrer Ausbildung zur Krankenschwester erlernte sie in China die Akupunktur. Sie arbeitet heute in Augsburg.

INHALT

Gondel

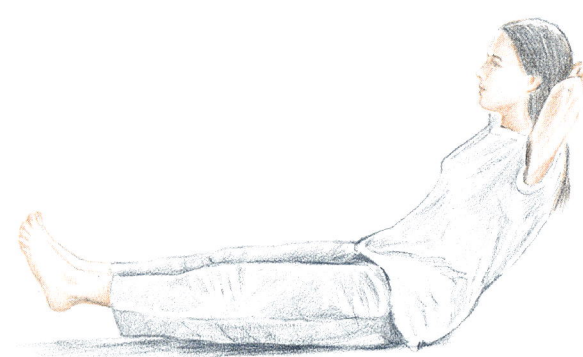

Motte

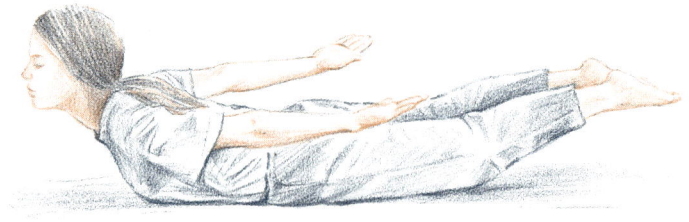

Schlangenatmung

EINLEITUNG

Wir alle wollen gesund sein und unser Leben genießen. Unter Gesundheit verstehen wir in unserer modernen Welt aber nicht nur das Fehlen von Krankheit, sondern körperliche und seelische Ausgeglichenheit und Leistungsfähigkeit und vor allem eine positive Einstellung zum Leben. Dieses Buch beschreibt, wie Sie körperliches und seelisches Wohlbefinden erreichen und sich mit natürlichen Heilmitteln und anderen natürlichen Therapien selbst helfen können.

Immer mehr Menschen in unserer modernen Welt glauben, nur ein ausgebildeter Mediziner könne Krankheiten behandeln. Daran sind nicht zuletzt manche orthodoxen Schulmediziner schuld, die diesen Glauben nach Kräften unterstützen. Im Extremfall führt das dann dazu, daß manche Menschen unfähig sind, sich sogar bei den leichtesten Beschwerden und Krankheiten selbst zu helfen. Unser Buch soll diese Lücke schließen. Es zeigt Ihnen, wie Sie gesund bleiben, indem Sie nicht nur Ihre Ernährung und sportlichen Aktivitäten ernst nehmen, sondern auch zwischenmenschliche Beziehungen, Verpflichtungen und andere Aspekte des Alltags. Und es vermittelt Ihnen das Wissen, wie Sie sich im Krankheitsfall mit zum Teil jahrhundertelang erprobten natürlichen Heilmethoden selbst helfen können.

Rundum gesund

Viele Frauen plagen sich mit Unwohlsein und Schmerzen herum. Völlig unnötigerweise. Wenn sie wüßten, warum die Beschwerden auftreten, könnten sie sie mit Hilfe von einfachen, sicheren Naturheilmitteln überwinden.

Ein Grund für diese Situation ist der, daß die medizinische Lehrmeinung in den westlichen Industriestaaten von Männern dominiert wird. Außerdem werden bei uns traditionellerweise »Frauenleiden« nicht ernst genommen, sie werden lächerlich gemacht oder verschwiegen. Ein Beispiel: Niemand findet etwas dabei, wenn eine Kollegin über Kopfschmerzen und Konzentrationsstörungen im Zuge einer Erkältung klagt. Doch könnte sie ebenso frei darüber sprechen, wenn sie sich mit Menstruationsbeschwerden plagt?

Erfreulicherweise vollzieht sich derzeit ein enormer Wandel in unserer westlichen Gesellschaft. Überkommene Einstellungen verschwinden, Gesundheitsfragen werden positiv und offen diskutiert. Und mit Recht beginnen daher auch die Frauen, selbst nach Erklärungen, Diagnosen, Behandlungsverfahren und Heilmitteln für ihre Beschwerden und Krankheiten zu suchen. Dieses Buch soll die Schulmedizin freilich nicht ersetzen. Vielmehr will es ein neues Verständnis von Gesundheit und Krankheit vermitteln und zeigen, daß es neben der orthodoxen medizinischen Lehre noch andere, in vielen Fällen bessere Methoden der Behandlung gibt.

DIE CHINESISCHE MEDIZIN

In diesem Buch werden Sie viele Begriffe und Zitate aus der chinesischen Medizin kennenlernen. Das hat nicht nur damit zu tun, daß sich ein Autor, der in der chinesischen Medizin ausgebildet wurde, selbstverständlich an den östlichen Heilweisen orientiert. Viele dieser Begriffe und Zitate gelten auch außerhalb der chinesischen Medizin. Sie verkörpern eine »universelle Wahrheit«, das heißt Antworten auf Probleme, die alle Menschen dieser Welt täglich spüren. Und nicht zuletzt ist ihre Grundlage die Liebe, die wir alle für unsere Partner, Familienmitglieder und Freunde empfinden.

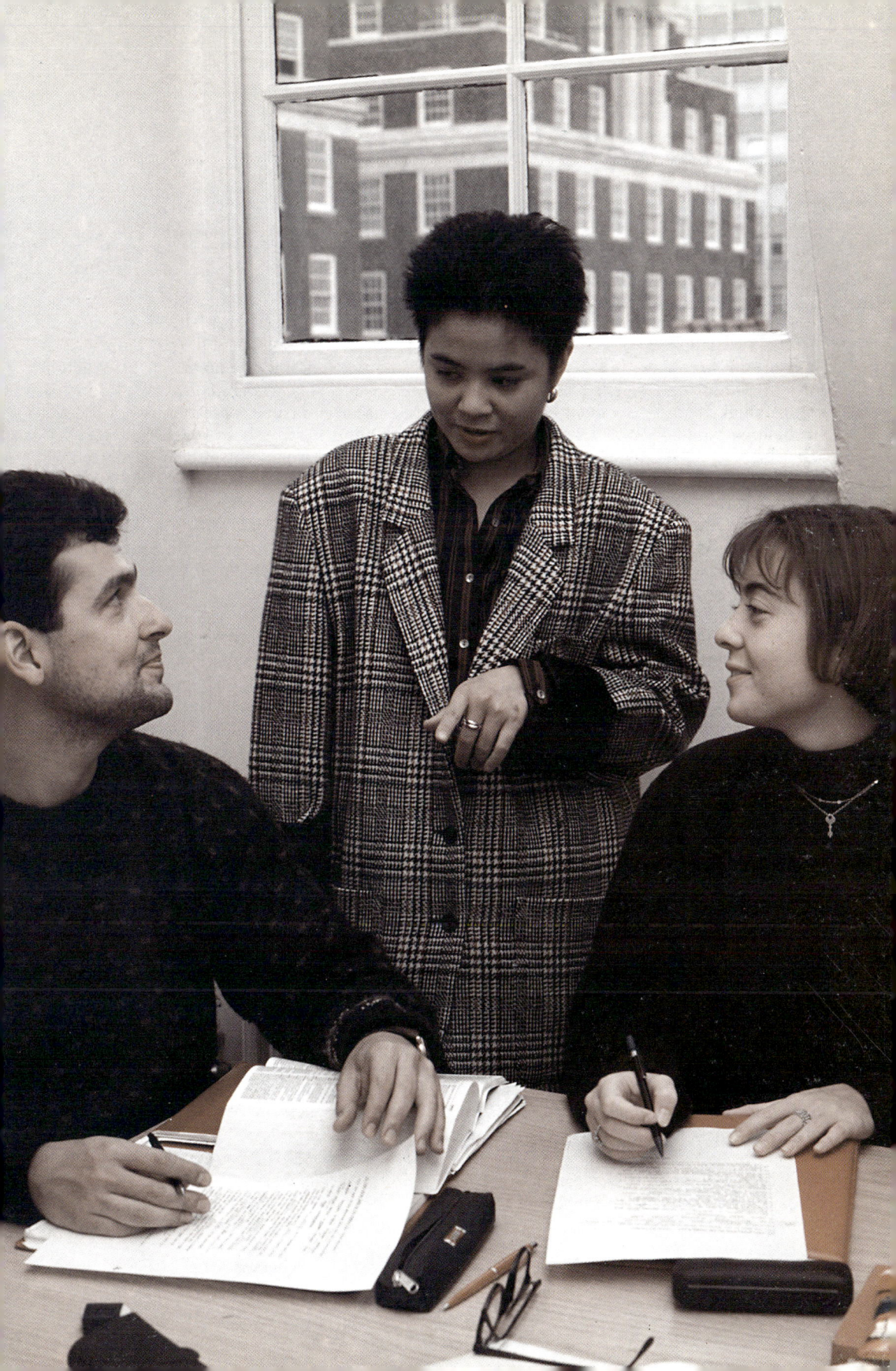

Häufig lassen sich beide Methoden miteinander kombinieren, um ein besseres Ergebnis zu erzielen. Wie schon eine uralte chinesische Lebensweisheit sagt: »Auf zwei Beinen zu gehen, ist besser als auf einem.«

Oft können wir unsere Probleme selbst lösen. Doch manchmal fühlen wir uns nicht fähig, alleine die Verantwortung zu übernehmen. Bestimmte Beschwerden lassen sich gut zu Hause behandeln, doch bei anderen brauchen wir die Hilfe von Experten. Zögern Sie daher nicht, professionellen Rat einzuholen, wenn Sie das Gefühl haben, ihn zu brauchen.

Die Ursachen von Krankheit

Ein zentraler Grundsatz der chinesischen Medizin besagt, daß jede Krankheit eine Ursache hat. Die Chinesen sehen Krankheit nicht als ein mysteriöses Geschehen, das den Menschen urplötzlich und grundlos von außen überfällt. Sie sehen die Krankheitsursachen in Störungen des Körpergleichgewichts und in Reaktionen des Körpers auf Belastungen von außen.

Manchmal können die externen Belastungen, zum Beispiel durch bestimmte Krankheitserreger oder seelische Aufregungen, so stark sein, daß sogar ein kräftiger, widerstandsfähiger Körper aus dem Gleichgewicht geworfen wird. Zu anderen Zeiten mag das innere Gleichgewicht schon so zerbrechlich sein, daß die geringste Belastung von außen reicht, es zu kippen und Krankheit entstehen zu lassen.

Aus diesem Grund spielen die möglichen Ursachen von Erkrankungen eine zentrale Rolle in diesem Buch. Denn das bessere Verständnis von Krankheit erleichtert und verbessert erfahrungsgemäß die Diagnose, die Auswahl der Behandlungsmethoden und nicht zuletzt auch die Vorbeugung.

Die Krankheitsmuster Wenn Sie krank sind, bemerken Sie gewöhnlich neben den Hauptbeschwerden viele verschiedene kleinere Symptome. Die westliche Schulmedizin umschreibt das Erscheinungsbild der Krankheit mit dem Begriff des »Syndroms«. Die natürliche Medizin verwendet dagegen den Begriff des »Krankheitsmusters« (siehe Seite 27). Diese Muster überschneiden sich oft mit den Syndromen der Schulmedizin, manchmal scheinen sie ihnen jedoch auch direkt zu widersprechen. Der Grund für diese Unterschiede oder Widersprüche liegt darin, daß die westliche Schulmedizin sich in erster Linie auf den physischen Körper und seine Beschwerden konzentriert; dagegen bezieht die natürliche Medizin auch den Energiezustand des Körpers und die Gefühle des Menschen wie auch die Symptome auf der geistigen und spirituellen Ebene mit ein. Sie gelten als ebenso wichtig wir der Zustand des physischen Körpers. Diese ganzheitliche Sichtweise der natürlichen Medizin ermöglicht es, viele Symptome, die scheinbar völlig zusammenhanglos nebeneinander stehen, zu erklären.

Anleitung zum Gebrauch dieses Buches

Diagnose Wenn Sie dieses Buch zum erstenmal benutzen, sollten Sie sich am Inhalts- und Stichwortverzeichnis orientieren. Schlagen Sie gleich die entsprechenden Seiten in Teil 3 (Behandlung von Beschwerden und Krankheiten) auf, in dem die einzelnen Krankheitsbilder genau beschrieben sind. Vergleichen Sie Ihre Symptome und Beschwerden mit den dort genannten, um die Diagnose zu stellen. Wenn ein oder mehrere Symptome fehlen oder Sie sich einfach unsicher fühlen, wenden Sie sich an einen Arzt, am besten einen in Naturheilverfahren versierten Mediziner.

Auswahl der Therapie Lesen Sie die allgemeinen Hinweise im Text und die verschiedenen empfohlenen Therapieformen. Für jede einzelne Krankheit sind deshalb drei bis fünf verschiedene Behandlungen vorgeschlagen, weil manche Menschen mit der einen oder anderen besser zurechtkommen. Sie wissen instinktiv genau, welche für sie die richtige ist und wie sie sie am besten anwenden. Auch reagieren manche Menschen auf die eine Therapie besser als auf die andere. Beim erstenmal sollten Sie mit der Therapie beginnen, die Ihnen am meisten zusagt, und nur dann wechseln, wenn sich keine Besserung zeigt. Mit der Zeit werden Sie die Therapieformen herausfinden, die Ihnen am besten helfen.

Gabe des Heilmittels Wenn Sie davon überzeugt sind, das richtige Heilmittel ausgewählt zu haben, schlagen Sie Teil II (Die natürlichen Heilmethoden) auf. Dort finden Sie die allgemeinen Informationen über die verschiedenen Zubereitungsformen der natürlichen Heilmittel. Lesen Sie diesen Teil sorgfältig, und notieren Sie sich alle Hinweise über Dosis, Einnahmezeiten, Gegenanzeigen und mögliche Vorsichtsmaßnahmen. Wenn Sie mehr über ein bestimmtes Heilmittel wissen wollen, etwa die Wirkungen einer Heilpflanze oder eines homöopathischen Mittels, schauen Sie unter seinem Namen im Stichwortverzeichnis nach und lesen Sie die entsprechende Seite in Teil II.

Hintergrundwissen Teil I (Gesund leben) enthält eine allgemeine Einführung in die natürliche Medizin. Dabei haben wir die für Frauen interessanten Aspekte herausgestellt.

Anwendung und Wechsel der Therapie Grundsätzlich sollten Sie nur eine Behandlungsmethode anwenden. Bleiben Sie bei der einmal gewählten Methode, etwa Heilpflanzen oder Homöopathie. Wenn Sie nach einigen Tagen noch keine Besserung spüren, wählen Sie zunächst ein anderes Mittel aus dem Therapieprogramm. Nehmen Sie niemals Heilmittel verschiedener Therapiemethoden gleichzeitig. Erst wenn sich das Krankheitsbild verändert, können Sie auch die Methode wechseln. Wenn beispielsweise homöopathische Mittel im akuten Stadium geholfen haben, können Sie Heilkräuter zur Unterstützung der Rekonvaleszenz nehmen.

Obwohl Sie niemals zwei Behandlungsmethoden gleichzeitig anwenden sollten, können Sie gymnastische Übungen und Massagen als Ergänzung heranziehen; denn diese fördern häufig die Wirkung des Heilmittels. **Wichtig:** Wenn sich Ihre Beschwerden verschlimmern oder die Symptome kein klares Bild ergeben, wenden Sie sich an einen Arzt.

Ein Hinweis zum Schluß

Natürlich kann ein Buch wie dieses nicht jede Krankheit, alle Facetten der natürlichen Medizin und schon gar nicht jede der mehr als tausend hilfreichen Heilpflanzen, jedes homöopathische Heilmittel und jede Massagetechnik beschreiben. Leserinnen, die an weiterführender Literatur zum Thema »Natürliche Medizin« interessiert sind, finden im Anhang entsprechende Hinweise.

SCHWERE KRANKHEITEN

Dieses Buch enthält eine ganze Reihe von Hinweisen, was zu tun ist, wenn sich eine bestimmte Krankheit verschlimmert. Trotzdem: Gehen Sie niemals ein Risiko für Ihre Gesundheit ein. Wenn Sie sich unsicher fühlen und besorgt sind – egal aus welchem Grund: Wenden Sie sich so schnell wie möglich an einen Arzt. Ob Sie dann einen Schulmediziner oder einen Arzt für Naturheilkunde wählen, ist gleichgültig. Suchen Sie fachkundige Hilfe lieber zu früh als zu spät!

Wenn Sie mit der Therapie des Arztes nicht zufrieden sind oder sie nicht verstehen, sprechen Sie mit ihm darüber. Haben Sie grundsätzlich Vorbehalte gegen die schulmedizinischen Methoden, suchen Sie sich am besten einen Arzt für Naturheilverfahren. Und denken Sie daran: Es gibt Krankheiten und Notfälle, in denen nur die Schulmedizin helfen kann.

TEIL I

GESUND LEBEN

Die natürliche Medizin stellt den Menschen als ganze Person und seine Beziehungen zu seiner Umwelt in den Mittelpunkt. Wie die Schulmedizin befaßt sie sich mit dem körperlichen Wohlbefinden, berücksichtigt aber darüber hinaus in gleichem Maß das seelische Gleichgewicht, die Gedanken, Gefühle und die spirituellen Bindungen zwischen den Menschen. Für die natürliche Medizin spielen Freude und Trauer, Hoffnung und Enttäuschung eine wichtige Rolle.

Unsere Probleme und Krankheiten resultieren aus Störungen auf den verschiedenen Ebenen menschlicher Existenz, nicht nur der rein physischen Ebene. Das gilt besonders für Beschwerden, die von der Schulmedizin als »funktionelle« Störungen bezeichnet werden. Dieser Begriff meint, daß kein organischer Grund für die Beschwerden vorliegt. Ein Beispiel: Menstruationsschmerzen sind in den wenigsten Fällen Symptome für eine schwere oder gar lebensbedrohliche Erkrankung. Die natürliche Medizin sieht die Ursachen für diese Beschwerden denn auch auf einer anderen Ebene als auf der rein körperlichen (siehe Seite 14), um auf dieser Basis wirksame Methoden zur Linderung und Heilung zu entwickeln.

Lebenskraft und Energie

Die Lebenskraft oder die Selbstheilungskräfte in jedem von uns sind die treibende Kraft, die letztlich eine Krankheit besiegen. Sie zu unterstützen und zu steigern, ist Aufgabe der natürlichen Heilmittel, die wir in diesem Buch vorstellen.

Die Idee der Lebenskraft hat in der westlichen Schulmedizin nur einen recht geringen Stellenwert. Sie ist jedoch der Schlüssel zum Verständnis der natürlichen Medizin. Je nach Kulturkreis hat die Lebenskraft die verschiedensten Namen, in diesem Buch werden wir sie »Energie« nennen.

Energie ist keine materielle Substanz, wie etwa Wasser oder Luft. Dennoch ist sie genauso unverzichtbar für das Leben. Durch sie unterscheidet sich ein lebendiges Wesen von lebloser Materie. Viele Menschen glauben, daß unsere moderne Wissenschaft fast alles beschreiben und erklären kann, was im Universum existiert. Tatsächlich aber versagt sie, wenn es um die Analyse der wichtigsten Aspekte in unserem Leben geht: nämlich um Klarheit und Verwirrung, Freude und Traurigkeit.

Energie und natürliche Medizin

Energie ist mit im Spiel, wenn Sie sich an einem klaren Sommermorgen wie elektrisiert fühlen. Energie sorgt für Ihr »inneres Leuchten«, wenn alles in Ihrem Leben gut läuft. Und Energie kontrolliert und leitet Ihren Körper. Wenn der Energiefluß gestört ist, etwa infolge innerer Blockaden, Stillstand oder aufgebrauchter Reserven, kann leicht Krankheit entstehen. Daher sind Gefühle und Empfindungen so wichtig für die Gesundheit. Wer viel Freude erlebt und hoffnungsfroh in die Zukunft blickt, wird sich viel eher guter Gesundheit erfreuen als derjenige, dessen Leben von Enttäuschungen und Niedergeschlagenheit bestimmt wird.

Bei allen Krankheiten versucht die natürliche Medizin zu allererst, den ungehinderten Fluß der Energie wieder herzustellen. Ist das geschehen, so fühlen wir uns gleich besser und zuversichtlich, lange bevor sich auch unser Körper wieder erholt hat.

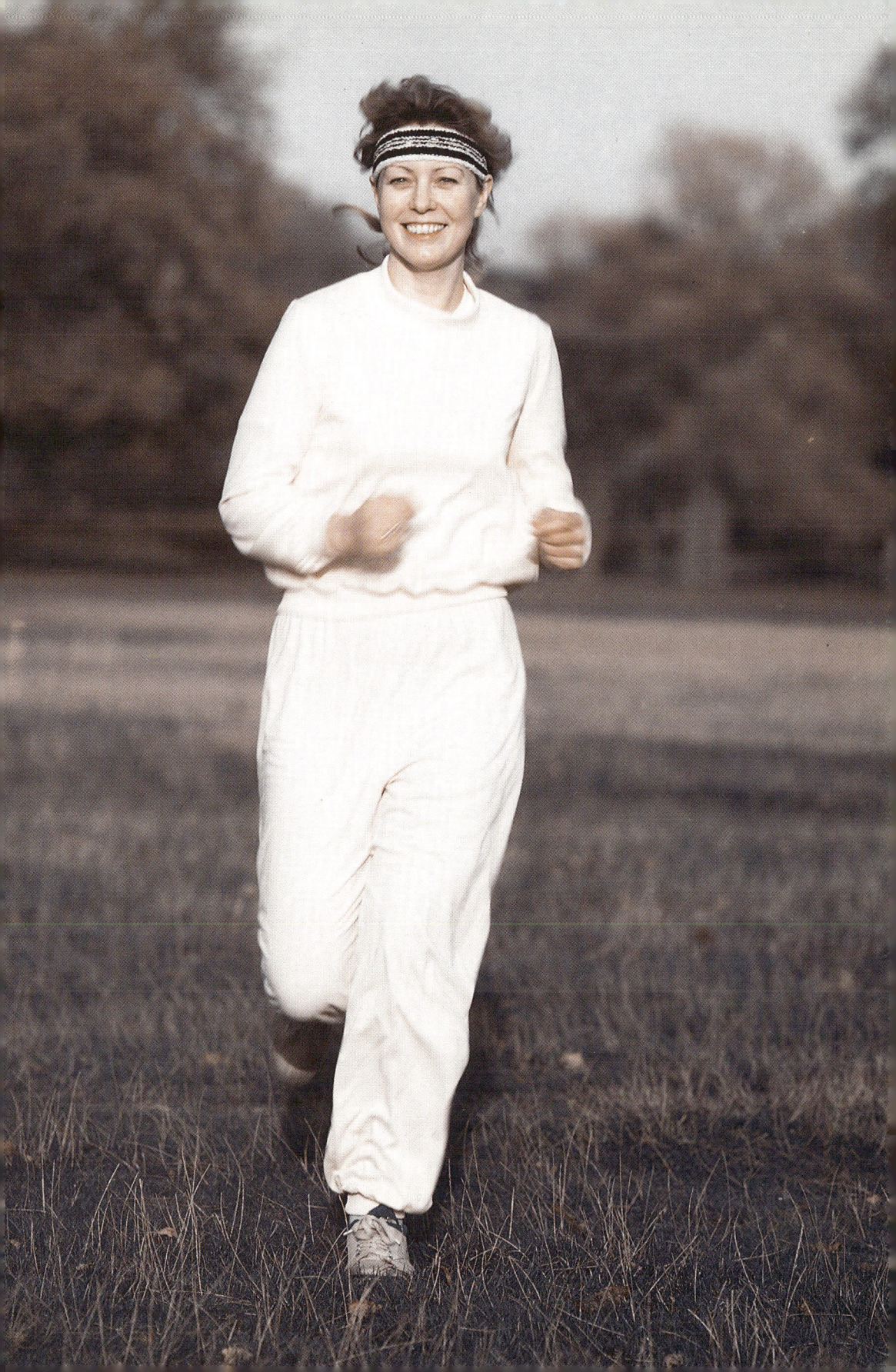

DAS ENERGIEKONZEPT

Eine der bemerkenswertesten Eigenschaften der natürlichen Medizin besteht darin, daß sie nicht nur im Krankheitsfall hilft, sondern auch das seelische Wohlbefinden und die Lebensfreude steigern kann. Um die vielfältigen Wirkungsweisen der natürlichen Heilmittel zu verstehen, müssen wir die verschiedenen Energieebenen menschlichen Lebens kennen. Die klassische Medizinphilosophie, und zwar nicht nur die des Fernen Ostens, sondern auch die des Westens, kennt fünf Ebenen menschlicher Existenz. Die erste ist die rein körperliche oder physische Ebene. Darauf folgt die Ebene der Lebensenergie; dann die der Emotionen, die geistige Ebene und zuletzt die spirituelle. Jede von ihnen hat ein charakteristisches Energiemuster und steht mit den übrigen Ebenen in Verbindung. Diese fünf Ebenen sowie die Art und Weise, wie Störungen der einen Ebene die übrigen in Mitleidenschaft ziehen und Unwohlsein oder Krankheit hervorrufen, stehen im Mittelpunkt der natürlichen Medizin und ihrer Therapien (siehe Seite 25).

Die physische Ebene

Diese Ebene bezieht sich auf die Welt um uns herum, wie wir sie sehen, riechen, schmecken, fühlen und ertasten. Dies ist die Ebene, auf der wir unsere Umwelt anhand des »objektiven Datenmaterials« der Wissenschaften verstehen lernen. Damit ist sie für die meisten Menschen die am einfachsten zu begreifende Ebene.

Die Energiekanäle beginnen in der Mitte des Körpers, und zwar im Herzen, in der Lunge und im Verdauungstrakt. Sie verlaufen entlang der Gliedmaßen und erreichen über den Hals auch den Kopf. Die Abbildung zeigt als Beispiel den Verlauf der Energiekanäle, die zu den Fortpflanzungsorganen gehören. Diese Kanäle sind für Diagnose und Therapie von großer Bedeutung. Natürliche Heilmittel stärken und erleichtern den Energiefluß durch diese Kanäle.

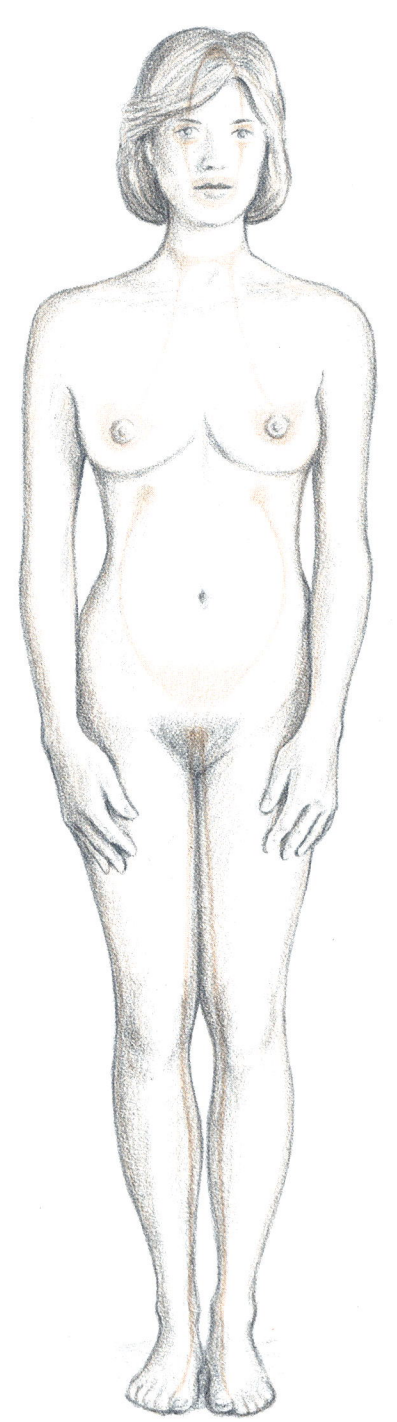

Die körperliche oder physische Ebene ist also das, was wir als die materielle oder »reale« Welt bezeichnen. Es ist die Welt, die wir Menschen zu beherrschen gelernt haben. Wissenschaftler und Ingenieure haben diese Welt genau untersucht, so daß wir sie heute präzise einteilen und messen können. Sie ist ferner der Bereich, in dem die westliche Schulmedizin ihre größten Erfolge erzielt, zum Teil eben deshalb, weil ihre Resultate so gut meßbar sind.

Die Lebensenergieebene

Diese Ebene, die der materiellen Welt am nächsten liegt, bezieht sich auf die »Lebens-Kraft«, die Energie, die den Unterschied zwischen Leben und Tod, beseelter und unbeseelter Materie ausmacht. Die Lebenskraft verändert sich von Tag zu Tag, von Stunde zu Stunde – manchmal fühlen wir uns »energiegeladen«, manchmal dagegen kraftlos. Nach einem anstrengenden Tag oder einer Grippeattacke sind wir energiemäßig am Ende. Ein erholsamer Urlaub füllt die Energiereserven wieder auf.

Akupunktur, Geistheilung und Massage sind die Therapieverfahren, die besonders anregend auf die Lebensenergie wirken.

Die Ebene der Emotionen

Auf der nächsten Stufe finden wir die Ebene der Emotionen. Der Buddhismus und verschiedene andere Religionen lehren, daß die Emotionen wie eine Wolke dahinziehen sollten. Diese Lehre wurde vielfach mißverstanden, man glaubte, daß Emotionen nicht »real« oder »sinnvoll« seien. Doch die meisten Vertreter der natürlichen Medizin weisen eine solche Interpretation zurück: Emotionen sollten den Menschen zwar nicht beherrschen, sind aber Grundvoraussetzung für größere Lebensfreude und -kraft.

Der Mensch empfindet nicht nur Emotionen, er verfügt auch über eine Reserve an emotionaler Energie – einen sogenannten »emotionalen Körper«. Viele Menschen fühlen sich nach einer traumatischen Erfahrung gefühlsmäßig ausgelaugt. Das liegt daran, daß in solchen Momenten die emotionale Reserve erschöpft ist. Den Menschen fehlt die gewohnte emotionale Energie, um das Leben zu genießen oder Gefühle wie Ärger und Traurigkeit auszudrücken.

Beratungsgespräche, psychotherapeutische und Rebirthing-Techniken sind besonders geeignet bei Problemen in emotionaler Hinsicht (siehe Seite 186).

Die geistige Ebene

Durch die Verbreitung der Psychologie und der Verhaltenswissenschaft sind die meisten von uns mit dem Konzept des »denkenden Geistes« vertraut. Gedanken und Ideen sind das Arbeits- und Forschungsmaterial der Wissenschaftler. So wie wir über Reserven an Lebens- und emotionaler Energie verfügen, besitzen wir auch einen Vorrat an geistiger Energie.

Lassen Sie uns den »emotionalen« und den »geistigen Körper« vergleichen: Genauso wie Sie sich Ihrer Emotionen bewußt sein können, ohne von ihnen beherrscht zu werden, können Sie sich auch ihrer Gedanken bewußt sein, ohne von ihnen dominiert zu werden. Wie die Emotionen und Gefühle sollten auch die Gedanken kommen und gehen. Wenn sich die Gedanken im Kreis drehen oder derselbe Gedanke ständig im Vordergrund des Bewußtseins steht, kann Krankheit entstehen.

Homöopathische Heilmittel und die Bach-Blüten wirken besonders gut bei Problemen auf der geistigen Ebene. Ebenfalls hilfreich sind bestimmte Techniken aus dem Bereich des positiven Denkens, die sich besonders bei Allergien und Überempfindlichkeiten bewährt haben.

Die spirituelle Ebene

Diese Ebene ist von der physischen am weitesten entfernt. In unserer modernen, materialistischen Welt wollen viele Menschen die

Existenz einer spirituellen Macht nicht wahrhaben. Für die meisten von uns ist die spirituelle Ebene am schwersten zu begreifen, weil sie sich sehr von der vertrauten materiellen Ebene unterscheidet. Wir können sie kaum in Worte fassen. Nach überwältigenden Erlebnissen sagen Menschen meist: »Ich kann meine Gefühle nicht ausdrücken.« Wenn man eine Geburt miterlebt hat oder ein naher Angehöriger gestorben ist, dann stellt man meist selbst fest, daß unsere Alltagssprache nicht dazu taugt, solche tiefgehenden, existentiellen Erfahrungen zu beschreiben.

Viele Religionen und Kulturen lehren uns, daß jeder Mensch eine »Seele« oder einen »spirituellen Körper« besitzt, der nach dem Tod des physischen Körpers weiterexistiert. Diese Seele ist der Kern der menschlichen Existenz, die motivierende Kraft, die große Ideen hervorbringt. Sie bildet stets »die Mitte« des Menschen und wird von der geschäftigen Welt um ihn herum nur selten erreicht. Für die Außenwelt ist die Seele spürbar als »kreative Energie« (siehe Seite 18). Meditation, Gebet und andere religiöse Rituale aktivieren die Seele oder den spirituellen Körper.

Frauenleben

Die Unterschiede zwischen Frauen und Männern sind sehr viel größer und nicht nur rein körperlicher Natur. Das unterschiedliche Verhalten zum Beispiel ist das Ergebnis gesellschaftlicher Bedingungen. Und so wie die Ansichten der Gesellschaft sich ändern, so ändern sich auch die Rollen von Frauen und Männern. Die chinesische Philosophie beschreibt die Unterschiede zwischen Frauen und Männern als unterschiedliche Energiezustände: Bei Frauen dominiert die Yin-, bei Männern die Yang-Energie.

Nach westlicher Sichtweise engagieren sich Männer mehr auf der physischen Ebene und der der Lebensenergie, während Frauen sich eher auf die emotionale und geistige Ebene konzentrieren. Wir können dieses »Muster« bereits bei Kindern beobachten, bevor soziale Erziehung und gesellschaftliche Prägung einsetzen.

Der Grund für diese Unterschiede liegt vermutlich in der Fähigkeit von Frauen, Kinder zu gebären. Die Mutter versorgt das Kind von der Empfängnis bis in die ersten Lebensjahre mit spiritueller, geistiger, emotionaler Energie und mit Lebenskraft. Dadurch haben Frauen einfach einen engeren Bezug zu höheren Energie- und Lebensebenen als Männer. Ihr physischer Körper mag zwar zierlicher und weniger kräftig sein, dafür sind ihre Energien auf den emotionalen, geistigen und spirituellen Ebenen konzentriert.

Und das ist auch der Grund, warum das emotionale und spirituelle Gleichgewicht für die Gesundheit von Frauen eine so wichtige Rolle spielt. Frauen sind gewöhnlich auch für die Harmonie im zwischenmenschlichen Bereich zuständig, was oftmals eine sehr fordernde Aufgabe ist und daher auch ihr Wohlbefinden beeinflußt. Wenn Sie also natürliche Heilmittel anwenden wollen, dann sollten Sie sie nicht nur anhand Ihrer rein körperlichen Symptome auswählen, sondern auch alle anderen Aspekte Ihres Lebens berücksichtigen.

Müdigkeit, Angst und der tägliche Streß unserer modernen Lebensweise können die Energiereserven sehr schnell aufbrauchen. Das gilt ganz besonders für die emotionale, geistige und spirituelle Energie. Oft geschieht das, ohne daß wir es merken. Wenn zum Beispiel unsere geistigen Fähigkeiten nachlassen, werden wir dumpf und verhalten uns gleichgültig. In solchen Fällen müssen wir unser Selbstbewußtsein stärken und die Fähigkeit wiedererlangen, negative Gedanken- und Verhaltensmuster zu durchbrechen. Natürliche Heilmittel können den Energiefluß wieder in Gang bringen, so daß wir unsere Probleme an den Wurzeln packen können.

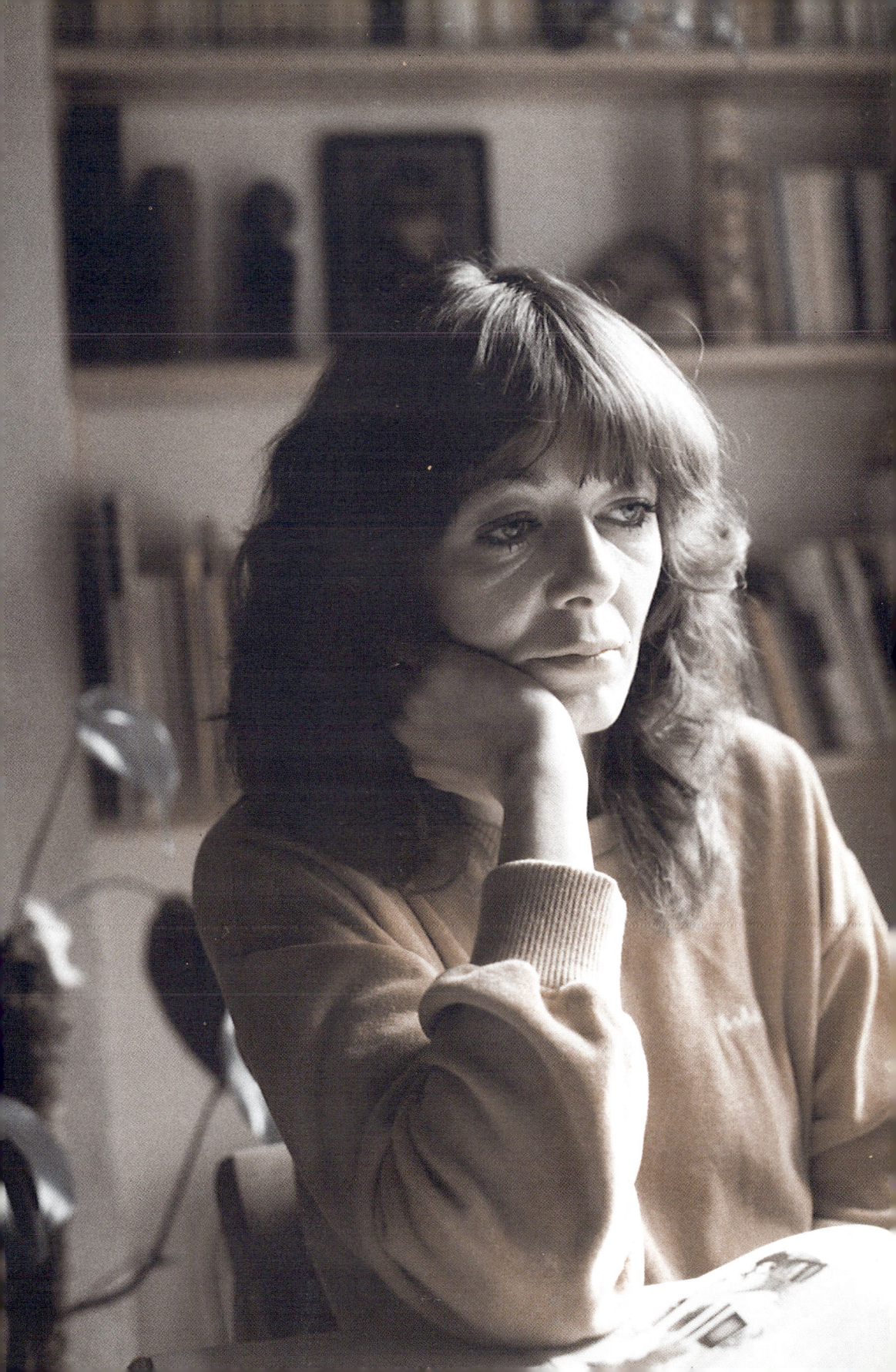

DIE KREATIVE ENERGIE

Viele Hinweise in diesem Buch beziehen sich auf den weiblichen Zyklus. Um diesen zu verstehen, müssen wir die Sichtweise der natürlichen Medizin kennen und wissen, wie die Energie im Zeitablauf fließt und sich verändert.

Eine der wichtigsten Energiearten ist die »kreative Energie«. Sie steht in enger Verbindung mit unserem Selbstbewußtsein und unserer Individualität. Ihr Charakter ist eher verhalten und ruhig, was ganz im Gegensatz zu ihrer Eigenschaft steht, Ereignisse hervorzurufen. Menschen mit viel kreativer Energie ziehen andere in ihren Bann. Sie beeindrucken durch ihre »ruhige Kraft«.

Kreative Energie ist der Motor unseres Daseins. Sie ist die Kraft, die unseren Willen nährt, unsere Denk- und Regenerationsfähigkeit. Wenn wir wissen, wie diese Energie wirkt, können wir sie optimal nutzen.

Verschiedene Arten kreativer Energie

Willenskraft ist die stärkste Form kreativer Energie. Wir verwenden »Willens-Energie«, um etwas zu bewirken. Zum Beispiel ein unwilliges Kind zu leiten oder einen Kollegen zu überzeugen, eine bestimmte Aufgabe zu erledigen.

Energie in Form von Willenskraft ist gefordert, wenn Sie mitten in der Nacht aufstehen müssen, obwohl Sie todmüde sind, also immer dann, wenn Sie Ihren Körper zu irgend etwas zwingen müssen. Weil Willenskraft eine so stark konzentrierte Form der Energie ist, mindert jede Anwendung die Reserven. Wir müssen die verbrauchte Energie durch Energie von anderen Ebenen ersetzen.

Konzentriertes Denken ist ein weiterer Ausdruck kreativer Energie. Sind die Energiereserven fast leer, dann fällt uns das Denken schwer. So fühlen sich Frauen häufig zu Beginn einer Schwangerschaft, kurz nach der Empfängnis und nach einer Geburt vergeßlich und verwirrt, weil ihre kreative Energie vorübergehend aufgebraucht ist.

Natürlich ist kreative Energie auch an der Entstehung neuen Lebens beteiligt. Wenn zwei Menschen sich lieben, dann fließt kreative Energie. Sie ermöglicht die Empfängnis (siehe Seite 128).

Aufbau von Energiereserven

Schlafen ist die einfachste Methode, um die Reserven der kreativen Energie wieder aufzufüllen. Der Körper ruht, und der Geist ist frei, um Energie für den nächsten Tag zu tanken.

Daneben gibt es zwei weitere einfache Methoden zum Energietanken: Meditation und religiöse Rituale. Wenn Körper und Geist durch Meditation (siehe Seite 70) zur Ruhe kommen, können die Reserven Energie von außen aufnehmen. Ganz ähnliche Wirkungen haben religiöse Handlungen oder Rituale.

Ganz allgemein gilt: Wir alle können unsere Energiereserven stärken, indem wir mehr Ruhe in unser Leben einkehren lassen und Verbindung mit den höheren, mehr spirituellen Stufen menschlicher Existenz aufnehmen.

Mangel an kreativer Energie

Unsere kreative Energie wird durch vielerlei Aktivitäten aufgebraucht. Zwei haben wir bereits erwähnt: den Durchhaltewillen (Willenskraft) in Zeiten starker Müdigkeit und die Empfängnis.

Auch während der körperlichen Liebe wird kreative Energie verbraucht, selbst wenn kein neues Leben entsteht. Der Orgasmus setzt bei beiden Partnern kreative Energie frei. Danach fällt es den Menschen häufig schwer, sofort wieder aufzustehen, aktiv zu werden und klare Entscheidungen zu treffen. Der Grund: Der Orgasmus ruft in uns eine Phase innerer Ruhe hervor, in der wir uns nur auf uns beziehen. Diese Phase ist jedoch nur von kurzer Dauer. Wenn wir sie ungestört verebben lassen, dann fühlen wir uns häufig wie neugeboren oder verjüngt.

Energiemangel kann alle Ebenen in Mitleidenschaft ziehen und eine Vielzahl allgemeiner Symptome wie Niedergeschlagenheit, Müdigkeit, Antriebsschwäche und Erschöpfung hervorrufen. Je stärker der Mangel, desto stärker die körperlichen und funktionellen Beschwerden. So kann die Fruchtbarkeit nachlassen, oder es können körperliche Störungen, wie die bei Frauen häufige Beckenbodenschwäche, auftreten.

Die Atmosphäre in einem Konzertsaal zieht die Menschen in ihren Bann. Nicht nur viele Zuhörer, sondern auch viele Musiker füllen während des Konzerts ihre Reserven mit kreativer Energie auf.

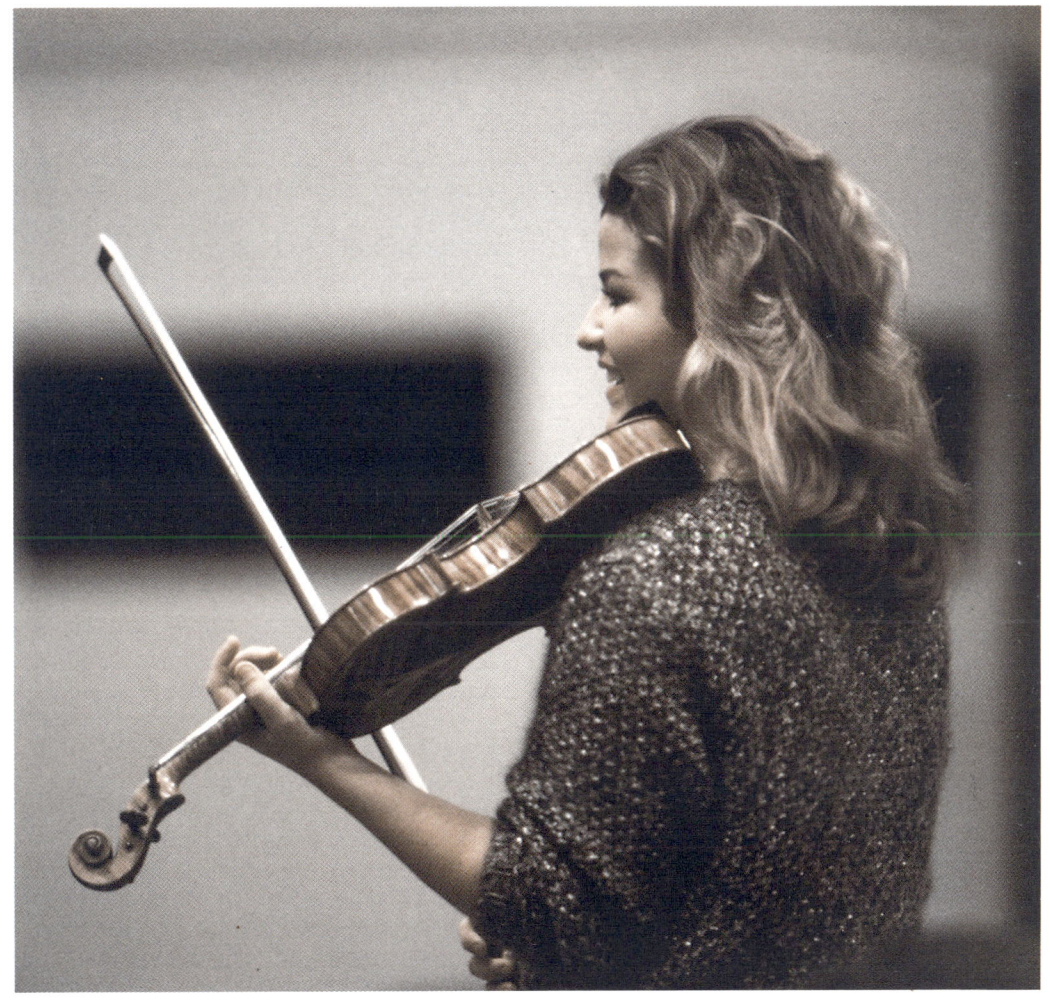

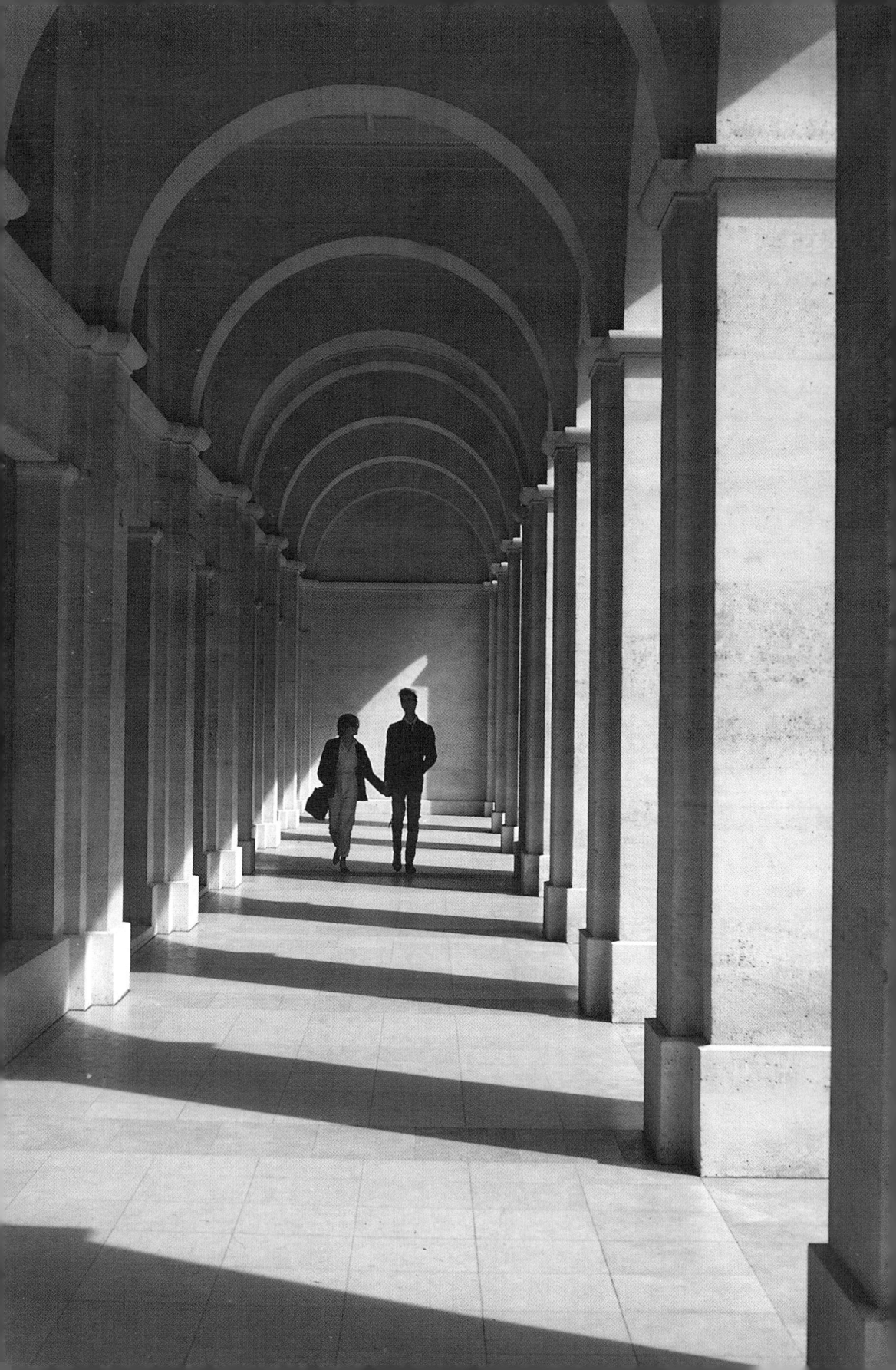

ÜBERGÄNGE IM LEBEN

In der chinesischen Landschaftsarchitektur spielt das Tor seit jeher eine dominierende Rolle. Jede Stadt wird von einer hohen Stadtmauer umschlossen. Und noch bis in unsere Zeit bestand häufig der Zugang nur in einem einzigen riesigen Tor. Auch auf dem Land kennzeichnen noch heute kleinere Tore oder Durchgänge den Übergang von einem Areal zum nächsten, beispielsweise von Ackerland zu Brachland. Daher war es im alten China naheliegend, die wichtigsten Übergänge im Leben eines Menschen ebenfalls als eine Art »Tor« zu begreifen.

In vielen Kulturkreisen durchschreiten die meisten Frauen im Laufe ihres Lebens mehrere »Haupttore«: Pubertät, Aufbau einer stabilen Partnerschaft (in den meisten Kulturen gleichbedeutend mit Heirat); Schwangerschaft und Geburt; Wechseljahre.

Während all dieser Übergänge können sich Persönlichkeit und Gesundheitszustand sehr stark verändern – zum Besseren oder Schlechteren. Wenn Sie kurz vor einem solchen Übergang stehen und sich in dieser Zeit besonders um Ihre Gesundheit und Ihr Leben kümmern, dann bietet ein solches »Tor« die große Chance, daß auch chronische Krankheiten verschwinden. Selbst wenn Sie sich gesund fühlen, können Sie in dieser Zeit Ihr Wohlbefinden steigern, Ihr Aussehen verbessern und mehr über sich selbst lernen, wenn Sie vor und während der Übergangsphase besonders auf sich achten. Auch das Gegenteil gilt: Wenn Sie während des Übergangs in schlechter gesundheitlicher Verfassung sind oder unter großer Belastung stehen, dann laufen Sie Gefahr, daß sich Ihre Gesundheit verschlechtert.

Das Tor und die Arkaden waren im alten China sowohl Symbole für Übergänge im Leben als auch für eine mächtige und stabile Architektur. Das Durchschreiten eines Tors gehört zu vielen Festtagszeremonien im Fernen Osten wie auch bei uns im Westen.

Übergänge heute

In unserer modernen westlichen Gesellschaft sind die Übergänge nicht so eindeutig definiert, wie sie es im alten China waren. Deutliche Einschnitte erleben Frauen auch zu anderen Zeiten: die erste sexuelle Beziehung, der Eintritt ins Berufsleben, das Verlassen des Elternhauses oder das Flüggewerden der eigenen Kinder.

Die Veränderungen im Leben einer Frau sind sehr viel größer als die im Leben eines Mannes. Schwangerschaft und Geburt verändern die gesamte Lebensperspektive. Vielleicht stellen auch Sie fest, daß sich Ihre Ansichten und Ihr Gleichgewicht in körperlicher, geistiger und emotionaler Hinsicht radikal verändern.

Leider erwartet unsere moderne Gesellschaft, daß wir uns einigen dieser Übergänge verweigern. Beispielsweise sind viele Frauen unglücklich darüber, wenn eine Schwangerschaft ihre Karriere unterbricht; nicht eigentlich aber wegen der Unterbrechung, sondern deswegen, weil so viele Berufe, insbesondere die männlich dominierten, kaum oder gar keine Rücksicht auf diesen Abschnitt im Leben einer Frau nehmen.

Pubertät

Mit der Pubertät tritt die Persönlichkeit, die Individualität eines Menschen hervor. Dies ist der Zeitpunkt, da die kreative Energie (siehe Seite 18) mit ins Spiel kommt, was sich bei Frauen auf der körperlichen Ebene in der Menstruation widerspiegelt.

In dieser Zeit brauchen die Jugendlichen viel körperliche Bewegung, um den Energiefluß in Gang zu halten. Ebenso sollten Sie aber Erschöpfung, insbesondere durch Überanstrengung in der Schule, vermeiden. Menstruationsbeschwerden bei erwachsenen Frauen lassen sich häufig auf eine Überlastung im Jugendalter durch zuviel Schularbeiten zurückführen. Oder aber auf die weitverbreitete, aber falsche Vorstellung – die häufig von den Müttern an die Töchter wei-

HILFREICHE HEILMITTEL WÄHREND DER PUBERTÄT

Wenn die Pubertät naht, haben Mädchen häufig Probleme, mit ihren negativen Gefühlen umzugehen. Das beste Mittel ist die »liebevolle Unterstützung«. Auf der körperlichen Ebene haben sie oft Probleme mit Schleimansammlungen, die sich durch Hautunreinheiten und fettige Haut, chronischen Husten und eine ständig verstopfte Nase äußern. Die folgenden pflanzlichen Heilmittel können helfen. Sie fördern gleichzeitig die Entspannung und die Entwicklung der Persönlichkeit.

- Kanadische Gelbwurzel *(Hydrastis canadensis)*
- Alant *(Inula helenium)*
- Yssop *(Hyssopus officinale)*
- Huflattich *(Farfara tussilago)*

Tinkturen von allen vier Heilpflanzen zu gleichen Teilen mischen, 20-30 Tropfen in Wasser 3mal täglich einnehmen.

- Oder 1 Teelöffel getrocknete Feldstiefmütterchen *(Viola tricolor)* mit 1 Tasse kochendem Wasser aufbrühen; 3mal täglich
- Sehr häufig haben Mädchen in dieser Zeit auch mit Hautausschlägen zu kämpfen, besonders wenn sie noch keine Masern gehabt haben. Das liegt daran, daß der Körper während der Pubertät die Gifte loswerden kann, die er eigentlich schon in jüngeren Jahren ausgeschieden haben sollte. Mehrere Monate täglich 1 Tasse Schafgarbentee *(Achillea millefolium)* geben.

tergegeben wird –, daß die Periode grundsätzlich schmerzhaft und unangenehm sei. Das muß nicht so sein. Wenn Sie Menstruationsbeschwerden haben, fragen Sie einen Arzt für Naturheilkunde um Rat. Verzichten Sie während der Menstruation auf schleimproduzierende Lebensmittel wie Milch, Käse und Erdnüsse (siehe Seite 31/34). Und essen Sie nur wenig rotes Fleisch.

Heirat oder andere feste Bindung

Früher bedeutete die Heirat eine sehr viel größere Veränderung für Frauen als heute – zumindest bei uns im Westen. Damals verließen sie ihre Familie, oft auch ihre Heimat, wurden Mitglied einer neuen großen Familie und standen meist unter dem Regiment ihrer Schwiegereltern.

Heutzutage sieht das bei uns ganz anders aus: Sehr häufig ist die eher langsame Ablösung der Töchter vom Elternhaus, über das erste Rendezvous, die erste feste Beziehung, das erste Zusammenleben bis zur Heirat – falls sie überhaupt heiraten. Eine solche Reihe von Entwicklungsstufen, ohne eindeutige Übergänge, bietet nicht die gleiche Möglichkeit für gesundheitliche Änderungen wie etwa eine Schwangerschaft. Trotzdem: Chancen zu Verbesserung der Gesundheit gewährt auch die Heirat, weil ihr gewöhnlich die wohlüberlegte und stark emotionale Entscheidung zum Zusammenleben mit dem Partner vorausgeht. Die tiefe Bedeutung dieser Entscheidung kann also auch einen Übergang, ein »Tor« markieren.

Geburt

Die Geburt eines Kindes, insbesondere des ersten Kindes, kann die Gesundheit stark verändern – zum Besseren oder Schlechteren. Nach der Geburt empfinden viele Frauen Erfüllung, Ganzheit und großes Vertrauen. Zum erstenmal in ihrem Leben fühlen sie sich so mutig und entscheidungsstark, wie sie es nie für möglich gehalten haben.

Diese Veränderungen drücken sich häufig auf der physischen Ebene durch größere Energie und Ausdauer aus. Viele Frauen stellen nach der Geburt auch erstaunt fest, daß ihre Menstruationsbeschwerden, die sie seit der Pubertät geplagt hatten, verschwunden sind. Wenn die Geburt allerdings schwierig verläuft, dann dauert die Erholungsphase oft sehr lange. Manche Frauen berichten auch, daß ihre Gesundheit und Energie nach der Geburt nie wieder das ursprüngliche Niveau erreicht hätten. In solchen Fällen können natürliche Heilmittel dazu beitragen, die Erholung zu beschleunigen und das seelische Gleichgewicht wiederherzustellen.

Vorbereitung auf die Geburt Ruhe und Entspannung sind die beste Vorbereitung auf die Geburt. Versuchen Sie sich während der ganzen Schwangerschaft mindestens eine Stunde am Tag richtig auszuruhen. Wenn Sie berufstätig sind, können Sie vielleicht Ihre Arbeitszeit umstellen oder die Mittagspause ausdehnen. Wenn Sie schon Kinder haben, dann bitten Sie Ihren Partner oder jemand anderen, auf sie aufzupassen, damit Sie genug Ruhezeit haben. Essen Sie gesunde Lebensmittel, verzichten Sie auf Nikotin und Alkohol, sorgen Sie für regelmäßige, aber sanfte Bewegung, und lassen Sie grundsätzlich alles etwas langsamer angehen.

Während der gesamten Schwangerschaft und ganz besonders in den letzten drei Monaten haben sich Himbeerblätter *(Rubus idaeus)* als Tee oder in Tablettenform zur Stärkung der Gebärmuttermuskulatur bewährt. Dieselbe Wirkung hat auch die Frauenblume *(Trillium pendulum)*. Weitere Heilmittel zur Vorbereitung und Erleichterung der Geburt finden Sie auf Seite 147.

Nach der Geburt Die Geburt eines Kindes kann eine wunderbare Erfahrung sein, anstrengend ist sie aber auf jeden Fall, und zwar in mehrfacher Hinsicht. Wenn Sie sich extrem müde fühlen oder eine sehr lange Geburt mit sehr schmerzhaften Wehen hatten, sollten Sie nicht zögern und sich an eine in Naturheilkunde versierte Hebamme oder einen fachkundigen Arzt wenden.

Nehmen Sie sich während der Schwangerschaft genug Zeit für sich. Suchen Sie sich einen angenehmen Platz, wo Sie Ruhe und Energie tanken können. Dies ist die wichtigste Vorbereitung auf die Geburt.

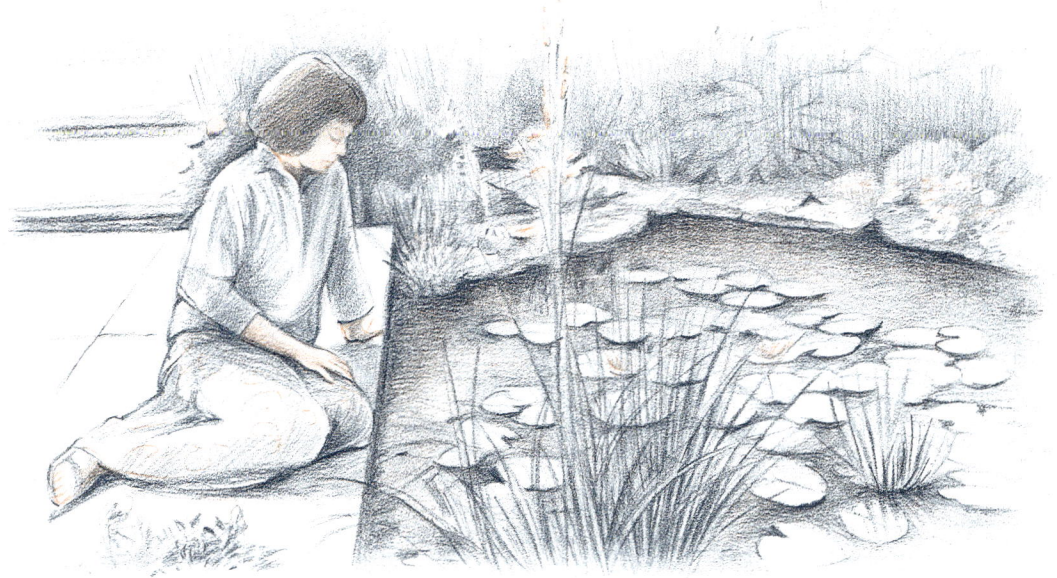

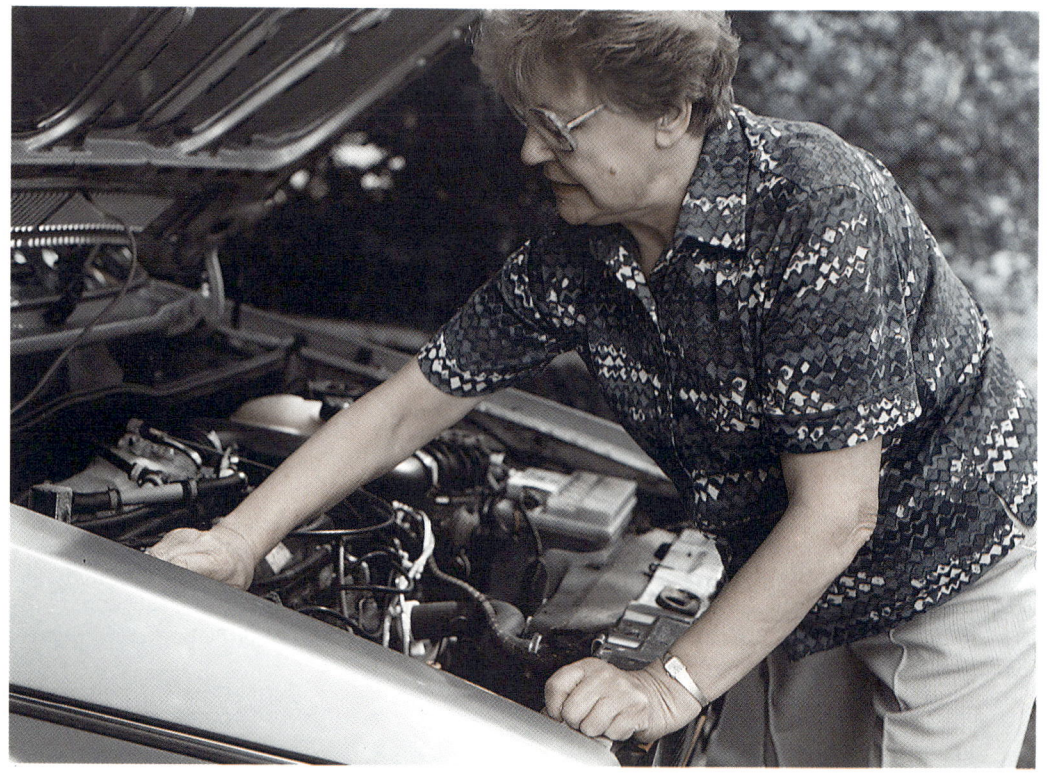

Die Wechseljahre sind eine gute Gelegenheit für einen »neuen Start«. Machen Sie keine Kompromisse, sondern suchen Sie Aktivitäten, die Sie wirklich mögen.

Wechseljahre

Die Wechseljahre (Menopause) sind ein weiterer wichtiger Übergang, auch für die Gesundheit. Ein ganz einfaches Beispiel: War Ihre Menstruation bislang sehr schmerzhaft oder anderweitig unangenehm, haben Sie jetzt keine Probleme mehr damit, weil die monatlichen Blutungen aufhören. Wenn Sie sich aber in dieser Zeit übernehmen oder überfordern lassen, dann können die sogenannten Wechseljahrbeschwerden auftreten. Deshalb: Seien Sie jetzt besonders achtsam mit Ihrer Gesundheit.

Ruhestand

Wenn Sie berufstätig sind und/oder sich um einen Partner oder eine Familie kümmern müssen, dann haben Sie einen Grund, um morgens aufzustehen und den Tag zu beginnen. Menschen verlassen sich auf Sie und schätzen ihr Engagement.

Mit dem Ruhestand ändert sich das. Sie werden wahrscheinlich nach neuen Tätigkeitsfeldern für Ihre kreative Energie suchen müssen. Meist ist das gar kein Problem. Doch wenn Sie bislang einen sehr anstrengenden und Sie ausfüllenden Beruf hatten, mag Ihnen dieser neue Lebensabschnitt schwerfallen. Vielleicht sind Ihre Probleme auch das Resultat blockierter, aus dem Gleichgewicht geratener oder schwacher Energie. Fragen Sie Ihren Arzt um Rat, und versuchen Sie es mit natürlichen Heilmitteln.

STÖRUNGEN DES ENERGETISCHEN GLEICHGEWICHTS

Bei gesunden Menschen fließt die Energie ungehindert durch den Körper, so daß er problemlos arbeiten kann. Manchmal jedoch entstehen Energieblockaden, so daß die Energie jene Teile des Körpers nicht erreichen kann, die sie gerade benötigen. Die Folge kann Krankheit sein.

Energieblockaden

Ängste und Sorgen können zum Beispiel die Energie im Magen blockieren, so daß sie nicht mehr den Darmtrakt erreichen kann. Die Folge sind ein schweres Gefühl und Schmerzen im Magen sowie häufig Durchfall, weil der Darm wegen des Energiemangels nicht mehr richtig arbeitet.

Energieblockaden können überall im Körper auftreten: In den Gliedmaßen machen sie sich durch Krämpfe, Schwäche und Kribbelgefühle unangenehm bemerkbar; in den inneren Organen etwa führen sie zu einer unregelmäßigen oder schmerzhaften Menstruation (siehe Seite 120).

Energiemangel

Viele Frauen kennen das Gefühl völliger Übermüdung oder restloser Erschöpfung. Ein solch totaler Energiemangel tritt häufig nach einer schweren Krankheit oder einer Geburt auf, findet sich aber auch vielfach bei alleinerziehenden Müttern oder Frauen, die unter der Doppelbelastung von Familie und Beruf stehen. Energiemangel kann das »Erschöpfungsmuster« (siehe Seite 28) entstehen lassen und die dazugehörigen »schwachen« Krankheitsmuster, zu denen beispielsweise die Anämie (siehe Seite 93) gehört.

Energiemuster und Gefühle

Gefühle spielen eine wichtige Rolle dabei, die Energie in die richtige Richtung zu lenken. Gewöhnlich sind es die sogenannten »positiven« Gefühle wie Freude und Begeisterung, die die Energiemenge und ihren Fluß erhöhen und uns für lange Zeit gesund sein lassen. Dagegen verringern die »negativen« Gefühle wie Niedergeschlagenheit, Apathie und Furcht die Energiemenge und behindern ihren Fluß, so daß wir uns unwohl fühlen und leicht erkranken.

Wie bereits auf Seite 12 erläutert, bezeichnet die westliche Schulmedizin die meisten der in diesem Buch behandelten Beschwerden als »funktionelle« Störungen. Die natürliche Medizin sieht ihre Ursachen dagegen nicht auf der rein körperlichen Ebene, sondern in Blockaden auf höheren Energieebenen, meist der der Lebens- und emotionalen Energie (siehe Seite 15).

Da die Ebene der Emotionen die der Lebensenergie dominiert, können schon leichte emotionale Störungen die Lebenskraft schwächen. Daher legt die natürliche Medizin auch soviel Wert auf die emotionalen Aspekte der Krankheitsentstehung, um die richtige Therapie und die passenden Heilmittel auswählen zu können.

Energetische Wechselwirkungen

Da Ihnen nun die Verbindungen zwischen den fünf verschiedenen Energieebenen vertraut sind, können Sie sich auch leicht vorstellen, wie schnell Störungen auf den einzelnen Ebenen Müdigkeit, Niedergeschlagenheit oder Krankheit verursachen können. Zwar beginnen die Probleme stets auf einer Ebene. Je länger die Störung jedoch andauert, desto mehr steigt die Wahrscheinlichkeit, daß auch die übrigen Energieebenen in Mitleidenschaft gezogen werden.

Stellen Sie sich folgende Situation vor: Sie fühlen sich an Ihrem Arbeitsplatz unsicher und machen sich deshalb Sorgen. Daraus kann sich schnell Angst entwickeln. Allerdings beschränken sich Ihre Probleme noch auf eine Ebene, die emotionale. Bessert sich Ihre berufliche Situation, oder erleben Sie anderweitig Positives, dann verschwindet die Angst wieder. Bleiben Ihre Arbeitsbedingungen aber unverändert, dann läßt bald auch Ihre Lebensenergie nach. Gewöhnlich manifestiert sich eine solche Störung als

Energieblockade im Oberbauch (siehe Abbildung) und macht sich durch ein schweres Gefühl im Magen sowie leichte Verdauungsstörungen bemerkbar.

Hält dieser Zustand an, dann verschlimmert sich die Blockade der Lebensenergie, schwere Verdauungsbeschwerden mit Magenkrämpfen und Erbrechen stellen sich ein, bis sich schlimmstenfalls ein Magengeschwür entwickelt.

Allerdings kann die Blockade auch auf die Ebene der Lebensenergie beschränkt bleiben.

Diagnose und Behandlung

Das obige Beispiel zeigt, wie infolge der Wechselwirkungen zwischen den einzelnen Energieebenen sich aus einer »lokalen« Störung Unwohlsein, Schmerzen und letztlich körperliche Krankheit entwickeln können.

Auch die Schulmedizin weiß, daß Magengeschwüre mit Sorgen, Streß und Angst verbunden sind. Die natürliche Medizin nahm jedoch schon immer an, daß nahezu jede körperliche Krankheit durch Gleichgewichtsstörungen auf verschiedenen Ebenen – nicht nur der physischen – verursacht wird. Und so gehen auch heute viele Ärzte davon aus, daß die meisten Krankheiten eher durch emotionale, seelische und spirituelle Störungen verursacht werden als durch rein körperliche. Bei der Diagnosestellung muß nun der Therapeut herausfinden, von welcher Ebene das Problem ausgeht, um die richtige Behandlung festlegen zu können.

In manchen Fällen reicht es jedoch aus, nur die rein körperlichen Beschwerden, das heißt die Symptome, zu behandeln. Doch häufiger muß auch die emotionale Ebene oder die Ebene der Lebensenergie miteinbezogen werden, um die Krankheit zu heilen. Und bei sehr schweren Erkrankungen, wie etwa Krebs, muß die Therapie alle Ebenen, von der physischen bis zur spirituellen, erfassen.

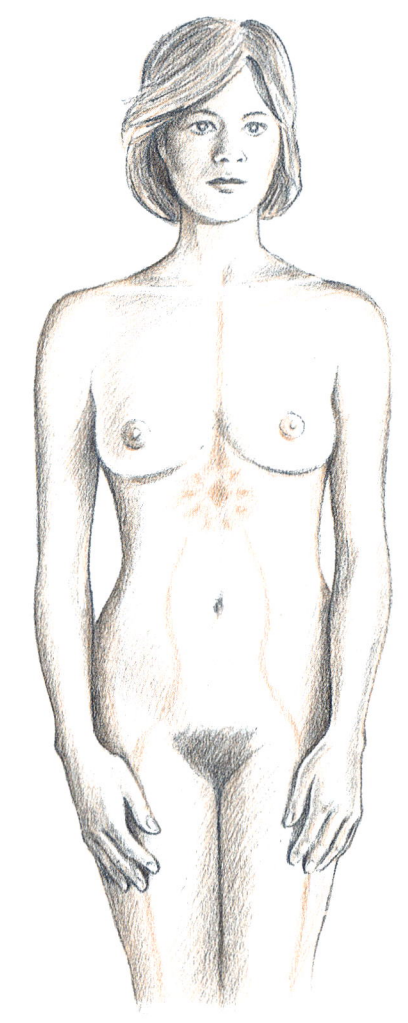

Die Abbildung zeigt eine Energieblockade im Oberbauchbereich, aus der sich leicht ein Magengeschür entwickeln kann. Da der Energiefluß in Richtung Darm gestört ist, spürt die Patientin ein schweres Gefühl im Magen. Ziel der Therapie sollte sein, die Energieblockade zu lösen und dadurch die Magenbeschwerden zu heilen.

DIE KRANKHEITSMUSTER

Krankheiten machen sich gewöhnlich nicht nur durch ein einzelnes Symptom, sondern durch mehrere bemerkbar. Die westliche Schulmedizin faßt die charakteristischen Symptome einer Krankheit daher unter dem Begriff des »Syndroms« zusammen. Jedes Syndrom ist definiert als eine Reihe physischer Anzeichen, die durch entsprechende Störungen auf der körperlichen Ebene verursacht sind. Die Behandlung erfolgt in der Regel symptomorientiert: Sie konzentriert sich auf die Hauptsymptome, erfaßt damit aber nicht notwendigerweise auch die wirkliche Ursache der Beschwerden.

Bedeutung der Krankheitsmuster

Die natürliche Medizin bezeichnet die charakteristischen Symptome einer Krankheit als »Muster«. Oft sind diese Muster wichtiger als das Hauptsymptom, weil es das Muster ist, das die Therapie bestimmt. Das heißt, das Muster weist gleichzeitig auf die Ursache der Erkrankung und ihre Therapie hin. Die natürliche Medizin vermag oft eine einfache Störung als Bindeglied zwischen den einzelnen Symptomen herauszufinden und damit auch das allgemeine Muster der Krankheit zu identifizieren.

Auch aus einem zweiten Grund sind die Krankheitsmuster sehr bedeutend: Sie sind häufig direkt mit der Ebene verbunden, die durch eine Blockade oder Ungleichgewicht gestört ist. Wenn Sie beispielsweise an einer Krankheit leiden, die eine emotionale Ursache hat (wie etwa langanhaltende Enttäuschung), dann wird sich das zugehörige Krankheitsmuster ziemlich von dem Muster unterscheiden, das mit einer Blockade der Lebensenergie zusammenhängt (wie etwa chronische Überarbeitung oder Schlaflosigkeit).

Das Krankheitsmuster bestimmt auch die Auswahl der Heilmittel sowie die Notwendigkeit von Änderungen der Lebensgewohnheiten.

Zu den häufigsten Krankheitsmustern, die wir im folgenden ausführlich erläutern werden, gehören zunächst das »heiße« und das »kalte« Muster. Beide sind alltäglichen Erfahrungen zugeordnet: Wenn es uns zum Beispiel nach einer großen körperlichen Anstrengung oder einem brütend heißen Tag zu warm ist, oder wenn wir von einem Wetterumschwung überrascht werden und frösteln und frieren.

Zwei weitere sehr verbreitete Krankheitsmuster sind »der schwache Energiekreislauf« und »die Erschöpfung«. Nach der chinesischen Medizin ist die Leber am engsten mit dem Energiekreislauf verbunden. Daher beziehen sich viele Symptome des Erschöpfungsmusters auf Störungen der Leberfunktion.

HEISSES UND KALTES MUSTER IM VERGLEICH

Heiß	*Kalt*
Gerötetes Gesicht	Blasses Gesicht
Neigt zu Entzündungen und brennenden Schmerzen	Neigt zu Krämpfen
Liebt kalte Witterung	Liebt warme Witterung
Trägt am liebsten nur leichte Kleidung	Zieht sich am liebsten dick an
Liebt kalte Mahlzeiten und »kalte« Lebensmittel (siehe Seite 32)	Liebt warme Mahlzeiten und »heiße« Lebensmittel (siehe Seite 33)

»Heißes« und »kaltes« Muster

Das »heiße« Muster ist eines der häufigsten Krankheitsmuster. Die Idee ist einfach. Bei einer »heißen« Krankheit ähneln die Symptome denjenigen, die wir bei heißem Wetter oder körperlicher Überanstrengung spüren, oder dann, wenn sich eine Entzündung im Körper ausbreitet.

Wenn Sie zum Beispiel eine Magenverstimmung des »heißen« Typs haben, dann fühlen Sie wahrscheinlich brennende Schmerzen im Magen und können warme Zimmer- und Außentemperaturen, heiße Mahlzeiten und heiße Getränke nicht vertragen. Ihr Körper zeigt vermutlich Anzeichen von Hitze und Entzündung, wie etwa gerötetes Gesicht, brennende, rote Augen und einen rauhen, geschwollenen Hals. Leichte Kleidung bessert Ihr Befinden.

Bei einer »kalten« Krankheit erinnern die Symptome an Verkühlung: Frösteln, bleiches Gesicht, krampfartige Schmerzen in den Gliedmaßen und im Oberbauch.

»Der schwache Energiekreislauf«

Wenn Sie an einer Krankheit dieses Musters leiden, haben Ihre Symptome mit Reizbarkeit und Ärger zu tun. Das funktioniert so: Sobald Sie mit einem Problem zu kämpfen haben, werden Sie ärgerlich und geraten in Rage. Halten Ärger und Haßgefühle längere Zeit an, dann können Sie Krankheiten bekommen, die mit einem schwachen Energiekreislauf zu tun haben. »Aktivierende« Lebensmittel (siehe Seite 31) unterstützen und beschleunigen die Heilung.

DER SCHWACHE ENERGIEKREISLAUF

Reizbarkeit vor Beginn der
    Menstruation
Empfindlichkeit der Brüste
Kalte Hände und Füße
Hitzewallungen
Mag lieber Gemüse als Fleisch
Verschlimmerung nach Kaffeekonsum
Besserung durch körperliche Bewegung
    und nach Alkoholkonsum, aber
    Neigung zu »Kater«-Kopfschmerzen

»Die Erschöpfung«

Dieses Muster weist darauf hin, daß Ihre Energiereserven völlig erschöpft sind. Häufigste Ursachen: Schlafmangel, chronische Überarbeitung, schwere Krankheit und Geburt. Die Ursachen werden auf Seite 106, hilfreiche, stärkende Lebensmittel auf Seite 30 ausführlich erläutert.

DIE ERSCHÖPFUNG

Empfindlicher, schwacher Rücken
Neigung zu Muskelschwäche, beispielsweise Beckenboden- oder
    Blasenschwäche (siehe Seite 155)
Neigung zu Anämie
Verschlimmerung durch körperliche
    Bewegung
Schlechter Appetit oder fehlendes Sättigungsgefühl nach den Mahlzeiten

GESUNDE ERNÄHRUNG

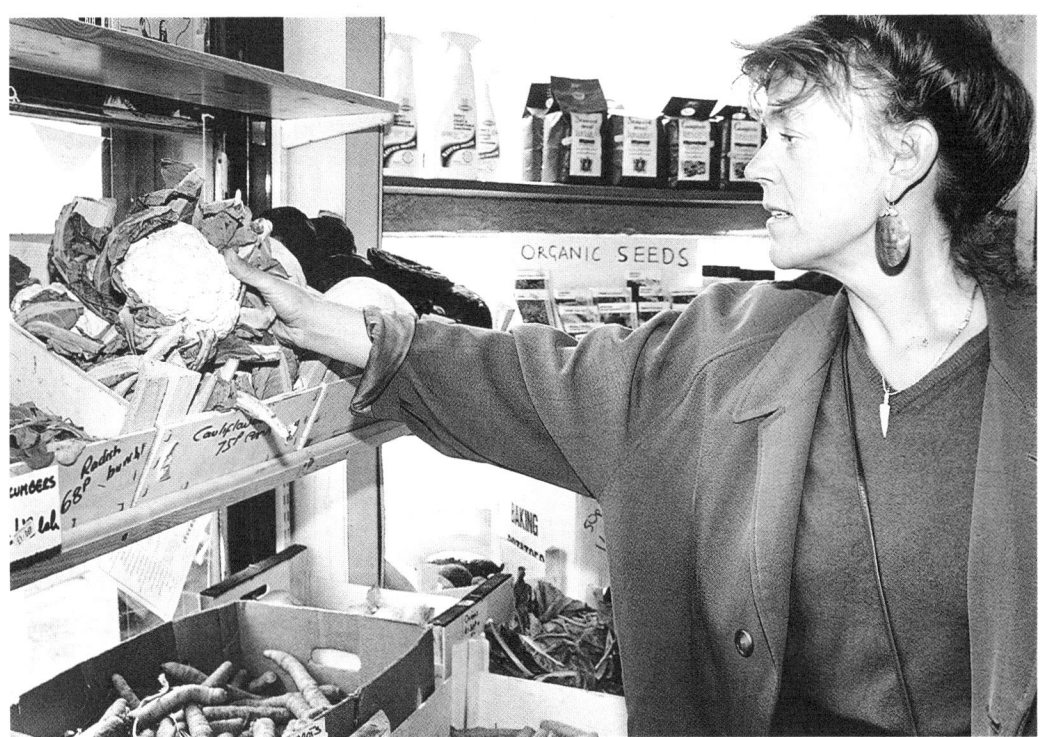

Unsere Ernährung spielt eine Schlüsselrolle für unsere Gesundheit. Doch welche Lebensmittel sind gesund? Um diese Frage wird stets heftig gestritten. Schon die alten Griechen konnten sich nicht einigen, ob nun weißes Brot gesünder sei als braunes. Und fast alle medizinischen Schriften, ob von Hippokrates oder dem Gelben Kaiser im alten China verfaßt, enthielten ausführliche Abhandlungen über die gesunde Ernährung. Auch die natürliche Medizin betrachtet die Ernährung als sehr wichtig: In vielen Fällen können bestimmte Lebensmittel und Getränke die Erholung unterstützen und beschleunigen. Auf den folgenden Seiten finden Sie die Grundzüge einer natürlichen Ernährungsweise. Diese Informationen sollen Ihren Blick für den Einfluß der Ernährung auf die Gesundheit schärfen.

Lebensmittel sollte man nicht nach dem Aussehen, sondern nach ihrem Energiegehalt auswählen. Biologisch angebautes Obst und Gemüse sieht zwar nicht immer makellos aus, hat dafür aber einen größeren Nährwert, schmeckt besser und enthält viele lebensnotwendige Mineralstoffe.

Lebensmittel und Energie

Auch in der natürlichen Ernährung spielt die Energie eine Schlüsselrolle (siehe Seite 14). Da menschliches Leben weit mehr ist als nur rein körperliche Existenz, interessiert sich die natürliche Medizin nicht nur für den physischen oder stofflichen Gehalt unserer Lebensmittel (Vitamine, Mineralstoffe, Eiweiß, Kohlenhydrate usw.), sondern ganz besonders für ihren Energiegehalt.
Allein der Unterschied zwischen einem frisch aus dem Garten geernteten Salat und einem Salatkopf aus dem Supermarkt veranschau-

licht, was die natürliche Medizin unter dem Energiegehalt der Ernährung versteht. Obwohl welker Salat fast genauso viele Nährstoffe enthält wie frischer, halten wir instinktiv den frischen für besser. Und richtig, der frisch geerntete Salat aus dem Garten enthält die Energie, die wir für eine gute Gesundheit brauchen.

Lebensmittel aus organischem Anbau

Beim Vergleich zwischen Obst und Gemüse aus organischem Anbau und künstlich gezogen Nahrungsmitteln stehen rein physische Aspekte im Vordergrund: Wie hoch ist der Schadstoffgehalt, wie gering der Anteil an Spurenelementen? Doch genauso wichtig ist der Energiegehalt der Lebensmittel. Künstlich gedüngte Gemüse zum Beispiel sind meist sehr viel größer als organisch gezogene. Warum? Weil fast all ihre Energie für das Wachstum draufging. Das bedeutet: Obwohl die künstlich gedüngten Nahrungsmittel sehr viel eindrucksvoller aussehen, ist ihr natürlicher Energiegehalt sehr viel geringer, dafür sind sie wäßrig, leblos und häufig auch ohne Geschmack.

»Heiße« und »kalte« Nahrungsmittel

Der energetische Charakter unserer Lebensmittel ist mindestens genauso wichtig wie ihr gesamter Energiegehalt. Wir unterscheiden Lebensmittel – ähnlich wie die Krankheitsmuster – danach, ob sie »heiß« oder »wärmend«, »kalt« oder »kühlend« wirken.
Die meisten Menschen unterscheiden auch instinktiv zwischen heißen und kalten Nahrungsmitteln. So ändern wir beispielsweise unsere Mahlzeiten mit den Jahreszeiten. Im Winter mögen wir am liebsten Eintöpfe, im Sommer bevorzugen wir dagegen einen kühlen Salat. Die Tabelle auf den Seiten 32/33 beschreibt die Eigenschaften der wichtigsten Nahrungsmittel.

Stärkende Lebensmittel

Die »stärkenden« Lebensmittel, die manchmal auch als »Tonikum« bezeichnet werden, helfen besonders bei Energiemangel oder Schwäche, etwa nach dem »Erschöpfungsmuster« (siehe Seite 25). Leichte Erschöpfungszustände können sich übrigens schon nach einem anstrengenden sportlichen Training oder einer ausgedehnten Wanderung einstellen. Schwere Erschöpfungssymptome treten häufig nach einer schweren Krankheit oder auch nach einer Geburt auf.
Das Schwächegefühl, das zum Erschöpfungsmuster gehört, ist nicht mit Müdigkeit zu verwechseln. Müdigkeit ist oft das Resultat blockierter oder verlangsamter Energieströme, wie beim Muster »schwacher Energiekreislauf« (siehe Seite 28). Im Gegensatz dazu wird das Schwächegefühl durch einen grundlegenden Mangel an Energie verursacht. Während sich Schwächezustände gut mit stärkenden Nahrungsmitteln beheben lassen, reagiert der schwache Energiekreislauf gut auf »bewegende« oder »aktivierende« Nahrungsmittel.
Stärkende Lebensmittel versorgen Sie mit Energie, die aber nur dann nutzt, wenn sie

STÄRKENDE LEBENSMITTEL

Starke Wirkung
Rotes Fleisch (alle Sorten); Wild, insbesondere Taube, Fasan; Thunfisch
Dunkles Fleisch von freilaufendem Geflügel
Schokolade, Kakao
Tofu
Eier

Milde Wirkung
Weißes Fleisch, wie Kaninchen, weißes Hühnerfleisch; Fisch
(die meisten Sorten)
Nüsse (die meisten Sorten)
Süße Kartoffeln

auch fließt. Daher müssen Sie die stärkenden mit den aktivierenden Nahrungsmitteln kombinieren, was für Sie wahrscheinlich nichts Neues ist. Ein Blick auf die beiden Tabellen zeigt, daß wir das eigentlich schon gewöhnt sind. Die Kombination von stärkenden Lebensmitteln und Heilmitteln mit aktivierenden Nahrungsmitteln ist ein Grundprinzip der natürlichen Medizin. Wer nur Stärkendes zu sich nimmt, verlangsamt oder blockiert damit seinen Energiekreislauf. In unserer modernen Gesellschaft entwickelt sich diese Einseitigkeit der Ernährung mittlerweile zu einem großen Problem, weil viele Stärkungsmittel ohne einen Ausgleich durch aktivierende Zutaten verzehrfertig angeboten werden.

Aktivierende und blockierende Lebensmittel

Die »aktivierenden« Lebensmittel bringen den Energiekreislauf in Schwung. Aber auch sie brauchen Ausgleich, und zwar durch stärkende Bestandteile. Dieses Gleichgewicht ist sehr wichtig.

Seitdem die Maschinen uns Menschen die harte körperliche Arbeit abgenommen haben, brauchen wir nicht mehr so viele stärkende, sondern mehr aktivierende Mahlzeiten. Wenn Sie zum Beispiel eine eher sitzende Tätigkeit ausüben, kann der Energiefluß in Ihrem Körper gestört werden, was sich durch Beschwerden bemerkbar macht. Stellen Sie Ihre Ernährung radikal um, essen Sie viel Rohkost (siehe unten).

Das Gegenteil von aktivierenden Lebensmittel sind die »blockierenden«. Zu ihnen gehören die bereits beschriebenen »stärkenden« Lebensmittel und die sogenannten Reizstoffe oder Genußgifte.

Nebenwirkungen Wer bei sehr erschöpften Energiereserven zuviel aktivierende Lebensmittel zu sich nimmt, ohne sie durch stärkende Zutaten auszugleichen, kann dadurch noch mehr Beschwerden bekommen. Als Richtschnur gilt: Essen Sie etwa zwei

---

AKTIVIERENDE UND BLOCKIE-RENDE LEBENSMITTEL

Aktivierende Wirkung
Obst und Gemüse, Rohkost mit Kleie, Vollkornprodukte wie brauner Reis, braunes Vollkornbrot

Blockierende Wirkung
Alle stärkenden Lebensmittel (siehe gegenüber)
Kartoffeln
Zucker, Schokolade
Kaffee
Fetthaltige Lebensmittel (Sahne, Butter, Fette und Öle)

Wochen lang hauptsächlich rohes Obst und Gemüse. Wer länger bei Rohkost bleiben will, sollte zuvor den fachkundigen Rat eines Ernährungsexperten einholen; denn eine langfristige einseitige Ernährung kann Eiweiß- und Eisenmangel verursachen.

LEBENSMITTEL, DIE DIE SCHLEIMBILDUNG BEEINFLUSSEN

Schleimbildend
Stärkende Lebensmittel (gegenüber)
Milch, Käse
Bananen und Orangen (im Übermaß)
Fetthaltige Mahlzeiten
Alkohol und Brot (bei manchen Menschen)

Schleimreduzierend
Aktivierende Lebensmittel (siehe oben)
Zwiebeln, Knoblauch
Brunnenkresse
Senf, Meerrettich

Eigenschaften der Hauptlebensmittel

KALTE LEBENSMITTEL	KÜHLENDE LEBENSMITTEL	NEUTRALE LEBENSMITTEL

Apfel Zubereitung mit Gewürznelken lindert die kalte Wirkung, rohe Äpfel können Verdauungsbeschwerden und Menstruationskrämpfe verursachen

Banane Sehr kalt, verursacht leicht Koliken; kann Verstopfung lösen; zuviel fördert Schleimbildung

Birne Zubereitung mit Gewürznelken lindert die kalte Wirkung, rohe Birne lindert rauhen Hals

Gurken Sehr kalt

Grapefruit

Hüttenkäse

Joghurt Sehr kalt; Joghurt und Gurken dämpfen die heiße Wirkung von Curry

Kopfsalat Ein ziemlich »windiges« Gemüse, verursacht Blähungen

Kürbis Dämpft die heiße Wirkung von Lammfleisch

Melone Ingwer gleicht kalte Wirkung aus

Muscheln Wer zu Allergien oder Hautausschlägen neigt, sollte Muscheln meiden

Stangensellerie

Aubergine

Grüne Linsen

Grüner Tee Entwässerungsmittel; regt den Stoffwechsel an, daher ein Schlankheitsmittel

Hering (eingelegter)

Kalbsleber Hilft bei Anämie; während der Schwangerschaft wegen des hohen Vitamin-A-Gehalts nur kleine Mengen essen

Krebse Während Schwangerschaft und Stillzeit meiden

Kresse Löst Schleim

Kuhmilch Simmern mit einer Zwiebel süßt die Milch, dämpft die kühlende und schleimfördernde Wirkung der Milch

Lammleber Siehe Kalbsleber

Mungobohnen

Schweinefleisch Kochen in Sojasauce und Beigabe von Ingwer dämpfen die kühlende Wirkung

Sojamilch Guter Ersatz für Kuhmilch

Spinat siehe Seite 93

Streichkäse, Weichkäse dämpft die heiße Wirkung von Rotwein

Tofu Enthält viel Eiweiß und Kalzium

Tomaten (roh)

Weißwein Nicht bei Arthritis

Zitrone Saft mit Honig ist ein erfrischendes Getränk bei Fieber

Datteln Helfen bei Anämie

Eier Hartgekochte Eier sind oft schwerverdaulich und verursachen Verstopfung

Erdbeeren können Allergien verursachen

Erbsen

Hering

Kartoffeln Ein »nasses« Nahrungsmittel, zuviel verursacht Völle- und Schweregefühl; Braten oder Backen statt Kochen reduzieren die »nasse« Wirkung

Kokosnuß

Mais Stark phytinhaltig; hemmt die Verwertung von Eisen, Chilischoten neutralisieren diesen Nachteil

Pilze Helfen bei Energieblockaden

Pflaumen

Reis

Saubohnen Die Haut ist »windig«

Stangenbohnen

Weintrauben Stärkend bei Anämie

Weißkohl

Weizen siehe Seite 34

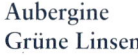

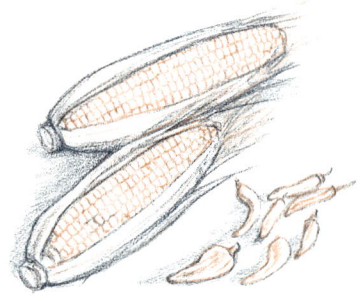

WÄRMENDE LEBENSMITTEL

Erdnüsse Geröstet stark schleim- und eiterbildend; bei chronischem Husten und Hautausschlägen vermeiden; kann allergischen Ausschlag verursachen

Feigen Lösen Verstopfung

Hafer Stärkt das Nervensystem; stabilisiert das Zuckergleichgewicht

Huhn Stärkend bei Schwäche; besonders nach der Geburt

Indischer Tee Zuviel kann Magen- und Darmbeschwerden sowie einen rauhen Hals verursachen

Johannisbeeren (schwarze, gekocht)

Karotten

Kakao Siehe Schokolade

Kaffee Erhöht die Konzentrationsfähigkeit; hilft bei Sonnenstich; kann Migräne und Menstruationsschmerzen verschlimmern

Kohlgemüse

Kürbis

Orangen Während der Schwangerschaft (siehe Seite 128) und bei Migräne vermeiden; Schale von bitteren Orangen (in Marmelade) reduziert die Schleimbildung

Pastinake

Pfefferminztee Schweißtreibend bei Fieber

Rettich Löst Schleimstauungen

Rote Bohnen Verursachen Koliken, wenn zu kurz gekocht; immer mit Gewürznelken kochen

Rotwein Kann Migräne und Arthritis auslösen

Schokolade Stärkt bei naßkaltem Wetter; zuviel verursacht Schleimstauungen; bei Neigung zu Kopfschmerzen und Migräne auf Schokolade verzichten (siehe Seite 176)

Schweineleber

Sesamsamen Stark kalziumhaltig

Tomaten (gekocht)

Weiße Rübe Verursacht Blähungen; besser verdaulich, wenn mit Muskat gewürzt; fördert die Milchbildung bei stillenden Müttern

Wildfleisch

Ziegenmilch Bei Neigung zu Schleimstauung besser geeignet als Kuhmilch; den hohen Kaliumgehalt durch Beigabe von Sellerie ausgleichen

Zwiebel Reduziert Schleimbildung; zuviel erhöhen den Schlafbedarf

HEISSE LEBENSMITTEL

Aal

Braune Linsen

Cayennepfeffer Gegen Würmer

Gewürznelken Besonders wirksam zur Linderung von Blähungen; fördern die Verdaulichkeit schwerer Speisen, stets zu Bohnengerichten zugeben

Ingwer Stärkend bei schwacher Verdauung; zuviel kann den Magen verbrennen

Mandeln Bittere Mandeln stärken die Lunge

Lammfleisch Manche Menschen (vor allem in östlichen Ländern) reagieren allergisch

Kardamom Als Teegewürz schweißtreibend bei Erkältungen; kann Herzklopfen und Schlaflosigkeit verursachen

Knoblauch Hervorragend zur Reduzierung von Schleim (bei chronischem Katarrh und Erkältungen) und zur Vorbeugung von Erkältungen; zuviel kann zu schmerzenden und geröteten Augen führen

Pfirsich

Pfeffer (schwarzer)

Rosenkohl Kann Blähungen verursachen

Rote Bete

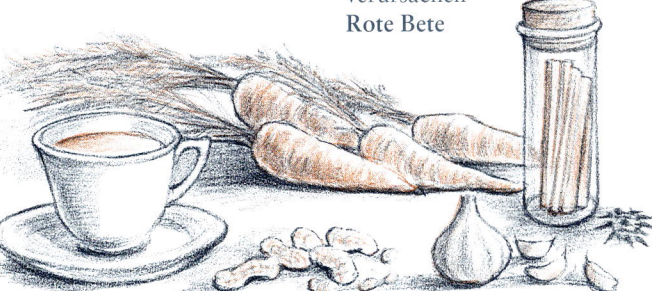

Ernährung und Schleimbildung

Ein weiteres wichtiges Kriterium zur Unterscheidung von Lebensmitteln ist deren Eigenschaft, Schleim zu bilden (in den Atemwegen und im Verdauungstrakt). Die Neigung zur Schleimbildung ist nach Ansicht der natürlichen Medizin abhängig von der Verdauungskonstitution. Menschen mit einer guten Verdauung können die meisten schleimbildenden Lebensmittel ohne Probleme vertragen. Wer aber unter Verdauungsstörungen und Energieblockaden leidet oder zu viel schleimbildende Nahrung zu sich nimmt, kann Probleme mit übermäßiger Schleimbildung bekommen (siehe zum Beispiel Seite 102). Manche Menschen reagieren auch auf Hefe (in Brot oder Bier) mit besonders starker Schleimbildung.

Gluten

Einige Menschen können Gluten nicht vertragen. Gluten ist ein Eiweiß, das im Weizen enthalten ist und daher auch in Produkten aus Weizen wie Brot, Back- und Teigwaren. In extremen Fällen verursacht Gluten die Zöliakie, eine schwere Erkrankung der Darmschleimhaut. In leichten Fällen, die oft unentdeckt bleiben, kommt es zu einer verstärkten Schleimbildung und einem allgemeinen Schweregefühl, verbunden mit Antriebslosigkeit.

Trennkost

Wenn Ihre Verdauung zu wünschen übrig läßt, sollten Sie hauptsächlich eiweiß- und kohlenhydrathaltige Mahlzeiten zu sich nehmen, und zwar jede für sich im Wechsel. Das bedeutet: Einmal essen Sie vor allem eiweißhaltige Lebensmittel, ein andermal überwiegend kohlenhydrathaltige. Daher wird dieses Verfahren auch Trennkost oder Hay-Methode genannt.

Forschungen haben gezeigt, daß die Verdauung dieser beiden unterschiedlichen Nährstoffe verschiedene Säuregrade im Magen erfordert. Außerdem veranlassen diese Nährstoffe den Körper, genau die erforderlichen Säurekonzentration und Verdauungsenzyme zu produzieren. Wer also eiweiß- und kohlenhydrathaltige Mahlzeiten getrennt zu sich nimmt, stärkt seine Verdauung.

Besser vegetarisch leben?

Wir Menschen haben die unterschiedlichsten Einstellungen zu unserer Ernährung. Die einen betrachten das Essen vor allem als Genuß, die anderen haben religiöse Vorstellungen oder wollen das Leben der Tiere schützen und lehnen daher Fleisch oder tierische Produkte als Nahrungsmittel ab.

Für eine fleischhaltige Ernährung gibt es eine Reihe medizinischer und ernährungswissenschaftlicher Gründe. So ist Fleisch ein hervorragendes Stärkungsmittel bei schwacher Konstitution und Entwicklungsrückständen. Auch bei Neigung zu Anämie sollte Fleisch auf dem Speisezettel stehen. Anämieformen, die während Schwangerschaft und Stillzeit und/oder Zeiten starker Überarbeitung auftreten, lassen sich durch eine rein vegetarische Ernährung nicht beheben.

Aber auch die Argumente gegen den Fleischkonsum haben viel für sich. Wer Fleisch ißt, tötet ein Tier, wenn auch indirekt. Zudem werden die Tiere oft unter sehr unnatürlichen Bedingungen gehalten und ernährt; Fleischesser nehmen daher nicht nur die Gifte und Schadstoffe, die sich im Fleisch angereichert haben, auf, sondern auch die schlechte Energie, die das Resultat der schlechten Lebensbedingungen der Tiere ist. Auch aus medizinischer Sicht spricht einiges gegen eine fleischhaltige Ernährung. Fleisch ist heutzutage für die meisten Menschen in den westlichen Industrieländern einfach zu reichhaltig und nahrhaft. Wer zuviel Fleisch ißt, wird nicht nur in physischer Hinsicht schwerfällig, sondern auch in emotionaler und geistiger. Übermäßiger Genuß von Fleisch betäubt die Sinne und führt zu einer materiell ausgerichteten Haltung. Aus diesem Grund schreiben viele Religionen einen zumindest zeitweisen Verzicht auf Fleisch vor. Einige große Religionen betrachten Fleisch sogar als Hauptbarriere für die spirituelle Entwicklung des Menschen.

Das Gleichgewicht finden Bisweilen gilt jedoch auch das Gegenteil des eben Gesagten. Manchmal entfernen wir uns zu weit von der physischen, der materiellen Welt. Das Pendel schlägt zu stark in die spirituelle Richtung aus, wir fühlen uns schwach und kraftlos, wenn wir uns mit der physischen Welt auseinandersetzen sollen.
Ein solches Ungleichgewicht unserer Energien stellt sich häufig während und nach einer Schwangerschaft und nach einer schweren Krankheit ein. Während der

Schwangerschaft und bei der Geburt konzentrieren sich die Energien darauf, eine neue Seele in die Welt zu bringen und ihr eine körperliche Gestalt zu geben. Ist die Frau während dieser Zeit nicht ausreichend materiell orientiert und »geerdet«, kann das Baby Schaden nehmen. Das bedeutet aber nicht, daß grundsätzlich jede Frau während der Schwangerschaft Fleisch essen muß. Manche Frauen brauchen fleischhaltige Mahlzeiten, damit sich der Körper des ungeborenen Kindes richtig entwickeln kann.

Eine hochwertige vegetarische Ernährung kann den Energie- und Nährstoffbedarf des Körpers decken, vorausgesetzt, die Zusammenstellung der Lebensmittel stimmt.

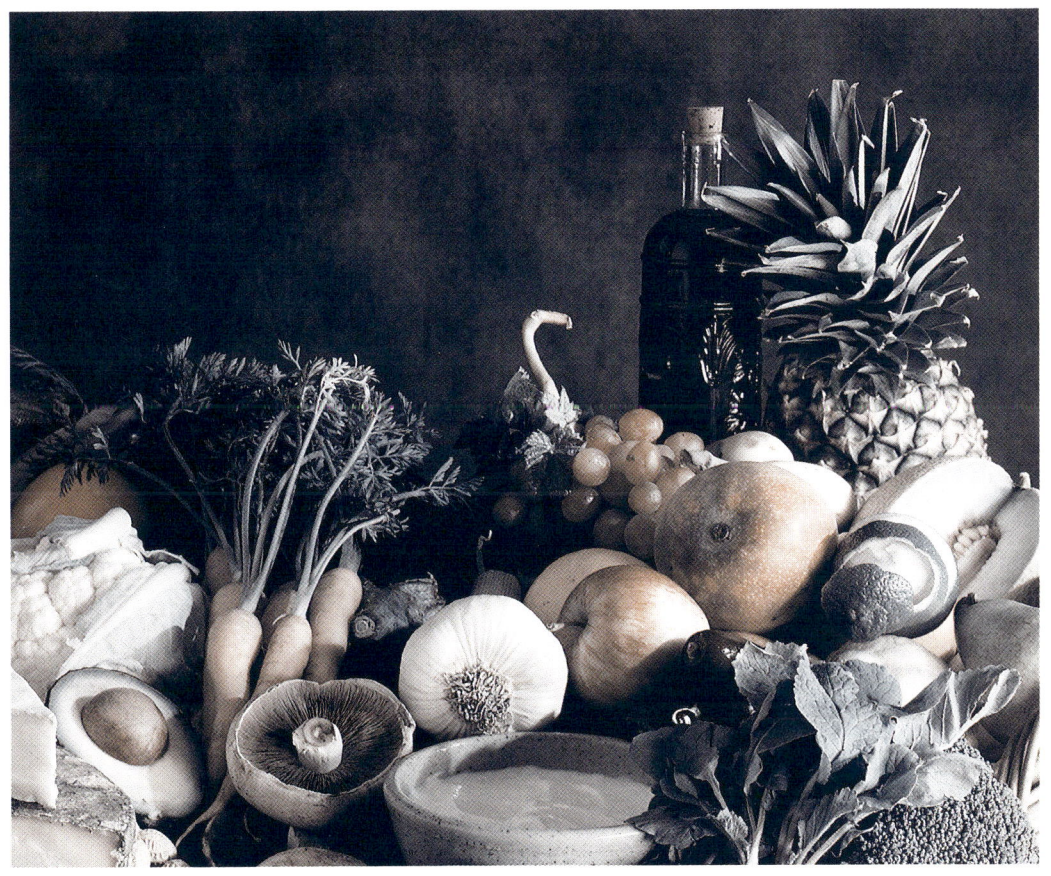

TEIL II

DIE NATÜRLICHEN HEILMETHODEN

Natürliche Heilverfahren werden seit Jahrhunderten in aller Welt angewendet. Nur in unserer modernen westlichen Welt ist dieses Wissen fast verlorengegangen. Das liegt vor allem an der Vormachtstellung der Schulmedizin mit ihrer Betonung der körperlichen Symptome, ihrem riesigen Arsenal synthetischer Medikamente und ihrem starken Vertrauen in die Chirurgie. Dieses Buch enthält natürliche Heilverfahren, die sich besonders gut zur Behandlung der häufigsten und weniger schweren Beschwerden und Erkrankungen von Frauen eignen. Sie sind alle einfach, sicher und wirksam anzuwenden. Wenn Sie mit diesen natürlichen Verfahren beginnen, werden Sie bald ein stärkeres Gespür für Ihre Verfassung entwickeln – nicht nur in körperlicher, sondern auch in emotionaler, geistiger und spiritueller Hinsicht. Und mit der Zeit werden Sie in der Lage sein, intuitiv die Therapien herauszufinden, die Ihnen am besten helfen.

VORSICHT

Im allgemeinen sind die pflanzlichen und homöopathischen Heilmittel sowie die Übungen völlig ungefährlich. Allerdings gelten für einige Anwendungsbeschränkungen, etwa während der Schwangerschaft oder Menstruation. Einzelheiten erfahren Sie in der Materia Medica unter dem Stichwort »Vorsicht«.
Vergewissern Sie sich stets, daß das gewählte Heilmittel auch wirklich zu Ihren Symptomen paßt. Wenn Sie auch nur geringste Zweifel hegen oder sich nicht ausreichend über das Heilmittel informieren konnten, dann lassen Sie es sein. Bitten Sie einen Arzt für Naturheilkunde um Rat.

Gliederung dieses Kapitels

Dieses Kapitel enthält ausführliche Darstellungen von fast einhundert pflanzlichen und homöopathischen Arzneimitteln sowie zahlreichen gymnastischen Übungen. In der Einleitung jeden Abschnitts finden Sie das notwendige Hintergrundwissen zur Anwendung der jeweiligen Therapieform.
Die Heilpflanzen und homöopathischen Medikamente sind alphabetisch nach ihren internationalen Bezeichnungen geordnet. Die Übungen beginnen mit den einfachen und leichten Streckübungen für Anfängerinnen. Danach folgen die anstrengenderen dynamischen Techniken. In Teil III finden Sie unter den jeweiligen Stichwörtern noch einige weitere Übungen, die sich bei einzelnen Beschwerden oder Erkrankungen als besonders hilfreich erwiesen haben.
Dieses Kapitel können Sie auf zwei Arten nutzen: einerseits als Erläuterung von Teil III (Behandlung von Beschwerden und Krankheiten) und andererseits zur Auswahl der Heilmittel für eine bestimmte Krankheit. Es kann sein, daß Sie Beschwerden haben, die nicht in Teil III beschrieben sind. Oder eine bestimmte Heilpflanze oder ein anderes Mittel hat ihnen bislang immer besonders gut geholfen, und Sie wollen daher noch mehr über Wirkungen und Einsatzmöglichkeiten wissen. Lesen Sie in diesen Fällen direkt in der Materia Medica unter dem Namen der Pflanze oder des Mittels nach.
Leserinnen, die sich für andere natürliche Heilverfahren interessieren, die wir nicht in dieses Buch aufnehmen konnten, seien auf die weiterführende Literatur auf Seite 186 verwiesen.

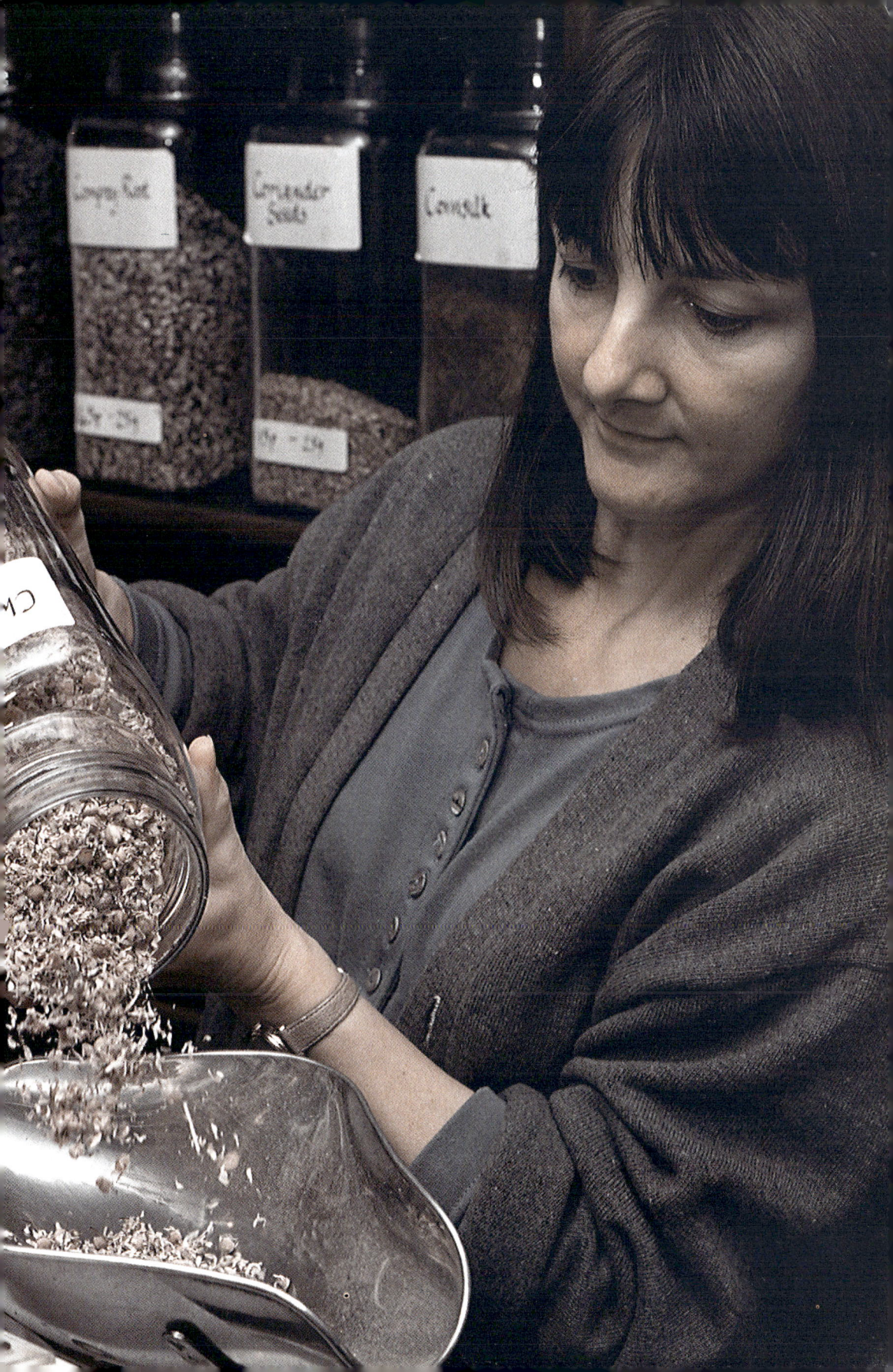

HEILKRÄUTER UND HEILPFLANZEN

Seit Urzeiten haben die Menschen Kräuter und andere Pflanzen als Heilmittel verwendet. Und auch heute wird fast die Hälfte der schulmedizinischen Medikamente auf pflanzlicher Basis hergestellt.

Heilkräuter und -pflanzen wirken auf mehreren Ebenen. Die sichtbarste ist die physische, die materielle Ebene, aber nur, wenn relativ große Mengen davon verwendet werden. Manche haben dann denselben Nährwert wie gewöhnliche Nahrungsmittel.

In neuerer Zeit hat sich herausgestellt, daß Heilpflanzen in kleineren Mengen ebenso wirksam sind wie in großen.* Das liegt daran, daß kleine Mengen eines sorgsam hergestellten Pflanzenextrakts die »Lebenskraft« – die Energie (siehe Seite 12) oder »Schwingungen« – der Pflanze selbst enthalten. Die Heilmittel der natürlichen Medizin werden so hergestellt, daß möglichst viel von der Pflanzenenergie erhalten bleibt.

Im Gegensatz zur natürlichen Medizin hat die westliche Schulmedizin in erster Linie die physische Ebene im Visier. Bei der schulmedizinischen Arzneimittelherstellung werden Lebenskraft und Energie der Pflanze durch die verschiedenen Sterilisations- und Reinigungsprozesse zerstört. Übrig bleibt nur noch die materielle Substanz.

Weil Naturheilmittel auf allen energetischen Ebenen wirken, sind sie besonders bei Menstruationsbeschwerden angezeigt (siehe Seite 88). Sie lösen Energieblockaden, stärken den Energiefluß und unterstützen dadurch die Selbstheilungskräfte des Körpers.

Bezugsquellen und Zubereitung

Getrocknete Kräuter und Pflanzen sowie die verschiedenen Zubereitungsformen sind in Apotheken, Reformhäusern und sonstigen Gesundheitsläden erhältlich (siehe Bezugsquellen, Seite 187). Im Zweifelsfall können Ärzte für Naturheilkunde und andere Heilkundige Auskunft geben.

Viele der Kräuter und Pflanzen, die in diesem Buch erwähnt sind, kann man ganz einfach im Garten ziehen oder in der freien Natur sammeln und zu Hause trocknen. Wenn Sie selbst sammeln wollen, dann beachten Sie folgende Hinweise:

● Halten Sie sich an die Naturschutzgesetze. Wenn nötig, fragen Sie vorher den Landbesitzer um Erlaubnis, auf seinen Feldern zu sammeln.

● Lassen Sie sich von einer botanisch versierten Person beraten, nehmen Sie sie am besten mit. Oder verwenden Sie einen guten Heilpflanzenführer, erhältlich im Buchhandel (siehe Seite 186).

● Nehmen Sie nur frische, gesunde Pflanzen. Reißen Sie nicht die ganze Pflanze aus, sondern pflücken Sie nur einige Blätter. Wenn Sie Wurzeln sammeln, müssen Sie die ganze Pflanze nehmen. Lassen Sie aber noch einige Pflanzen stehen, damit sie sich wieder vermehren können.

● Zur Vermeidung von Insekten- und Unkrautvernichtungsmitteln: Niemals in der Nähe von stark befahrenen Straßen und Bahnlinien sammeln.

In der Materia Medica der Heilkräuter auf den Seiten 42-53 erfahren Sie, welche Teile von Heilpflanzen verwendet werden.

Tee (Infus) Um einen Kräutertee zu bereiten, gießen Sie heißes, in der Regel kochendes Wasser über die Kräuter. Diese Methode ist besonders für die Kräuter geeignet, die ätherische Öle enthalten. Das kochende Wasser löst diese Öle, die das Aroma, den Geschmack und die medizinisch wirksamen Bestandteile enthalten, aus der Pflanze heraus. Normalerweise nimmt man einen gehäuften Teelöffel* getrockneter Kräuter auf eine Tasse. Decken Sie die Tasse zu, lassen Sie den Tee fünf Minuten ziehen, und gießen Sie ihn dann durch ein Sieb ab.

---

*Die Entdeckung, daß kleine Mengen natürlicher Heilmittel mindestens dieselbe Wirkung haben wie große, geht zurück auf den deutschen Arzt Samuel Hahnemann (1755-1843) aus Meißen. In dem von ihm entwickelten Heilverfahren der Homöopathie spielt das Prinzip des »Verdünnens« und »Potenzierens« eine zentrale Rolle (Anm. d. Übers.).

*1 Teelöffel entspricht 5 Milliliter (ml) (Anm. d. Übers.).

Abkochung Nicht alle Heilpflanzen eignen sich für die Teezubereitung. So brauchen Wurzeln sehr viel länger, um ihre heilenden Bestandteile abzugeben. Für sie ist Abkochung die Methode der Wahl. Dabei läßt man die Pflanzen(teile) in Wasser zehn bis dreißig Minuten bei schwacher Hitze simmern. Die Innenfläche des Topfes sollte aus Email oder Glas sein. Normalerweise nimmt man drei gehäufte Teelöffel Wurzeln auf einen halben Liter Wasser. Die Mischung wird zugedeckt und später durch ein Sieb gegossen.

Tinktur Eine Tinktur ist ein Extrakt, der durch Einlegen der Kräuter in eine Alkohol-Wasser-Mischung gewonnen wird. Die Tinkturen haben das Mischungsverhältnis 1:5: ein Teil Kräuter auf fünf Teile Alkohol-Wasser-Mischung. Die gewonnene Tinktur nennt man »Mutter-« oder »Ur-Tinktur«. Der Alkoholgehalt der Lösungsflüssigkeit liegt grundsätzlich bei 25 Prozent, das heißt, auf einen Teil Alkohol kommen drei Teile Wasser. Gewöhnlich wird Äthylalkohol aus der Apotheke verwendet, ersatzweise können Sie auch Brandy nehmen. Der Alkohol dient vor allem der Konservierung, hilft aber auch, die wirksamen Bestandteile aus der Pflanze zu lösen. Tinkturen aus Blättern sind nach etwa einer Woche, Tinkturen aus Wurzeln nach etwa drei Wochen gebrauchsfertig.

Standarddosierungen

Wenn auf den nächsten Seiten und bei der Beschreibung der einzelnen Erkrankungen in Teil III nicht anders angegeben, gelten die folgenden Dosierungen.

Getrocknete Kräuter Erwachsene nehmen einen gehäuften Teelöffel Blätter oder einen gestrichenen Teelöffel Wurzeln. Die Kräuter können trocken, nur kurz mit Wasser abgewaschen oder als Tee und Abkochung eingenommen werden.

Wenn nicht anders vorgeschrieben, wird diese Standarddosis bei chronischen Erkrankungen dreimal täglich, bei akuten Erkrankungen alle ein bis zwei Stunden verabreicht. Mädchen unter 15 Jahren erhalten die Hälfte der Erwachsenendosis.

Tee und Abkochung Folgen Sie der nebenstehenden Beschreibung, und trinken Sie dreimal täglich eine Tasse Tee oder 100 Milliliter von der Abkochung.

Tinkturen Die Standarddosis für einen Erwachsenen beträgt zehn Tropfen der Muttertinktur dreimal täglich. Wenn Sie vier verschiedene Kräutertinkturen einnehmen sollen, heißt das dreimal täglich 40 Tropfen. Verwenden Sie eine Flasche mit Pipette: 1 ml Flüssigkeit = 25 Tropfen. Verdünnen Sie die Tinkturen stets mit Wasser! Geben Sie sie in eine Tasse mit Wasser oder Saft, und trinken Sie schluckweise.

DOSIERUNGEN UND REAKTIONEN

Wie bereits erwähnt, werden heutzutage Kräuter in sehr viel kleineren Mengen gegeben als früher. Die in diesem Buch empfohlenen Standarddosen sind außerordentlich sicher.

Allerdings reagieren manche Menschen überempfindlich oder sogar allergisch auf bestimmte Heilkräuter und -pflanzen. Wenn nach Einnahme eines Heilmittels ungewöhnliche Reaktionen auftreten, sollten Sie die Behandlung abbrechen und einen Arzt für Naturheilkunde um Rat fragen.

VERZEICHNIS DER HEILKÄUTER UND HEILPFLANZEN	Seite	Deutscher Name	Botanischer Name
Die Heilkräuter und Heilpflanzen in der Materia Medica auf den Seiten 42-53 sind alphabetisch nach ihrem botanischen Namen geordnet. Wenn Ihnen nur die deutschen Pflanzennamen bekannt sind, dann können Sie das folgende Verzeichnis benutzen, um die entsprechende botanische Bezeichnung zu finden. Beide Namen sind auch im Stichwortverzeichnis auf Seite 188 enthalten.	52	Baldrian	*Valeriana officinalis*
	43	Beifuß	*Artemisia vulgaris*
		Blauer Hahnenfuß siehe Hahnenfuß, Blauer	
	51	Blutwurz	*Tormentilla potentilla*
	52	Brennessel, Große	*Urtica dioica*
	47	Butternuß	*Juglans cinerea*
	42	Dill	*Anethum graveolens*
		Echte Kamille siehe Kamille, Echte	
	46	Efeu	*Hedera helix*
	48	Ehrenpreis, Virginischer	*Leptandra virginica*
	46	Einkorn, Falsches	*Helonias dioica* (auch *Chamaelirium luteum*)
	46	Enzian, Gelber	*Gentiana lutea*
	53	Esche, Stechende	*Xanthoxylum americanum*
	50	Espe (Zitterpappel)	*Populus tremuloides*
		Falsches Einkorn siehe Einkorn, Falsches	
	45	Fenchel	*Foeniculum vulgare*
	52	Frauenblume	*Trillium pendulum*
	45	Frauenschuh	*Cypripedium pubescens*
		Gefleckter Storchschnabel siehe Storchschnabel, Gefleckter	
		Gelber Enzian siehe Enzian, Gelber	
	47	Gelbwurzel, Kanadische	*Hydrastis canadensis*
		Gemeiner Schneeball siehe Schneeball, Gemeiner	
		Große Brennessel siehe Brennessel, Große	
	43	Hahnenfuß, Blauer	*Caulophyllum thalactroides*
	48	Herzgespann (Wolfstrapp)	*Leonurus cardiaca*
	50	Himbeere	*Rubus idaeus*
	43	Hirtentäschelkraut	*Capsella bursa-pastoris*
	49	Hopfen	*Lupulus humulus*
	53	Ingwer	*Zingiber officinale*
	47	Johanniskraut	*Hypericum perforatum*
		Kalifornischer Kreuzdorn siehe Kreuzdorn, Kalifornischer	

Die Fasern am Maiskolben sind die seidigen Stempel der Maisblüte, Stigmata maydis.

Materia Medica der Heilpflanzen

Die folgende Liste wurde speziell für die Bedürfnisse von Frauen zusammengestellt. Sie soll zudem ein Gefühl für den Charakter der Heilkräuter vermitteln. Das »Porträt« jeder Pflanze muß notwendigerweise skizzenhaft bleiben. Leserinnen, die sich intensiver mit der Pflanzenheilkunde befassen wollen, sollten spezielle Bücher zu Rate ziehen (siehe Literaturverzeichnis, Seite 186).

Die hier aufgeführten Pflanzen haben eine weitreichende Wirkung, sie werden oft in diesem Buch genannt. Einige Pflanzen, die nur eingeschränkt verwendet werden können, sind in dieser Liste nicht aufgeführt, obwohl auch sie gelegentlich im Text erwähnt werden.

Achillea millefolium
Schafgarbe

Verwendete Teile Ganze Pflanze.
Wirkung Allgemein anregend, besonders in Kombination mit Weißdorn *(Crataegus oxycantha)*. Wärmt den ganzen Körper, erhöht die Energie.
Indikationen Bei Anämie und allgemeiner Müdigkeit, etwa nach einer Geburt, schwerer Krankheit oder radioaktiver Bestrahlungstherapie (bei Krebs). Die wärmende Wirkung lindert Menstruationsschmerzen und starke -blutungen sowie Hitzewallungen während der Wechseljahre. Auch hilfreich bei anderen Blutungen wie Hämorrhoiden und Nasenbluten. Schweißtreibend bei Fieber, stoppt den Fieberanstieg.
Dosis Um eine belebende Wir-

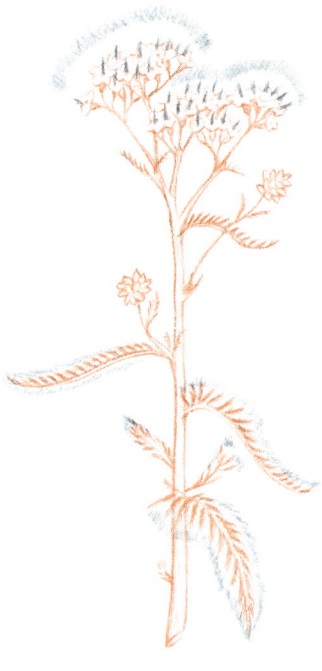

Schafgarbe ist eine sehr vielseitige Heilpflanze, die bei fast allen Menstruationsbeschwerden hilft.

kung zu erzielen, ist eine stärkere Dosis als die Standarddosis nötig. Nehmen Sie 1 Teelöffel der Tinktur 3- bis 4mal täglich in warmem Wasser, wenn Sie frieren, oder in kaltem, wenn Sie Hitzewallungen haben.
Gegenanzeigen Keine.

Anemone pulsatilla (**auch** *Pulsatilla pratensis*)
Kuhschelle

Verwendete Teile Blätter
Wirkung Besänftigt die Gefühle, löst Muskelkrämpfe und Schleim, beschleunigt die Genesung von fiebrigen Erkrankungen.

Indikationen Die beruhigende Wirkung der Tinktur auf die Schleimhäute der Atem- und Verdauungswege hat sich besonders bei Husten, Asthma und Durchfall als hilfreich erwiesen. Außerdem wirksam bei schmerzhafter, verspäteter oder spärlicher Menstruation, Vaginalbeschwerden, Prolaps oder Reizbarkeit während der Wechseljahre.
Dosis Nehmen Sie eine geringere Dosis als die Standarddosis: 2-3 Tropfen der Tinktur, 3mal täglich.
Gegenanzeigen Keine (aber siehe Vorsicht).
Vorsicht Alle Pflanzen aus der Familie der Anemonen wirken in großen Dosen giftig und verursachen Entzündungen sowie Magenschmerzen. Daher niemals die empfohlene Dosis überschreiten.

Anethum graveolens
Dill(samen)

Verwendete Teile Samen. Auch die übrigen Pflanzenteile sind wirksam, aber sehr viel schwächer. Dillkraut hilft als Umschlag bei Hautentzündungen und unreiner Haut.
Wirkung Regt den Milchfluß an, entwässernd, mildes Abführmittel.
Indikationen »Beste Freundin einer stillenden Mutter«, weil stark milchbildend. Wegen der milden Wirkung auch für Babys mit Verdauungsbeschwerden geeignet. Bestandteil vieler Kräutertropfen für Magenbeschwerden.
Dosis 1 gehäuften Teelöffel Dillsamen aufbrühen, 3mal täglich.
Gegenanzeigen Keine.

Anthemis nobilis
Gewöhnliche, Römische Kamille
Siehe *Chamomilla matricaria.*

Artemisia vulgaris
Beifuß

Verwendete Teile Blätter. Dieses weitverbreitete Kraut wächst auch auf Freiflächen in Städten, ist aber meist durch Abgase und andere Schadstoffe vergiftet und daher unbrauchbar.
Wirkung Reguliert die Menstruation, stärkt den Energiekreislauf, belebt den Magen.
Indikationen Weil die drei Heilpflanzen Beifuß, Wermut *(Artemisia absinthum)* und Rainfarn *(Artemisia tanacetum)* besonders gut bei gynäkologischen Beschwerden helfen, wurden sie nach der griechischen Göttin Artemis benannt. Alle haben ähnliche Wirkungen. Beifuß ist vor allem angezeigt bei schmerzhafter, unregelmäßiger und verhaltener Menstruation sowie bei Menstruationsproblemen während der Menopause. Beifuß schmeckt zwar außerordentlich bitter, doch gerade die Bitterstoffe stärken und regen den Magen an.
Dosis Äußerliche Anwendung: Aufguß als Badezusatz; Umschlag aus Beifußblättern genau auf den Bauch über die Gebärmutter legen. Innerliche Anwendung: Zehn Tage vor der Menstruation täglich die Standarddosis einnehmen.
Gegenanzeigen Nicht während der Schwangerschaft.
Vorsicht Standarddosis nicht überschreiten. Beifuß in hohen Dosen über einen längeren Zeit-

raum eingenommen kann Halluzinationen verursachen.

Calendula officinalis
Ringelblume

Verwendete Teile Blütenblätter.
Wirkung Kühlt und beruhigt die Haut, antiseptisch.
Indikationen Hauptsächlich als Creme oder Salbe bei Hautproblemen. Kühlt und beruhigt Hautentzündungen, hilft bei Kratzern, Ausschlägen, Geschwüren und Warzen. Wegen antiseptischer Eigenschaft können Salbe oder Tee zur Sterilisation offener Wunden und der Haut verwendet werden. Wiederholte Anwendung bei Krampfadern bewährt. Lotion aus den Blütenblättern lindert Augenentzündungen; auch hilfreich bei Juckreiz oder Brennen in der Vagina. Innerliche Anwendung bei schmerzhafter Menstruation mit starken Blutungen, vertreibt Hitzegefühle.
Dosis Standarddosis.
Gegenanzeigen Keine.
Vorsicht: Niemals Ringelblumentinktur bei Augenbeschwerden verwenden, denn der in der Tinktur enthaltene Alkohol kann schwere Verätzungen verursachen.

Capsella bursa-pastoris
Hirtentäschelkraut

Verwendete Teile Ganze Pflanze
Wirkung Blutstillend, entwässernd.
Indikationen Eine der besten blutstillenden Heilpflanzen. Wirkt bei Blutungen in allen Körperteilen, ohne die Durch-

blutung zu unterbrechen: Nase, Lunge, Dickdarm, Hämorrhoiden, Gebärmutter. Lindert starke Menstruationsblutungen, ohne Krämpfe zu verursachen; Auch hilfreich bei Blasenentzündungen.
Dosis Standarddosis. Zehn Tage vor Menstruationsbeginn mit der Einnahme beginnen.
Gegenanzeigen Keine.

Caulophyllum thalactroides
Blauer Hahnenfuß, Frauenwurzel

Verwendete Teile Ganze Pflanze.
Wirkung Stärkt die Gebärmutter, regt die Menstruation an; auch entspannungsfördernd, krampflösend und entwässernd.
Indikationen Hervorragend zur Linderung von Menstruations-

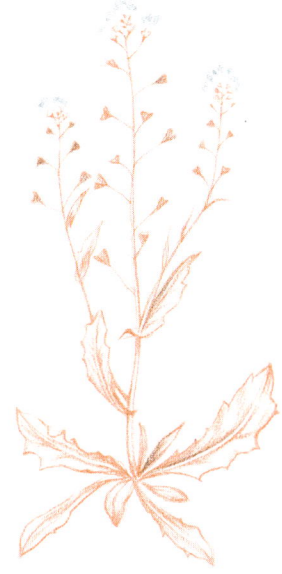

Hirtentäschelkraut ist angezeigt bei starker und/oder schmerzhafter Menstruation.

43

krämpfen: Einnahme entweder zu Beginn der Krämpfe oder als Konstitutionsmittel für einige Monate während des gesamten Zyklus. Auch bei verspäteter Menstruation, vor allem wenn verbunden mit allgemeiner Reizbarkeit und Spannungsgefühlen; entzündungshemmend und zur Beruhigung bei Nierenbeckenentzündung; zur Linderung von Wehenschmerzen.
Dosis Standarddosis.
Gegenanzeigen Nicht während der Schwangerschaft. Ausnahme: während der Geburt.

Chamomilla matricaria (früher: *Matricaria chamomilla*)
Echte Kamille
Siehe auch Seite 61

Verwendete Teile Blüten.
Wirkung Allgemein leicht entspannend, trotzdem verdauungsanregend; bringt die Menstruation in Gang und lindert Menstruationsschmerzen.
Indikationen Kamille ist wegen ihrer beruhigenden Wirkung als Abendtee sehr beliebt. Beschleunigt langsame Verdauung, vor allem bei gleichzeitigen Krämpfen oder Koliken. Auch bei schwieriger Menstruation mit Krämpfen; kann aber Blutungen verschlimmern (siehe Gegenanzeigen). Tee oder Creme lindern Brennen oder Verletzungen der Brustwarze.
Dosis Standarddosis; mit heißem, aber nicht kochendem Wasser aufbrühen, da sich sonst die ätherischen Öle mit dem Dampf verflüchtigen.
Gegenanzeigen Nicht bei starken Menstruationsblutungen einnehmen.

Chionanthus virginica
Schneeflockenbaum

Verwendete Teile Rinde der Wurzel.
Wirkung Unterstützt die Funktionen der Leber, leicht entwässernd, kräftigend.
Indikationen Eines der wichtigsten Mittel bei träger Verdauung, insbesondere bei Fettunverträglichkeit. Auch hilfreich bei Appetitmangel. Besonders wirksam bei Patienten, die eine gerötete Zunge mit einem gelben Belag haben. Hilft außerdem bei der Erholung von einer starken Durchfallerkrankung. Auch bei Gallensteinen.
Dosis Standarddosis.
Gegenanzeigen Weil Schneeflockenbaum den Gallenfluß anregt und abführend wirkt, das Mittel nicht während einer akuten Durchfallerkrankung geben. Auch nicht während der Schwangerschaft.

Chrysanthemum parthenium
Mutterkraut

Verwendete Teile Blätter.
Wirkung Lindert Kopfschmerzen; stärkt den Energiefluß und hebt die Stimmung; stärkt und aktiviert die Gebärmutter.
Indikationen Bei regelmäßiger Einnahme zeigt sich die berühmte Eigenschaft des Mutterkrauts, Migräneanfälle abzuschwächen oder sogar zu verhindern (siehe Seite 176). Auch hilfreich bei verspäteter oder verhaltener Menstruation, besonders bei gleichzeitiger Blokkade des Energiekreislaufs (Kennzeichen: kalte Hände und Füße) oder nach Einsatz oder

Entfernung einer Spirale (IUCD).
Dosis Standarddosis.
Gegenanzeigen Keine (aber siehe Vorsicht).
Vorsicht Nicht die empfohlene Dosis überschreiten, da hohe Dosen abführend wirken.

Cimicifuga racemosa (auch: *Actea racemosa*)
Wanzenkraut

Verwendete Teile Ganze Pflanze.
Wirkung Stärkt und aktiviert die Gebärmutter und die Nerven; auch entwässernd.
Indikationen Vielfältig einsetzbar zur Aktivierung des Nervensystems und der Beckenregion. Lindert Zahn- und Ischiasschmerzen und hilft bei Beschwerden des »schwachen« Typs im Beckenbereich, wie Prolaps, wäßriger Vaginalausfluß, verhaltene oder unregelmäßige Menstruation, Urinverhaltung, vor allem wenn die Patientin das Gefühl hat, »als ob es tropft«.
Dosis Standarddosis. Die Wirkung setzt erst langsam ein und kumuliert nach einigen Wochen, so daß dann die Dosis verringert werden muß.
Gegenanzeigen: Nicht während der Schwangerschaft einnehmen.

Cypripedium pubescens
Frauenschuh

Verwendete Teile Ganze Pflanze.
Wirkung Entspannungsfördernd, stärkt und belebt die Nerven.
Indikationen Ähnelt in der

Wirkung dem Baldrian, ist allerdings nicht so entspannungsfördernd, dafür stärker nervenstimulierend. Besonders hilfreich bei Angst- und Spannungsgefühlen während der Menopause. Angezeigt auch bei Kopfschmerzen, Reizbarkeit und Schlafstörungen.
Dosis Standarddosis.
Gegenanzeigen Keine.

Dioscorea villosa
Yamswurzel

Verwendete Teile Wurzel.
Wirkung Löst Muskelkrämpfe, verdauungsfördernd.
Indikationen Hilfreich bei krampfartigen Verdauungsbeschwerden, Menstruationskrämpfen und Gallensteinen. Besonders wirksam bei Morgenübelkeit während der Schwangerschaft und Gebärmutterkrämpfen nach der Geburt. In Kombination mit anderen Heilpflanzen auch zur Behandlung einer Anämie.
Dosis Standarddosis.
Gegenanzeigen Keine.

Echinacea purpurea
Roter Sonnenhut

Verwendete Teile Wurzel.
Wirkung Schleimlösend, blutreinigend, antiseptisch, antibiotisch.
Indikationen Alle Beschwerden, die mit Schleim- oder Eiterbildung verbunden sind, wie Furunkel und Beulen, Rotlauf und Blutvergiftung. In Kombination mit anderen Heilpflanzen auch bei allen Hautunreinheiten, Masern und Windpocken sowie bei Eierstockentzündungen oder

-zysten. Stärkt die natürlichen Abwehrkräfte des Körpers und wirkt gegen die meisten Arten von Vaginalausfluß.
Dosis Standarddosis.
Gegenanzeigen Keine.
Vorsicht Die amerikanische Food and Drug Administration (vergleichbar dem deutschen Bundesgesundheitsamt, Anm. des Übers.) hat darauf hingewiesen, daß große Mengen Roten Sonnenhutes im Tierversuch unerwünschte Nebenwirkungen haben.

Equisetum arvense
Schachtelhalm (Katzenschwanz, Zinnkraut)

Verwendete Teile Ganze Pflanze.
Wirkung Entwässernd, blutstillend, astringierend, kühlend, senkt den Blutdruck.
Indikationen Hauptsächlich bei Nieren- und Blasenbeschwerden, wie Wasser in den Beinen, sonstige Wassereinlagerungen im Körper (Ödeme), Harnverhaltung, Blasen- und Nierenentzündungen und Geschwüre der Harnwege. Ferner zur Blutstillung bei Nasenbluten und starken Menstruationsblutungen.
Dosis Standarddosis.
Gegenanzeigen Wenn Sie Bluthochdruck haben, sollten Sie die Behandlung mit einer kleinen Dosis (1/4 oder 1/2 der Standarddosis) beginnen.

Foeniculum vulgare
Fenchel

Verwendete Teile Samen.
Wirkung Verdauungsfördernd, lindert Blähungen und Koliken,

fördert den Milchfluß bei stillenden Müttern; leicht entwässernd.
Indikationen Zur Unterstützung der Genesung nach Krankheit oder Geburt (als Tee oder Gewürz). Wärmt den Bauchbereich, fördert die Menstruation, lindert Menstruationskrämpfe, besonders bei leicht fröstelnden Frauen. Fördert den Milchfluß, macht die Milch für Babys leichter verdaulich.
Dosis Als Tee: 1 gehäufter Teelöffel getrockneter Samen auf 1/4 Liter kochendes Wasser; 10 Minuten ziehen lassen.
Gegenanzeigen Keine.

Galium aparine
Klebendes Labkraut

Verwendete Teile Blätter, Samenköpfe.
Wirkung Entwässernd; lindert Infektionen der Harnwege; verringert Wassereinlagerungen in Haut und Brust.
Indikationen Vor allem zur Reinigung und Entgiftung der Harnwege bei Infektionen wie Blasen- und Harnleiterentzündungen. Auch bei Hautunreinheiten und Akne. Umschläge aus frischen Kräutern helfen bei brennenden Brustwarzen.
Dosis 1 Teelöffel Tinktur 3mal täglich; oder 1 gehäufter Teelöffel getrockneter Blätter als Tee.
Gegenanzeigen Keine.

Gentiana lutea
Gelber Enzian

Verwendete Teile Wurzel.
Wirkung Fördert den Gallen-

fluß, fiebersenkend, eine der wichtigsten und vielseitigsten Heilpflanzen zur Kräftigung.
Indikationen Belebt bei Schwächezuständen jeglicher Art, besonders bei Appetitmangel nach überstandener Krankheit. Wirksam bei allen Magen-Darm-Beschwerden, vor allem des »Lebertyps«: Verdauungsprobleme nach Genuß schwerer und/oder zu großer Mahlzeiten. Auch hilfreich bei Gelbsucht, weil Gallenfluß fördernd. In Kombination mit anderen Heilpflanzen bei Anämie, Prolaps, unregelmäßiger oder ausbleibender Menstruation. Gelber Enzian hat einen sehr bitteren Geschmack, der sich scheinbar von Dosis zu Dosis verstärkt.
Dosis Standarddosis.
Gegenanzeigen Keine.

Geranium maculatum
Gefleckter Storchschnabel

Verwendete Teile Wurzel.
Wirkung Astringierend, stärkend, schleimlösend, entzündungshemmend, blutstillend.
Indikationen Durchfall, Ruhr und ähnliche Erkrankungen. Stillt Blutungen aller Art, auch blutende Hömorrhoiden und starke Blutungen der Gebärmutter. Hilft ferner bei Inkontinenz der Blase.
Dosis Standarddosis.
Gegenanzeigen Keine.

Glycyrrhiza glabra
Süßholz

Verwendete Teile Wurzel.
Wirkung Allgemein kräftigend, schleimlösend, unterstützt die Genesung von Lungen- und Bronchialerkrankungen.
Indikationen In der westlichen Medizin wird Süßholz vor allem zur Schleimlösung verwendet, daher in vielen Hustensäften enthalten. In der chinesischen Medizin gilt Süßholz als die Königin der Heilpflanzen, noch höher bewertet als Stärkungsmittel wie Ginseng. Auch bei Magengeschwüren und Verstopfung.
Kombination mit anderen Heilpflanzen erhöht die Wirkung. Süßholz ist eine Energiequelle, die erst durch andere Pflanzen erschlossen werden muß. Huflattich *(Farfara tussilago)* zum Beispiel lenkt die Energie von Süßholz in die Lungen, Kanadische Gelbwurzel *(Hydrastis canadensis)* in den Verdauungstrakt.
Dosis Standarddosis.
Gegenanzeigen Nicht während Schwangerschaft, bei Bluthochdruck und Nierenbeschwerden einnehmen.
Vorsicht Hohe Dosen über einen längeren Zeitraum eingenommen können Bluthochdruck und gegenteilige Wirkungen (wie starke steroidhaltige Medikamente) verursachen.

Hedera helix
Efeu

Verwendete Teile Frische Blätter nur zur äußerlichen Anwendung auf der Haut (Zubereitung siehe unten); niemals Efeublätter oder andere Teile der Efeupflanze einnehmen!
Wirkung Stark astringierend und reinigend; lindert Schmerzen und Entzündungen.
Indikationen Umschläge aus frischen Blättern beruhigen die Nerven: Kopfumschläge bei Migräne, Rückenumschläge bei Ischias. Reinigt eitrige Hautunreinheiten und Eiterbeulen, weil der Saft aus dem Umschlag in tiefere Gewebeschichten eindringt; hilft auch bei erschlaffter, faltiger Haut und ähnlichen Hautproblemen, glättet Narben.
Dosis Eine Handvoll frischer Efeublätter sorgfältig waschen, mit einem Küchenhobel zerkleinern und mit einer Tasse warmem Wasser mischen. In ein sauberes, sehr saugfähiges Tuch (Musseline) einschlagen und auf die betroffene Körperstelle legen. Frischgepflückte Blätter sollten noch am selben Tag verwendet werden (weil Efeu eine immergrüne Pflanze ist, sind frische Blätter ganzjährig verfügbar). Falls Ihnen Umschläge unbequem sind: Die zerkleinerten Blätter in Essig, Zitronensaft oder 40%-Alkohol einlegen, mehrere Tage im Kühlschrank ziehen lassen und dann als Lotion verwenden. *Niemals Efeublätter oder -lotion auf offene Wunden geben.* Schmerzen und gefährliche Nebenwirkungen können die Folge sein.
Gegenanzeigen Keine (aber siehe Vorsicht).
Vorsicht Efeu niemals einnehmen!

Helonias dioica (**auch** *Chamaelirium luteum*)
Falsches Einkorn

Verwendete Teile Ganze Pflanze.
Wirkung Stärkt die Gebärmutter und die untere Körperhälfte;

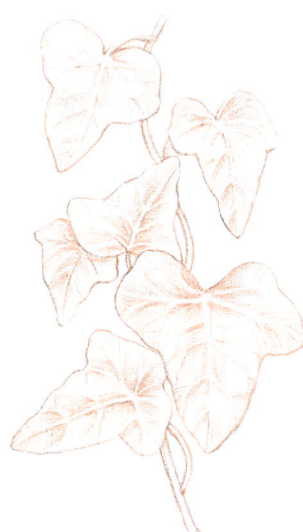

Umschläge aus Efeublättern (oder Efeulotion) glätten Narben und halten die Haut straff und jugendlich.

entwässernd; entspannungsfördernd und beruhigend.
Indikationen Alle Beschwerden des »schwachen« Krankheitsmusters, besonders Anämie, Prolaps, starke Menstruationsblutungen, Unfruchtbarkeit, wäßriger Vaginalausfluß, wiederholte Blasenentzündungen. Auch zur Stärkung des Magens bei Morgenübelkeit nach dem »schwachen« Muster während der Schwangerschaft.
Dosis Standarddosis.
Gegenanzeigen Keine.

Hydrastis canadensis
Kanadische Gelbwurzel

Verwendete Teile Wurzel.
Wirkung Allgemein kräftigend und stimulierend, schleimlösend.
Indikationen Wichtiges Stär-

kungsmittel für schwache und langsame Verdauung (siehe Seite 98). Mittel der Wahl bei chronischen Beschwerden aufgrund zu starker Schleimbildung; geeignet zur Langzeitbehandlung. Bei chronischem Husten mit anderen Mitteln für die Brust kombinieren.
Dosis 1/4 bis 1/2 der Standarddosis (siehe Gegenanzeigen und Vorsicht).
Gegenanzeigen Nicht während der Schwangerschaft einnehmen, da Gefahr vorzeitiger Wehen.
Vorsicht Das Mittel erhöht zu Anfang der Behandlung die Ausscheidung von Schleim, daher mit kleinen Dosen beginnen.

Hypericum perforatum
Johanniskraut

Verwendete Teile: Spitzen der Seitentriebe, neue Blätter und Blüten.
Wirkung Läßt Wunden austrocknen, beschleunigt die Heilung; entspannungsfördernd, stärkt das Nervensystem.
Indikationen Hauptsächlich zur äußerlichen Anwendung als Salbe oder Öl. Wertvoll zur Schmerzstillung und bei der Heilung von Quetschungen, da das am schnellsten wirkende pflanzliche Heilmittel für das Nervensystem. Besonders hilfreich zur Linderung von Wundschmerzen. Öl ist das Mittel der Wahl bei tiefen und infizierten Wunden mit Eiterbildung. Innerliche Anwendung von verdünnter Tinktur oder Tee zur Narbenglättung und -heilung nach Operationen oder Verlet-

zungen (auch als homöopathisches Heilmittel). Johanniskraut ist ein »Lichtbringer« und lindert Winterdepressionen. Auch bei Husten und Problemen beim Wasserlassen.
Dosis Innerliche Anwendung: Standarddosis. Zur Herstellung von Öl: 1 Handvoll Blätter in 1 Tasse Olivenöl in einer dunklen Glasflasche einlegen, 2-3 Wochen im Dunkeln ziehen lassen und mit einem Wattebausch auf der Haut verteilen. Als Badezusatz: 2 Tassen Tee auf ein Sitzbad, um die Heilung des Dammschnitts nach der Geburt zu beschleunigen.
Gegenanzeigen Bei starken Erschöpfungszuständen kann Johanniskraut Depressionen verursachen.
Vorsicht Die Tinktur niemals auf offene Wunden geben, da der enthaltene Alkohol starke Schmerzen hervorruft. Hohe Dosen können Überempfindlichkeit gegen Licht verursachen.

Juglans cinerea
Butternuß

Verwendete Teile Ganze Pflanze
Wirkung Abführend, regt den Dickdarm an; löst chronischen Schleim.
Indikationen: Chronische Verstopfung des »schwachen« und des »starken« Typs, vor allem bei gleichzeitigen Hautausschlägen. Bis die Wirkung eintritt, können bis zu 8 Stunden vergehen. Auch bei Hauterkrankungen ohne Verdauungsbeschwerden.
Dosis Butternuß ist ein starkes

Abführmittel, daher nur kleine Dosen über einen längeren Zeitraum einnehmen, um einen regelmäßigen Stuhlgang zu erreichen. Behandlung mit 5 Tropfen Tinktur 3mal täglich beginnen, Dosis langsam steigern.
Gegenanzeigen Nicht während der Schwangerschaft und bei Durchfallerkrankungen einnehmen.
Vorsicht In hohen Dosen stark abführend.

Leonurus cardiaca
Herzgespann, Wolfstrapp

Verwendete Teile Ganze Pflanze.
Wirkung Beruhigt und belebt das Nervensystem, krampflösend vor allem im Bereich der Gebärmutter, schweißtreibend bei Fieber, allgemein anregend.
Indikationen Der chinesische Name dieser Pflanze *Yi mu cao* (»Hilfe-für-die-Mutter-Pflanze«) betont die besondere Wirkung des Herzgespanns auf die weiblichen Fortpflanzungsorgane. Hilft bei Anämie, verschiedenen »schwachen« Beschwerden wie Prolaps der Gebärmutter und schmerzhafte, verspätete Menstruation. Beruhigt die Gedanken und besänftigt Angst- und Panikgefühle, besonders wenn von Herzklopfen begleitet.
Dosis Tinktur in Standarddosis, noch wirksamer ist Sirup.
Gegenanzeigen Nicht während der Schwangerschaft einnehmen.

Leptandra virginica
Virginischer Ehrenpreis

Verwendete Teile Getrocknete Wurzel; keinesfalls die frische Pflanze!
Wirkung Unterstützt die Leberfunktion und den Dickdarm; schweißtreibend bei Fieber.
Indikationen Hauptsächlich zur Lösung dicken Schleims im Verdauungstrakt und der Leber. In kleinen Dosen schrittweise schleimlösend, in hohen Dosen stark abführend. Durch die Unterstützung der Leber vermehrte Ausscheidung von Giften und verstärkte Gallentätigkeit; dadurch bessere Verdauung von Fett und Linderung von Gallenbeschwerden. In Kombination mit Chinarinde *(Chinchona officinalis)* und Schneeflockenbaum *(Chionanthus virginica)* fördert Ehrenpreis die Genesung nach Virusinfektionen und anderen Schwächezuständen.
Dosis Standarddosis. Bei Schwächezuständen nach Virusinfektion 3mal täglich 1 Teelöffel einer Mixtur aus allen drei Tinkturen (Tinkturen vorher zu gleichen Teilen mischen). Bei Gallenschmerzen, wie Gallenblasenentzündung, hilft ein Umschlag auf der schmerzenden Stelle.
Gegenanzeigen Keine, solange die getrocknete Wurzel verwendet wird, frische Wurzel enthält schädliche Bestandteile.
Vorsicht Zu Beginn der Behandlung wegen starker Darmtätigkeit eventuell Blähungen und dadurch Schlafstörungen. Hohe Dosen wirken abführend, nicht bei chronischen Durchfallerkrankungen einnehmen.

Lobelia inflata
Lobelie, Indianischer Tabak

Verwendete Teile Ganze Pflanze.
Wirkung Allgemein entspannend, schweißtreibend bei Fieber; löst Schleim in der Brust; verursacht in hohen Dosen Erbrechen; blutdrucksenkend.
Indikationen Eines der wirksamsten Entspannungsmittel, besonders für die Brust; daher vor allem bei Asthma zur Schleimlösung und Förderung des Auswurfs empfohlen. Geeignet auch bei allen trockenen Husten einschließlich Krupp- und Keuchhusten. Auch bei Schock, Trauma, Bluthochdruck und allen Arten von Spannungszuständen einschließlich Migräne (wenn durch äußere Faktoren hervorgerufen). Kann Beschwerden des »schwachen« und des »starken« Krankheitsmusters lindern, etwa das prämenstruelle Syndrom (PMS) (siehe Seite 90), schmerzhafte Menstruation und starke Menstruationsblutungen.
Dosis Standarddosis.
Gegenanzeigen Nicht nach vorangegangenem Nervenzusammenbruch oder geistigen Verwirrtheitszuständen einnehmen.
Vorsicht Kleine Dosen können vorübergehend zu einem Engegefühl im Hals und leichter Übelkeit führen. Hohe Dosen verursachen Brechreiz und Erbrechen. Nur unter ärztlicher Kontrolle und nach ärztlicher Anweisung nehmen.

Lupulus humulus
(früher: *Humulus lupulus*)
Hopfen

Verwendete Teile Früchte oder Blüten.
Wirkung Beruhigt und stärkt die Nerven; fördert Einschlafen; fördert Menstruation; entwässernd
Indikationen Nervenentzündungen, Nervenschmerzen, Zahnschmerzen, nervöse und Spannungskopfschmerzen. Reizbarkeit, Schlaflosigkeit. Angstgefühl während der Menopause. Hopfen enthält einen Stoff, der dem weiblichen Hormon Östrogen ähnelt; das erklärt möglicherweise, warum Hopfen bei schmerzhafter Menstruation hilft.
Dosis Tee in Standarddosis. Auch Dampfbäder helfen. Bei Schlafproblemen mit Hopfen gefülltes Kopfkissen probieren.
Gegenanzeigen Kann die Libido beeinträchtigen, und zwar bei Frauen und Männern; ob dieser Effekt erwünscht ist, hängt von den Umständen ab.
Vorsicht Manche Menschen bekommen Hautausschläge.

Mitchella repens
Squaw vine*

Verwendete Teile Ganze Pflanze.
Wirkung Stärkt und stimuliert die weiblichen Fortpflanzungsorgane, vor allem die Gebärmutter und den Beckenbereich; auch entwässernd.
Indikationen Zur Geburtsvorbereitung, insbesondere zur

---

*nordamerikanische Rubiaceae

Stärkung der Spannkraft und Elastizität der Gebärmuttermuskulatur. Auch hilfreich bei Beschwerden des »schwachen« Typs (Beispiele siehe Seite 98), wie schmerzhafte Menstruation (eher leichte Schmerzen), Prolaps, starke Menstruationsblutungen und Vaginalausfluß. Löst Flüssigkeitsansammlungen vor allem im unteren Bauchbereich und in den Beinen.
Dosis Standarddosis.
Gegenanzeigen Keine.

Nepeta cataria
Katzenminze

Verwendete Teile Ganze Pflanze.
Wirkung Schweißtreibend bei Fieber; lindert Verspannungen und Krämpfe; beruhigt die Nerven; fördert Menstruation; sanftes Stärkungsmittel für die Gebärmutter.
Indikationen Eines der wirksamsten Heilmittel für verspätete oder schwierige Menstruationen einschließlich des »blockierten« Typs (siehe Seite 123), vor allem bei gleichzeitiger Überaktivität. Zur Lösung von Menstruationskrämpfen. Möglicherweise Förderung der Fruchtbarkeit.
Dosis Standarddosis. Der aktive Wirkstoff von Katzenminze ist ätherisch, deswegen als Tinktur oder Tee zubereiten, niemals kochen. Auch als Badezusatz: 2 Tassen für ein Sitzbad.
Gegenanzeigen Keine.

Nymphaea odorata
Wasserlilie (Teichlilie)

Verwendete Teile Wurzel.

Wirkung Stärkt den Beckenbereich; dämpft überstarke Libido; lindert Entzündungen im Genitalbereich.
Indikationen Alternative zu Frauenwurzel und Squaw vine bei »schwachen« Beschwerden wie Prolaps und wäßriger Vaginalausfluß sowie Menstruationsbeschwerden des »schwachen« Typs. Kühlende Eigenschaft, dämpft Libido bei Frauen und Männern. Zerstoßene Wurzel hilft bei brennenden Schmerzen im Genitalbereich. Lindert in Einzelfällen eine bestimmte Migräneart, die gewöhnlich vor der Menstruation auftritt.
Dosis Standarddosis.
Gegenanzeigen Nicht verwenden, wenn Sie Ihre Libido behalten oder stärken wollen.

Passiflora incarnata
Passionsblume

Verwendete Teile Getrocknete Pflanze.
Wirkung Beruhigt das Nervensystem, sedierend, löst Verspannungen und Krämpfe.
Indikationen Hauptmittel bei geistiger Überarbeitung und Überforderung mit Schlafstörungen, Angst- und Panikgefühlen, besonders in der Menopause. Auch bei Neuralgien (Nervenentzündungen) und Spannungskopfschmerzen. In Kombination mit anderen Heilpflanzen zur Behandlung von Beschwerden des »schwachen« und »heißen« Krankheitsmusters.
Dosis Standarddosis.
Gegenanzeigen: Keine (siehe aber unter Vorsicht).

Vorsicht Nicht die empfohlene Dosis überschreiten. Passionsblume kann in hohen Dosen über einen längeren Zeitraum eingenommen Kopfschmerzen und Benommenheit verursachen.

Populus tremuloides
Espe, Zitterpappel

Verwendete Teile Innenseite der Rinde.
Wirkung Stärkt und stimuliert, vor allem den Dickdarm.
Indikationen Dieses Mittel ergänzt Gelben Enzian, der vor allem auf den Magen und den Zwölffingerdarm wirkt. Espe erfaßt das gesamte Verdauungssystem, stärkt die Muskulatur des Magen-Darm-Trakts und die Aufnahme von Nährstoffen im Darm. Daher besonders geeignet für schwache Verdauung und weiche Stühle. Wegen der weitreichenden Wirkung im Bauchbereich auch angezeigt bei Flüssigkeitszurückhaltung, Inkontinenz, Prolaps und Vaginalausfluß.
Dosis Standarddosis; Tee zur Vaginalspülung.
Gegenanzeigen Keine.

Rhamnus purshiana
Kalifornischer Kreuzdorn

Verwendete Teile Rinde.
Wirkung Abführend, verursacht Durchfall (in hohen Dosen), stärkt das Verdauungssystem.
Indikationen Langzeitbehandlung mit kleinen Dosen (5-20 Tropfen Tinktur täglich) stabilisiert den Dickdarm und hilft bei Beschwerden, die mit Ener-

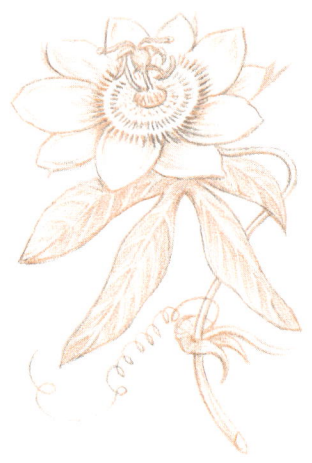

Passionsblume beruhigt bei geistiger Überanstrengung, insbesondere in Zeiten des Umbruchs wie in der Menopause.

gieblockaden (siehe Seite 108) zusammenhängen, wie etwa das prämenstruelle Syndrom oder schmerzhafte Menstruation.
Dosis Standarddosis oder weniger.
Gegenanzeigen Nicht während der Schwangerschaft einnehmen.
Vorsicht Hohe Dosen haben eine außerordentlich heftige Abführwirkung, sie verursachen Durchfall und Erbrechen. Daher nicht die Standarddosis überschreiten

Rubus idaeus
Himbeere

Verwendete Teile Blätter.
Wirkung Stärkt die Gebärmutter sowie die übrigen Fortpflanzungsorgane und den gesamten Unterbauchbereich, daher von vielen Hebammen empfohlen.
Indikationen Himbeerblättertee

gilt seit Jahrhunderten als Mittel zur Unterstützung der Schwangerschaft und Vorbereitung auf die Geburt. Besonders wirksam in den letzten drei Schwangerschaftsmonaten. Stärkt die Kontraktionsfähigkeit der Gebärmuttermuskulatur und löst vorgeburtliche Krämpfe. Lindert die Wehenschmerzen während der Geburt, ohne aber die Stärke der Wehen zu beeinträchtigen.
Dosis Standarddosis als Tee. Das Mittel ist in manchen Ländern auch in Tablettenform erhältlich, während der Schwangerschaft sollte es aber nur als Tee eingenommen werden.
Gegenanzeigen Keine.

Ruta graveolens
Weinraute

Verwendete Teile Blätter.
Wirkung Reguliert die Menstruation; verringert den Milchfluß bei stillenden Müttern; löst Muskelkrämpfe und Muskelspannungen.
Indikationen Empfohlen bei »starken« und »heißen« Beschwerden einschließlich Krämpfen vor und während der Menstruation. Langzeitbehandlung über mehrere Monate zur Regulation unregelmäßiger Menstruations- oder Zwischenblutungen. Weinraute läßt sich leicht im Garten anbauen.
Dosis Standarddosis bei Menstruationsschmerzen. 1/3 der Standarddosis zur Regulation der Menstruation. Das Mittel bei der Zubereitung nicht kochen, da die wirksamen Bestandteile stark ätherisch sind und sich schnell verflüchtigen.

Gegenanzeigen Nicht während der Schwangerschaft oder direkt nach einer schweren Mahlzeit einnehmen.
Vorsicht Standarddosis wegen möglicher Störung des Hormonsystems nicht überschreiten.

Salvia officinalis
Salbei

Verwendete Teile Blätter.
Wirkung Berühmt für seine vielfältigen Anwendungsmöglichkeiten. Stärkt Nerven- und Verdauungssystem; beschleunigt die Wundheilung; antiseptisch und astringierend; reguliert Menstruationsblutungen, verringert die Milchbildung, daher beim Abstillen hilfreich.
Indikationen Hier nur eine Auswahl der Anwendungsmöglichkeiten dieser wunderbaren Heilpflanze, die in gebrauchsfertiger Zubereitung in fast allen Ländern erhältlich ist. Angezeigt bei Menstruationsschmerzen und zur Regulation von Menstruationsblutungen sowie zur Stärkung der Libido nach Zeiten starker Erschöpfung und Müdigkeit. Äußerliche Anwendung zur Blutstillung bei tiefen (Schnitt)wunden. Salbeipulver auf eine Schnittwunde gestäubt läßt innerhalb kurzer Zeit einen weichen Schorf entstehen. Tee hilft bei allen »schwachen« Verdauungsbeschwerden wie Durchfall und Blähungen. Bei Anämie zur Unterstützung der Blutbildung.
Dosis Standarddosis am besten als Tee. Nicht mit kochendem Wasser überbrühen, da sich sonst die ätherischen Öle ver-

flüchtigen. 20 Minuten ziehen lassen, so daß der bittere Geschmack aus der Pflanze gelöst wird.
Gegenanzeigen Keine.

Stigmata maydis
(früher: *Zea mays***)**
Mais

Verwendete Teile Barthaare oder Schopf (botanisch: Blütenstempel).
Wirkung Entwässernd, antiseptisch, lindert Entzündungen der Harnwege.
Indikationen Hilft bei den meisten Beschwerden der Harnwege wie Blasen- und Harnleiterentzündung mit/ohne Blut oder Eiter im Urin.
Dosis Standarddosis. Bei akuter Blasenentzündung alle 2 Stunden.
Gegenanzeigen Keine.

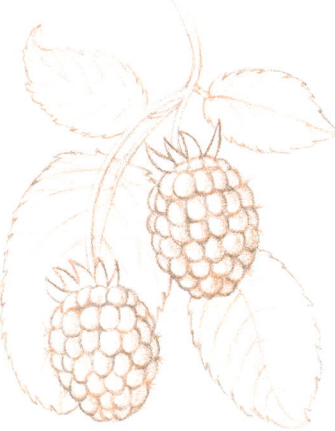

Himbeerblätter werden seit Jahrhunderten zur Linderung der Wehenschmerzen verwendet.

Tilia europaea
Linde (Blüten)

Verwendete Teile Blüten.
Wirkung Beruhigt die Nerven; löst Muskelspannungen und -krämpfe; schweißtreibend bei Fieber; beruhigt nervösen Magen und Darm.
Indikationen Lindenblütentee ist ein hervorragendes Heilmittel bei Spannungszuständen und allen Beschwerden, die mit Streß zusammenhängen, wie vor allem Kopfschmerzen. Regelmäßig getrunken zur Linderung von Migräne, in Einzelfällen völlige Heilung. Auch bei allgemeiner Nervosität und nervösem Magen. Als schweißtreibendes Mittel geeignet bei »heißem« Fieber.
Dosis Standarddosis am besten als Tee. Nicht mit kochendem Wasser aufbrühen, da sich sonst die ätherischen Öle verflüchtigen.
Gegenanzeigen Keine.

Tormentilla potentilla
(früher: *Potentilla tormentilla***)**
Blutwurz, Heidecker

Verwendete Teile Ganze Pflanze mit Wurzel.
Wirkung Astringierend, reinigend.
Indikationen Eines der wirksamsten und zuverlässigsten Mittel, um Flüssigkeitsverluste zum Stillstand zu bringen: Angezeigt vor allem bei Durchfall, aber auch bei starker Menstruation, Vaginalausfluß, Blasenentzündung mit blutigem Urin. Klärt Hautunreinheiten und eitrige Ausschläge. Gurgelmittel bei Halsbeschwerden. Löst

51

Krämpfe, daher hilfreich bei schmerzhafter Menstruation.
Dosis Standarddosis.
Gegenanzeigen Keine (aber siehe Vorsicht).
Vorsicht Hohe Dosen können Erbrechen verursachen. Daher die Standarddosis nicht überschreiten. Blutwurz nicht mit Eisen (Töpfe, Besteck) in Berührung bringen, da sonst die Wirkung nachläßt.

Trillium pendulum
Frauenblume

Verwendete Teile Wurzel.
Wirkung Stärkt und aktiviert die Gebärmutter sowie die gesamte Beckenregion; leicht entwässernd, steigert die Urinausscheidung; astringierend.
Indikationen Jahrhundertelang von vielen Völkern zur Verhinderung von Fehlgeburten und zur Erleichterung der Geburt verwendet. Stärkt die Beckenregion, besonders die Gebärmutter. Zwei Monate vor dem errechneten Geburtstermin mit der Behandlung beginnen. Ebenfalls wirksam bei »schwachen« Beschwerden in der Beckenregion wie Prolaps, Streßinkontinenz und wäßrigem Vaginalausfluß. Verringert starke Menstruationsblutungen.
Dosis Standarddosis.
Gegenanzeigen Keine. Informieren Sie jedoch Ihren Arzt, wenn Sie dieses Mittel während der Schwangerschaft nehmen.

Urtica dioica
Große Brennessel

Verwendete Teile Ganze Pflanze.

Wirkung Allgemein stärkend; verringert starke Menstruationsblutungen; leicht entwässernd.
Indikationen Zur allgemeinen Stärkung mit doppelter Wirkung: blutbildend bei Anämie, blutstillend bei starken Menstruationsblutungen. Sicheres Mittel, kann stets bei starken Blutungen eingenommen werden.
Dosis Standarddosis am besten als Tee oder Sirup.
Gegenanzeigen Keine.

Valeriana officinalis
Baldrian

Verwendete Teile Wurzel.
Wirkung Allgemein beruhigend; stärkt Nerven- und Verdauungssystem; löst Verspannungen und Krämpfe.
Indikationen Baldrian hat einen großen Ruf als Beruhigungsmittel. Die Tinktur ist fast überall erhältlich. Der besondere Vorteil von Baldrian ist, daß er beruhigt, ohne müde zu machen oder die Gedanken zu trüben. Daher besonders wirksam bei Migräne, nervöser Anspannung, Schlaflosigkeit und sonstigen streßbedingten Beschwerden sowie Verspannungen und Krämpfen (Menstruation), Verdauungsstörungen und schweren Blähungen.
Dosis Standarddosis.
Gegenanzeigen Keine (aber siehe Vorsicht).
Vorsicht In sehr hohen Dosen kann Baldrian Benommenheit, Kopfschmerzen und geistig-körperliche Erstarrung (Stupor) verursachen. Daher die Standarddosis nicht überschreiten.

Viburnum opulus
Gemeiner Schneeball

Verwendete Teile Rinde der Wurzel.
Wirkung Krampflösend.
Indikationen Wirksam bei vielen Arten von Krämpfen, Verspannungen und ähnlichen Muskelbeschwerden. Wirkt auf den gesamten Körper, besonders jedoch bei Menstruationskrämpfen. Lindert Schmerzen oft innerhalb weniger Minuten.
Dosis Standarddosis.
Gegenanzeigen Keine.

Viscum album
Mistel

Verwendete Teile Nur die Blätter; die Beeren sind extrem giftig. Wichtig: Korrekte Einhaltung der empfohlenen Dosis; Überschreiten dieser Dosis kann schwere Nebenwirkungen verursachen.
Wirkung Stärkt besonders die untere Körperhälfte; lindert Nervenentzündungen; krampflösend; entwässernd und blutdrucksenkend.
Indikationen Gilt seit dem Altertum als »heilige« Heilpflanze. Ein Mittel für viele Beschwerden. Lindert Entzündungen im gesamten Nervensystem und andere streßbedingte Nervenbeschwerden, kräftigt und beruhigt. Zur Entwässerung bei Bluthochdruck, zur Herzstärkung. Besonders hilfreich während der Schwangerschaft zur Linderung von Rückenschmerzen und Krämpfen im Unterleib; fördert die Milchbildung bei stillenden Müttern.
Gegenanzeigen Keine.

Vorsicht Nur unter ärztlicher Aufsicht anwenden. Hohe Dosen verkehren die Wirkung in ihr Gegenteil (nach dem Gesetz der Homöopathie). Mögliche Folgen: Blutdruckanstieg, erhöhte Anfälligkeit für innere Blutungen, Fehlgeburt und Herzversagen. Die Food and Drug Administration (FDA) der USA klassifiziert die nahverwandte amerikanische Mistel als »gefährlich«.

Vitex agnus castus
(auch: *Agnus castus*)
Keuschlamm, Mönchspfeffer

Verwendete Teile Blätter.
Wirkung Stabilisiert den weiblichen Zyklus, reguliert die Libido sowie die Milchproduktion.
Indikationen Der deutsche Name stammt aus der Zeit, als Nonnen und Mönche dieses Mittel verwendeten, um ihre Libido zu dämpfen. *Vitex anguscastus* bringt die spirituelle und sexuelle Energie ins Gleichgewicht. Wenn großes sexuelles Verlangen zum Problem wird, dann hilft es, geistige Alternativen zu finden; ist das Gegenteil der Fall, dann stärkt es die Libido. Ferner angezeigt bei schmerzhafter, unregelmäßiger und blockierter Menstruation. Wirksam auch bei Übergewicht, wenn übermäßiges Essen emotionale Unsicherheit kompensiert. Außerdem bei nervöser Schlaflosigkeit, Magen-Darm-Krämpfen und zur Regulation der Milchbildung bei stillenden Müttern.
Dosis Standarddosis.
Gegenanzeigen Keine.

Xanthoxylum americanum
Stechende Esche

Verwendete Teile Rinde der Wurzel, Beeren.
Wirkung Allgemein kräftigend, stärkt die Durchblutung von Händen und Füßen; schweißtreibend bei Fieber.
Indikationen Hauptsächlich zur Anregung des Verdauungssystems, wärmt den Magen, fördert die Durchblutung im Bauchbereich. Besonders bei schwacher und unvollständiger Verdauung mit gespannter Bauchdecke und Blähungen. Fördert die Blutzirkulaton in den Gliedmaßen. Außerdem blutreinigend, daher auch geeignet bei chronischem Rheuma. Zur Krampflösung.
Dosis Standarddosis
Gegenanzeigen Keine.

Zingiber officinale
Ingwer (Wurzel)

Verwendete Teile Frische Wurzel.
Wirkung Verdauungsfördernd und appetitanregend; lindert Blähungen; schleimlösend.
Indikationen Für »kalte« und »schwache« Beschwerden, besonders schwache Verdauung. Wirkt stark wärmend auf den Magen und fördert die Verdauung von »kalter« Nahrung und Rohkost (siehe Seite 32). Hilfreich bei Menstruationsbeschwerden sowie Verstopfung des »kalten« Musters: äußerliche Anwendung als Kompresse aus frischen Wurzeln oder Einnahme von Ingwersirup.
Dosis Standarddosis.
Gegenanzeigen Nicht bei entzündlichen Beschwerden verwenden.
Vorsicht In hohen Dosen (das 10fache der Standarddosis) über einen längeren Zeitraum genommen führt Ingwer zu Entzündungen und Schwäche des Verdauungssystems.

HOMÖOPATHIE

Im Gegensatz zur Pflanzenmedizin nutzt die Homöopathie hauptsächlich die Energie oder »Schwingungen« der Heilmittel und weniger ihre materielle, physische Substanz. Dabei geht sie davon aus, daß Substanzen, die in größeren Mengen giftig wirken, in sehr kleinen Dosen heilen nach dem Motto: »Gleiches heilt Gleiches«*. Anders ausgedrückt bedeutet das: Das Symptommuster, das durch sehr kleine Dosen einer bestimmten Substanz geheilt werden kann, ähnelt stark dem Symptommuster, das durch große, giftige Mengen derselben Substanz hervorgerufen wird.

Bezugsquellen Die gebrauchsfertigen homöopathischen Mittel sind in allen auf Homöopathie spezialisierten Apotheken erhältlich. Alle anderen Apotheken bestellen sie auf Wunsch.

Zubereitung und Verdünnungsgrad

Die homöopathischen Arzneimittel werden aus pflanzlichen, tierischen oder mineralischen Urtinkturen und Urlösungen gewonnen, und zwar durch schrittweise Verdünnung. Die Zahl der Verdünnungsschritte gibt den jeweiligen Verdünnungsgrad, genannt Potenz, an. Heutzutage sind sogenannte Zehner- oder Dezimalpotenzen (D-Potenzen) die Regel**, das heißt die Urlö-

sung wird jeweils um den Faktor 10 verdünnt. Wenn man zum Beispiel 10 ml einer Urlösung mit 90 ml Wasser versetzt, erhält man den ersten Verdünnungsgrad, die erste Potenz (D1) der Urlösung. Verdünnt man 10 ml dieser D1 wiederum mit 90 ml Wasser, erhält man die zweite Potenz (D2) und so weiter.

Beim Verdünnen wird die Flüssigkeit stets nach einem bestimmten Schema »geschüttelt«. Dabei geben die jeweilige Urtinktur oder ihre Potenz ihre Schwingungen und Energie an die Trägerflüssigkeit ab, man kann sich das wie eine Art energetischen Fingerabdruck vorstellen.

Die Angaben in diesem Buch beziehen sich gewöhnlich auf die sechste Dezimalpotenz (D6). Sie gilt allgemein als die sicherste: Wenn Sie also aus Versehen eine D6 des »falschen« Mittels einnehmen, wird nichts passieren. Höhere Potenzen***, also von D6 aufwärts, wirken stärker und langfristiger und können daher unangenehme Wirkungen hervorrufen, wenn sie von unerfahrenen Personen verwendet werden.

Darreichungsformen Homöopathische Arzneimittel werden als Tabletten, Kapseln, Pulver (Trituration, Verreibung) und Globuli (kleine Kügelchen) angeboten. Ihre Grundsubstanz ist Milchzucker, dem die jeweilige Potenz in flüssiger Form zugesetzt wurde. Manche Mittel sind auch als Tropfen (Dilution) oder Ampullen erhältlich.

Auswahl der richtigen Mittel

Teil III dieses Buches enthält unter den jeweiligen Stichwörtern eine ausführliche Liste der jeweils angezeigten Heilmittel. Bei anderen, dort nicht beschriebenen Krankheitsbildern vergleichen Sie am besten Ihre Symptome mit dem Symptombild der Heilmittel in der homöopathischen Materia Medica (siehe Seite 57-69), um das passende Mittel herauszufinden.

In der Homöopathie werden die Mittel nach den Symptomen ausgewählt, die das Mittel

---

*Diese Formulierung (im Original: *Similia similibus curentur*) geht auf den Begründer der Homöopathie, den deutschen Arzt Samuel Hahnemann aus Meißen (1775-1843) zurück. Um die homöopathischen Arzneistoffe herauszufinden und ihre Wirkung beschreiben zu können, probierte Hahnemann zahllose Substanzen an sich selbst aus (Anm. d. Übers.)

**Bei den meisten der in der Bundesrepublik erhältlichen Mittel handelt es sich um Dezimalpotenzen. Einige wenige werden um den Faktor 100 (C-Potenzen) oder sogar 1000 (M-Potenzen) verdünnt (Anm. d. Übers.).

***Die Begriffe der Homöopathie erscheinen für den Anfänger oft widersprüchlich, denn je höher die Potenz eines Mittels, desto stärker ist es verdünnt. Dahinter steht der Gedanke, daß die Wirksamkeit des Mittels zunimmt, je reiner der energetische Fingerabdruck der Ursubstanz in der Trägerflüssigkeit ist. Dieser Fingerabdruck ist wiederum um so reiner, je weniger materielle Bestandteile in der Flüssigkeit den Abdruck stören oder verwischen (Anm. d. Übers.).

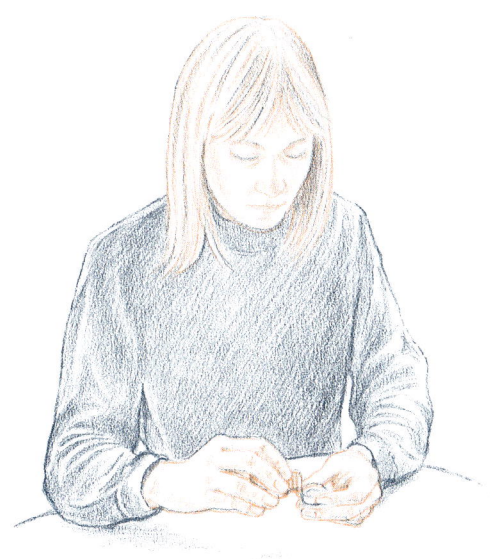

Die homöopathischen Globuli oder Streukügelchen sind – wie der Name schon vermuten läßt – schwierig abzuzählen, weil sie so klein sind. Schütteln Sie einige Globuli in den Deckel des Fläschchens und befördern Sie dann die überzähligen Kügelchen wieder vorsichtig vom Deckel ins Fläschchen zurück. Daduch vermeiden Sie, daß Schmutz oder gar Krankheitserreger von Ihren Händen in das Fläschchen gelangen.

in hoher Dosierung hervorrufen würde. Wenn Sie zum Beispiel eine hohe, giftige Dosis von *Pulsatilla* (Kuhschelle) einnehmen würden, bekämen Sie schnell einen brennenden Hals, eine mit gelbem Schleim stark verstopfte Nase, einen fiebrigen »heißen« Husten, Durchfall mit brennenden Schmerzen und wären ständig den Tränen nahe. Wer diese Symptome zeigt, ohne *Pulsatilla* eingenommen zu haben, müßte eine homöopathische Zubereitung von *Pulsatilla* einnehmen, denn »Gleiches heilt Gleiches«. Je mehr die Symptome mit dem Symptombild des Mittels übereinstimmen, desto besser die Resultate.

Dieses Prinzip des Symptomvergleichs ist hervorragend geeignet bei akuten Erkrankungen und für in der Homöopathie uner-

fahrene Personen. Es bleibt aber immer nur eine Annäherung. Um auch langanhaltende oder chronische Beschwerden zu heilen, müssen Sie die Ursachen der Erkrankung erforschen. Im Gegensatz zur westlichen Schulmedizin spielen bei der Auswahl des richtigen homöopathischen Heilmittels nicht nur die physischen Symptome eine Rolle. Wenn Sie optimale Ergebnisse erzielen wollen, müssen Sie Ihr gesamtes Leben, Ihre Vorlieben und Neigungen, Gefühle und Lebenserfahrungen mit einbeziehen.

Bei bereits länger bestehenden Beschwerden spielen Art und Weise, wie der Mensch auf alltägliche Ereignisse reagiert, eine größere Rolle für die Behandlung als die Symptome. Die homöopathische Lehre geht davon aus, daß eine unangemessene Reaktion auf ein Problem das körperliche Gleichgewicht stört, was sich in sicht- oder spürbaren Beschwerden äußern kann. Hier steht also die »innere Dynamik« eines Heilmittels, die für die erfolgreiche Behandlung langanhaltender, tiefsitzender Beschwerden außerordentlich wichtig ist, im Mittelpunkt.

Ein Beispiel: Zum Symptombild des Mittels Lachesis (siehe Seite 64) gehören einige starke und unangenehme Erscheinungen. Zeigen sich diese bei einer akuten Erkrankung, dann ist Lachesis angebracht.

Bei langanhaltenden Problemen spielen aber wie gesagt die Symptome, die auch nur vage ausgeprägt oder ganz fehlen können, nicht die Schlüsselrolle, sondern vielmehr die zugrundeliegende Situation. In diesem Zusammenhang ist Lachesis besonders gut geeignet für Menschen, deren Persönlichkeit und Seele sich abgespalten haben.

Positive Aspekte Außer den negativen Symptomen hat jedes homöopathische Mittel auch eine »positive Seite«. Für viele Menschen mag das eine völlig neue Sichtweise sein; aber jeder negative Aspekt einer Krankheit hat eine positive Entsprechung.

Nehmen wir zum Beispiel ein Mittel mit dem positiven Aspekt Großzügigkeit und den negativen Aspekten Ärger und Haß. Paradoxerweise können diese Gefühle durchaus nebeneinander existieren: In einem Moment verhalten wir uns zu einer Person feindselig, wenige Sekunden später zeigen wir uns gegenüber einer anderen Person großzügig. Die Erklärung dafür lautet: Warmherzige Menschen geben großzügig. Aber sie reagieren verbittert und böse, wenn ihre Geschenke nicht geschätzt werden. In solchen Fällen kann das richtige homöopathische Mittel die Großzügigkeit zügeln, so daß wir nur noch dann Geschenke machen, wenn sie auch erwünscht sind. Um das richtige Mittel auszuwählen, müssen Sie also stets Ihre positiven und negativen Gefühle berücksichtigen – wodurch Sie sich auch häufig selbst sehr viel besser kennenlernen.

Konstitutionsbehandlung Zur homöopathischen Therapie gehört auch die Konstitutionsbehandlung. Es kommt ziemlich häufig vor, daß ein Mensch ständig eine ganze Reihe der für ein bestimmtes Mittel charakteristischen Symptome zeigt, wenn auch nur in einer leichten Ausprägung. Wenn dieser Mensch nun krank wird, und sei es auch nur eine leichte Erkrankung, dann verstärkt sich dieses Symptombild, es wird schärfer. Wird nun das homöopathische Mittel anhand der Symptome ausgewählt, dann ergibt sich stets dasselbe Mittel, das sogenannte »Konstitutionsmittel« für diese Person.

Die Konstitution ergibt sich gewöhnlich aus bestimmten Problemen im Leben, weniger aus bestimmten Krankheiten. Ein Beispiel: Es fällt Ihnen schwer, Ihre Gefühle auszudrücken (bewußt oder unbewußt). Jedesmal, wenn Sie krank sind, stellen Sie fest, daß Ihr Symptombild genau dem des Mittels Conium entspricht. Conium macht Gefühle bewußt. Dieses Mittel wird Ihnen deshalb in vielen Situationen und bei vielen Beschwerden helfen. Conium ist also Ihr Konstitutionsmittel, oder anders ausgedrückt: Sie haben eine »Conium-Konstitution«.

Bei der Auswahl des Konstitutionsmittels spielen also die Persönlichkeit und die innere Dynamik eines Menschen eine größere Rolle als seine körperlich sichtbaren Symptome – obwohl diese die Richtung angeben.

Dosis und Einnahmezeiten

Wenn nicht ausdrücklich anders vorgeschrieben, nehmen Sie stets D6-Potenzen: bei akuten Krankheiten zunächst eine Dosis (eine Tablette, Pille, Kapsel oder Pulver) des Mittels alle halbe Stunde. Nach drei Stunden, also nach sechs Dosen, nehmen Sie die Dosis sechsmal zur vollen Stunde und im Anschluß daran dreimal täglich. Im allgemeinen sollte die Behandlung nicht länger als zwei Wochen dauern. Erscheint Ihnen eine Verlängerung der Therapie notwendig, fragen Sie bitte vorher einen Arzt.

Bei chronischen Beschwerden nehmen Sie dreimal täglich eine Dosis, und zwar drei Wochen lang; anschließend eine Woche aussetzen und dann die Behandlung weitere drei Wochen fortsetzen.

Falls die Wirkung des Mittels nachlassen sollte, die Symptome aber für seine weitere Einnahme sprechen: zweimal wöchentlich eine C30-Dosis einnehmen, aber längstens fünf Wochen lang (insgesamt 10 Dosen).

Am Anfang der Behandlung verstärken sich oft die Beschwerden, die Homöopathie spricht dann von der »Erstverschlimmerung«. Sie ist kein Grund zur Sorge, sondern im Gegenteil ein Signal dafür, daß Sie das richtige Mittel ausgewählt haben.

Nehmen Sie das Mittel mindestens 20 Minuten vor oder nach dem Essen. Lassen Sie es unter Ihrer Zunge zergehen, bevor Sie es herunterschlucken. Möglichst nicht mit Wasser oder einer anderen Flüssigkeit nachspülen.

Wichtig Kaffee und Pfefferminzprodukte einschließlich Pfefferminz-Zahnpasta heben die Wirksamkeit vieler Mittel auf. Daher für die Dauer der Behandlung auf Kaffee und Pfefferminze verzichten.

MATERIA MEDICA DER HOMÖOPATHIE

Dieser Abschnitt enthält die »Symptombilder« der wichtigsten homöopathischen Arzneimittel für Frauen. Sie sind alphabetisch nach ihren internationalen Bezeichnungen geordnet. Die Zahl der beschriebenen Mittel muß notwendigerweise beschränkt bleiben. Bei der Auswahl eines Medikaments folgen Sie bitten den Anweisungen von Seite 54-56. Vergleichen Sie die Symptombilder der Arzneimittel mit Ihren Symptomen in der Reihenfolge geistige, emotionale, körperliche Symptome. Und beachten Sie das chinesische Prinzip: »Bei akuten Krankheiten die Symptome behandeln, bei chronischen Krankheiten die Ursache«.

Aconitum
Aconitum napellus

Wirkung/Indikationen Plötzliche schwere körperliche oder seelische Belastungen, Abwehr ist überfordert. Wichtiges Mittel für Erkältungen infolge Verkühlung oder Virusinfektion. Angst- und Schockerlebnisse. Schlüsselsymptome: Angst oder Furcht, Frösteln, aber ohne Schwitzen (siehe Arnica).
Positive Aspekte Ausgeprägte Wachsam- und Aufmerksamkeit, erhöhter Bewußtseinsgrad.
Symptombild
Geistige Verfassung: Furchtsam, unruhig, ständig besorgt.
Kopf: Heftige klopfende Kopfschmerzen; gerötete, entzündete Augen, verschlimmert durch Kälte und Wind; Schnupfen und Nebenhöhlenentzündung; rauher Hals.

Verdauung: Erbrechen aus Angst, Morgenübelkeit während der Schwangerschaft; Brennen beim Wasserlassen, begleitet von Schüttelfrost.
Brust: Harter, trockener, anhaltender kruppartiger Husten, entwickelt sich schnell.

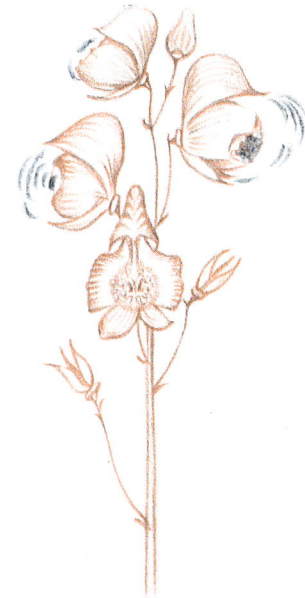

Aconitum wird aus Eisenhut (Aconitum napellus) gewonnen. Der Name bezieht sich auf den »Hut« über dem Blütenkopf.

Fortpflanzungsorgane: Perioden schmerzhaft, verspätet oder anderweitig besorgnisauslösend; schmerzhafte oder durch Angst blockierte Geburtswehen.
Gliedmaßen: Heiße Hände, fröstelnde oder kalte Füße.
Schlaf: Alpträume, wälzt sich hin und her, unruhig.
Schlimmer durch: kalten trockenen Wind; stickige Räume.

Actea racemosa
Cimicifuga racemosa

Indikationen Geistig und seelische Erschöpfungszustände infolge Überarbeitung, berufliche Sorgen und/oder Nichtbeachtung der seelischen Bedürfnisse. Läßt die weiblichen Gefühle wieder zum Vorschein kommen. Auch während der Menopause, wenn die Energieversorgung der Beckenregion nachläßt.
Positive Aspekte Klare Gedanken; Kontrolle der Gefühle durch den Verstand.
Symptombild
Geistige Verfassung: Klaustrophobie und Niedergeschlagenheit; furchterregende Vorstellungen oder Träume.
Kopf: Stechende oder pochende Kopfschmerzen, besonders nach Überarbeitung oder seelischer Aufregung; geschwächte und empfindliche Augen, Augenschmerzen und Abneigung gegen künstliches Licht.
Fortpflanzungsorgane: Energiemangel verursacht spärliche, starke oder unregelmäßige Menstruation mit stechenden Schmerzen und dem Gefühl des »Nach-unten-Drängens«; je stärker die Menstruation, desto stärker die Schmerzen.
Rücken und Gliedmaßen: Nacken und Rücken steif und angespannt; stechende Ischiasschmerzen im unteren Rücken und in den Beinen; allgemein nervös und unruhig: schmerzende Gliedmaßen. Schwere- und Taubheitsgefühl in den Beinen.
Schlimmer durch: Menstruation, Streß und Frösteln.
Besser durch: Wärme.

Apis mel.
Apis mellifera

Wirkung/Indikationen Für Menschen, die sich nicht ihren Emotionen stellen. Wer sich zum Beispiel auf ein bestimmtes Ziel festgelegt hat und auf dem Weg dorthin alle Schwierigkeiten ignoriert, muß damit rechnen, daß sich diese aufstauen. Letztendlich genügt schon ein kleines Problem, um ihn oder sie zur Verzweiflung zu bringen. Auf der körperlichen Ebene drückt sich dies in Flüssigkeitsverhaltung und stechenden Empfindungen aus.

Positive Aspekte: Energie, Wachsamkeit, Kraft.

Symptombild

Geistige Verfassung: Reizbarkeit; Kummer, oft mit Angst vor dem Tod; Verstand verwirrt und apathisch.

Kopf: Geschwollene, stechende Augen, eventuell auch Gerstenkörner; beim Schlucken stechendes Gefühl im Hals.

Verdauung: Flüssigkeitsverhaltung, Stuhlinkontinenz, Brennen beim Wasserlassen.

Fortpflanzungsorgane: Schmerzende Eierstöcke, unterdrückte oder sehr starke Menstruation mit hellrotem Blut.

Gliedmaßen: Wasser in den Knien.

Haut: Brennendes Gefühl, Gefühl von Insektenbissen oder -stichen.

Schlaf: Schlaflosigkeit wegen Sorgen; Ruhelosigkeit, leichter Schlaf; Angstträume.

Schlimmer durch: Hitze, Berührung.

Besser durch: frische Luft und kühle Temperaturen.

Gegenanzeigen Nicht während der Schwangerschaft einnehmen. Wenn nach Einnahme von Apis mel. eine Blasenentzündung auftritt oder sich verschlimmert, die Behandlung abbrechen und so lange ein pflanzliches Mittel nehmen, bis die Blasenbeschwerden verschwunden sind.

Arnica
Arnica montana

Wirkung/Indikationen Das Mittel für traumatische und Schockzustände, nicht zu verwechseln mit dem Kreislaufschock, einem lebensgefährlichen Kreislaufzusammenbruch, der sofortige ärztliche Hilfe erfordert! Hilft Körper und Seele, plötzliche Ereignisse zu verarbeiten, wie etwa Schnitt- und andere Verletzungen; akute Erkrankungen; plötzliche Katastrophen in seelischer Hinsicht, wie finanzielle Verluste oder Tod einer nahestehenden Person (vgl. Aconitum).

Die Einnahme von Arnica vor und nach einer Operation beschleunigt die Heilung, aber Vorsicht: D12-Potenz einnehmen, niedrigere Potenzen können Blutungen verursachen!

Positive Aspekte: Ausdauer, ohne Verletzungen, Unwohlsein oder Müdigkeit zu beachten.

Symptombild

Geistige Verfassung: Leitsymptom bei geistigem oder seelischem Schock ist die Weigerung, zu erkennen, daß etwas falsch läuft. Bisweilen auch Symptome und Anzeichen, die mit der Ursache des Schocks, etwa eine körperliche Verletzung, zusammenhängen.

Schlimmer durch: Berührung, Weintrinken.

Besser durch: Liegen ohne Kopfkissen.

Ars. alb.
Arsenicum album

Wirkung/Indikationen Mittel mit weitreichender Wirkung für akute und chronische Beschwerden. Körperliche Beschwerden verursacht durch feuchtes Wetter, kalte Lebensmittel (siehe Seite 32) und Lebensmittelvergiftung. Lindert Angstgefühle, besonders »kalte« Angst nach dem »schwachen Muster« (siehe Seite 28). Angst resultiert aus Unsicherheit und kann zu extremer Abhängigkeit, Überarbeitung und Perfektionismus führen.

Positive Aspekte Ordentlich und hilfsbereit, vertrauensvoll, zuverlässig, aufgeräumt und gut organisiert.

Symptombild

Geistige Verfassung: Angst, Furcht, Ruhelosigkeit.

Kopf: Blaße Gesichtsfarbe, rote Flecken durch Aufregung; Kopfschmerzen durch Überarbeitung; Kopfjucken; brennende Augen; wäßriger Nasenschleim, brennt auf der Oberlippe; heißes Gefühl im Hals.

Verdauung: Verdauungsstörung mit Sodbrennen und saurem Aufstoßen bis in den Mund; gereizter Magen reagiert empfindlich auf kalte Getränke; Magenschmerzen und Durchfall. Blasenentzündung mit Frösteln und Angstgefühlen.

Brust: Neigung zu Erkältungen

bei Wetterwechsel; nächtlicher Husten.

Fortpflanzungsorgane: Vorzeitige, starke Menstruation verursacht Erschöpfung.

Haut: Trocken, rauh oder schuppig, schlimmer bei Kälte.

Schlaf: Gestörter Schlaf, Hände über dem Kopf.

Schlimmer durch: Kälte, Dampf und Anspannung.

Besser durch: Bettruhe, erhöhte Kopflage, Kühlung des Kopfs, Gesellschaft.

Belladonna

Verwendete Teile Ganze Pflanze. Die Energie der Pflanze verteilt sich auf zwei oder drei Triebe anstatt schnurstracks nach oben zu steigen, was genau die Art von Frustration charakterisiert, bei der Belladonna helfen kann.

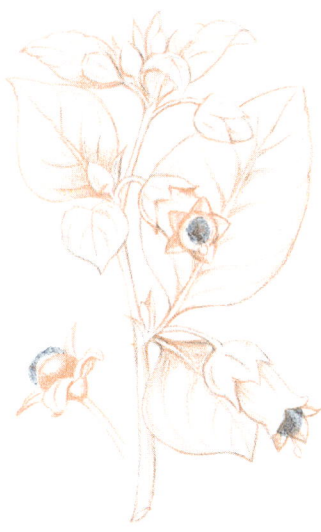

Die Energie der Tollkirsche (Belladonna) verteilt sich auf zwei oder drei Triebe.

Wirkung/Indikationen Konstitutionsmittel für Menschen mit großer Energie und Begeisterungsfähigkeit, die aber keine befriedigenden Tätigkeiten für sich finden können. Hilfreich bei »starker Hitze« und »heißem Krankheitsmuster« (siehe Seite 27). Auch bei Fieber im Anfangsstadium durch extrem kaltes Wetter, Zugluft oder zu langen Aufenthalt in der Sonne, Entzündungen der Harnwege und Gebärmutterprolaps.

Positive Aspekte Vollblütig, energiegeladen; begeisterungsfähig; kräftige Konstitution.

Symptombild Der ganze Körper ist gerötet, heiß und pocht; Symptome entwickeln sich häufig innerhalb von 24 Stunden.

Geistige Verfassung: Gereizt, möchte allein sein.

Kopf: Hämmernde Kopfschmerzen, schlimmer auf der rechten Seite. Pressen der Finger auf die schmerzenden Stellen lindert. Gerötetes Gesicht; heiße, brennende Augen, geschwollene Augenlider, verkleinerte Pupillen, lichtempfindlich. Mittelohrentzündung *(Otitis media)*, Lärmempfindlichkeit. Geschwollene rote Nase, aber kaum Schleim. Steifer Nacken. Roter Rachen, wie zugeschnürt, geschwollen, brennend. Schlucken erschwert.

Verdauung: Großer Durst auf kalte Getränke; Magenentzündungen und Völlegefühl.

Brust: Trockener schmerzhafter Husten, verschlimmert die Kopfschmerzen; Herzklopfen.

Fortpflanzungsorgane: Vorzeitige, starke Menstruation mit hellem Blut; trockene Vagina.

Haut: Trocken und heiß.

Schlaf: Unruhiger Schlaf, redet im Schlaf, knirscht mit den Zähnen.

Schlimmer durch: Schütteln und Berührung, Liegen, hohe Temperaturen.

Borax

Wirkung/Indikationen Eher ein sekundäres als ein konstitutionelles Mittel zur Lösung von Energieblockaden infolge versteckter Hitze im Körper. Hilfreich bei blockiertem »heißem Krankheitsmuster«, besonders wenn mit Angst um die Position in Beruf, Familie und Gesellschaft verbunden.

Symptombild

Geistige Verfassung: Schwindel und große Angst, leicht zu beeindrucken.

Kopf: Kopfschmerzen; Haare verfilzen leicht; Hautunreinheiten; rote Nase; rauhe Lippen; empfindliches Gehör.

Verdauung: Schwache Verdauung, lockere Stühle; heiße Schmerzen am Ausgang der Harnröhre.

Brust: Würgender Husten mit Brechreiz.

Fortpflanzungsorgane: Vorzeitige, starke und schmerzhafte Menstruation; Vaginalausfluß.

Haut: Schuppig und trocken.

Calc. carb.
Calcium carbonicum

Wirkung/Indikationen Wenn Unterstützung fehlt, häufig bei alleinerziehenden Müttern. Für blonde, hellhäutige Menschen von »dickleibiger, fröstelnder, kraftloser und schwächlicher

Konstitution«, mit starker Schleimproduktion und Problemen bei der Fettverdauung.

Symptombild

Geistige Verfassung: »Fragil«, nervös und ängstlich; leicht durch Widrigkeiten des Lebens deprimiert; vergeßlich und arbeitsscheu; heimwehkrank auf Reisen.

Kopf: Schwindel und Benommenheit durch Anämie, Kopfschmerzen durch Überarbeitung; aufgedunsenes oder kalkiges Gesicht; Augenschmerzen durch helles Licht oder feuchten Wind. Ohrgeräusche, Ausfluß aus den Ohren; trockene Nase.

Verdauung: Abneigung gegen Fleisch und Fett; Appetitmangel bei Müdigkeit; langsame Verdauung, Darmträgheit.

Brust: Herzklopfen nach dem Essen; Beklemmungs- und Erstickungsgefühle.

Fortpflanzungsorgane: Vorzeitige, lange und starke Menstruation mit schneidenden Schmerzen; milchiger Vaginalausfluß.

Rücken und Gliedmaßen: Chronische Schmerzen im unteren Rücken; kalte, feuchte Füße; arthritische Knoten an Händen und Füßen.

Haut: Weich, heilt schlecht.

Schlaf: Obsessive Gedanken verhindern das Einschlafen oder setzen sich in Träumen fort.

Schlimmer durch: Kalte und feuchte Umgebung.

Wichtig: Mit der zweiten Dosis warten, bis die Wirkung der ersten abgeklungen ist.

Cantharis
Spanische Fliege

Wirkung/Indikationen Für Zeiten heftiger Leidenschaften

(ähnlich, aber extremer als Apis mel.). Hilfreich für Menschen, die sich ihren Emotionen nicht richtig stellen, wodurch diese dann zu stark werden, um mit ihnen fertig zu werden. Dieser Gefühlsstau unterdrückt die individuelle Kreativität und verursacht brennende Beschwerden. Cantharis ist angezeigt bei starken und brennenden körperlichen Symptomen, die sich schnell entwickeln.

Positive Aspekte: Starke Gefühle wie Freude und Enthusiasmus, Energie im Überfluß.

Symptombild

Geistige Verfassung: Starke Gefühle, starkes sexuelles Verlangen.

Kopf: Geschwollene, gerötete Augen; rauher Hals und Schluckbeschwerden.

Verdauung: Erbrechen während der Schwangerschaft, brennendes Gefühl im Magen, schlimmer durch Kaffee; plötzlicher Stuhldrang; schmerzhafter, brennender Anus. Blasenentzündung mit heißen Schmerzen, steigender Urindrang.

Fortpflanzungsorgane: Vaginaler Juckreiz, sexuelles Verlangen; Empfängnisprobleme; vorzeitige, starke Menstruation; Vaginalausfluß. -

Haut: Verbrennungen und Pusteln.

Schlimmer durch: Trinken von Kaffee oder kaltem Wasser.

Besser durch: Reiben der befallenden Körperteile.

Carbo veg.
Carbonicum vegetabilis

Wirkung/Indikationen Stärkt schwachen, löst blockierten

Energiefluß (siehe Seite 25). Bei akuten Beschwerden nach anstrengenden Zeiten, wie etwa einer fieberhaften Infektion, Lebensmittelvergiftung oder Geburt, zur Beschleunigung der Genesung. Bei chronischen Beschwerden zur Stärkung der Vitalität und der Lebensfreude. Oft angezeigt bei Anämie.

Positive Aspekte Neigung zum Leben in einer geistigen Welt, sehr gut ausgeprägtes Vorstellungsvermögen.

Symptombild Die Symptome sind Folge eines schwachen oder blockierten Energieflußes.

Geistige Verfassung: Unentschlossenheit; Gedächtnisstörungen; geringes Interesse an der Umwelt.

Kopf: Blasse Hautfarbe infolge Anämie; undeutliche Aussprache und Kribbelgefühl im Mund; dünnes Haar, fällt leicht aus; dunkle Ringe unter den Augen; Nasenbluten, besonders nach Anstrengungen.

Verdauung: Langsame, schwache und wäßrige Verdauung, lockere Stühle, Hämorrhoiden und Schmerzen nach dem Stuhlgang. Schlechter Appetit, wählerisch beim Essen, Erbrechen, Müdigkeit nach dem Essen.

Brust: Schneller, flacher Atem; leichter Husten; ständiges Niesen und Husten.

Fortpflanzungsorgane: Vaginalausfluß; Angst vor der Menstruation; starke, vorzeitige Menstruation, wäßriges Blut.

Gliedmaßen: Schwache Gelenke; Gliedmaßen »schlafen« in Ruhestellung ein, »erwachen« bei Bewegung

Haut: Kalt und feucht; spontane Schweißausbrüche.

Fieber: Normalerweise kaltes Fieber mit Gefühl der inneren Erstarrung, aber Neigung zu Schweißausbrüchen nach dem Essen oder nach Ruhepausen, oder zu anderen ungewöhnlichen Zeiten.
Schlaf: Tagsüber schläfrig, nachts hellwach.
Schlimmer durch: Kalte Luft, fette Mahlzeiten.
Besser durch: Aufstoßen, leichte Bewegung.

Caulophyllum
Blauer Hahnenfuß
Siehe auch Seite 43

Wirkung/Indikationen Stärkt den Energiefluß in den weiblichen Fortpflanzungsorganen und die Verbindung mit den eigenen weiblichen Gefühlen. Löst Muskelkrämpfe und -spannungen, besonders der Gebärmutter während Menstruation, Schwangerschaft und Geburt. Negative Seite: Starke Gefühle und Emotionen überwältigen und lähmen die Persönlichkeit.
Positive Aspekte Große Leidenschaft und Einfühlungsvermögen, aber eher aufnehmende als kreative Persönlichkeit.
Symptombild
Verdauung: Kolikartige Magen- und Bauchschmerzen.
Brust: Krampfartiger Husten, Beengungsgefühl.
Fortpflanzungsorgane: Schmerzhafte Menstruation; extrem schmerzhafte und langanhaltende Geburtswehen; drohende Fehlgeburt; Vaginalausfluß.
Gliedmaßen: Gelenkschmerzen in den Fingern und Zehen;

Muskelkrämpfe im gesamten Körper.
Besser durch: Leichte Bewegung.

Causticum

Wirkung/Indikationen Mittel für totale nervliche Erschöpfung und Schwäche der Muskulatur, begleitet von brennenden Empfindungen, häufig nach starker seelischer Belastung (Todesfall oder Auflösung einer Partnerschaft), bisweilen mit sofortigem Rückzug aus der realen Welt. Hilft bei Wehenschwäche während der Geburt, auch angezeigt bei einer Vielzahl von Altersbeschwerden.
Positive Aspekte Sympathische Persönlichkeit, hilft anderen Menschen durch Zuhören und aktive Unterstützung.
Symptombild
Geistige Verfassung: Trauer, Hoffnungslosigkeit, Gefühl der Leere.
Kopf: Schwaches Sehvermögen; Ohrgeräusche; Nasenschleim; Warzen auf der Nase; Neigung, an Lippen und Backeninnenseiten zu kauen, schmieriger Geschmack im Mund.
Verdauung: Schwaches Bauchpressen beim Stuhlgang; Streßinkontinenz.
Brust: Heiserkeit, Schmerzen.
Fortpflanzungsorgane: Wehenschwäche während der Geburt, Menstruationsblutungen lassen nachts nach oder hören ganz auf; geringe Libido.
Haut: Rauhe Haut(falten); Warzen; alte Wunden gehen wieder auf.
Schlaf: Schläfrigkeit.
Vorsicht: Nehmen Sie niemals

Causticum und Phosphorus zur gleichen Zeit ein, weil sie sich in ihrer Wirkung stören bzw. aufheben.

Chamomilla
Siehe auch Seite 44

Wirkung/Indikationen Für Beschwerden infolge heftiger Gefühlswallungen. Wer ein ruhiges Naturell hat, sollte dieses Mittel nicht verwenden. Wenn heftige Gefühle nicht abreagiert werden können, sind schmerzhafte, krampfartige Beschwerden die Folge, die Energie stagniert, besonders wenn die Person sich ihrer Gefühle bewußt ist. Starke und tiefe Gefühle schwächen die Energieversorgung und beeinträchtigen die Laune.
Positive Aspekte Großzügigkeit, Warmherzigkeit.
Symptombild
Geistige Verfassung: Ungeduldig, reizbar, intolerant, quengelig.
Kopf: Pochende Kopfschmerzen oder Migräne; gerötetes Gesicht; Ohrenschmerzen; extreme Geruchsempfindlichkeit; Zahnschmerzen, schlimmer durch warme Getränke; bitterer Geschmack im Mund.
Verdauung: Übelkeit, besonders nach Genuß von Kaffee; saures Aufstoßen; Erbrechen gelber Flüssigkeit; Bauchschmerzen und Blähungen, schlimmer durch Ärger. Lockere Stühle, heiß und schmerzhaft.
Brust: Reizbar, trockener brüllender Husten.
Fortpflanzungsorgane: Schweres prämenstruelles Syndrom (PMS), gefolgt von heftiger,

schmerzhafter Menstruation mit dunklem, klumpigem Blut. Entzündete Brustwarzen.

<u>Rücken und Gliedmaßen</u>: Steifheit, besser durch Bewegung; schwache Knöchel; kalte Hände und Füße.

<u>Schlaf</u>: Ängstlichkeit und Probleme beim Einschlafen, obwohl müde; streckt die Füße aus dem Bett.

<u>Schlimmer durch</u>: Wärme, Ärger und Kälte, besonders vor der Menstruation.

<u>Besser durch</u>: Feuchtwarmes Wetter.

China
Chinchona officinalis

Wirkung/Indikationen Besonders für im Grunde sehr großzügige Menschen, die jetzt aber erschöpft sind – eventuell infolge zu starker Beanspruchung durch andere. Stärkt und belebt nach starken Flüssigkeitsverlusten wie Schwitzen, Menstruation, Durchfall etc. Für chronische Beschwerden geeignet, auch bei Leberbeschwerden, verringert die schädliche Wirkung von Alkohol. Negative Seite: Lebertyp (Laus läuft über die Leber) und streitlustig.

Positive Aspekte Starke Moralprinzipien, Großzügigkeit.

Symptombild

<u>Geistige Verfassung</u>: Neigung zu Kribbeligkeit, versucht andere zu ärgern.

<u>Kopf</u>: Kopfschmerzen, als ob der Kopf platzt, verschlimmert durch Druck (Haarebürsten); blasses Gesicht, errötet aber schnell; dunkle Ringe unter den Augen, das Weiße im Auge gelb verfärbt, Sehstörungen durch

dunkle Punkte; Klingelgeräusche in den Ohren; trockener Nasenschleim; Zahn- und Gaumenschmerzen.

<u>Verdauung</u>: Neigung zu Blockade des Magen-Darm-Trakts, verursacht Verdauungsschwäche, Magengrummeln und Erbrechen; Blähungen; gelbe, grobe Stühle mit unverdauter Nahrung, schlimmer durch Obst, Milch oder Bier.

<u>Brust</u>: Trockener, kratzender Husten durch Ärger oder Lachen ausgelöst.

<u>Fortpflanzungsorgane</u>: Vorzeitige, schmerzhafte Menstruation mit dunklen Blutklumpen; Schweregefühl in der Beckenregion; Zwischenblutungen.

<u>Rücken und Gliedmaßen</u>: Ste-

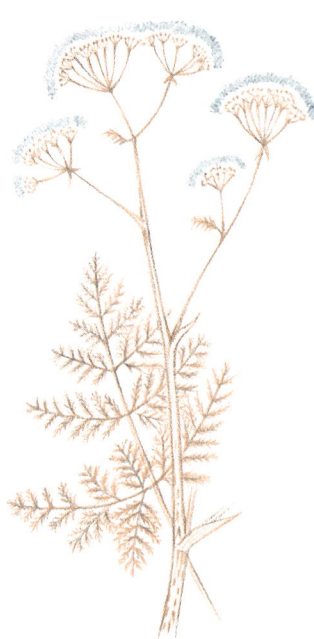

Das homöopathische Mittel Conium wird aus dem Gefleckten Schierling (Conium maculatum) *hergestellt.*

chende Rückenschmerzen; dumpfe Schmerzen in den Seiten, Gliedmaßen und Gelenken.

<u>Haut</u>: Stark berührungsempfindlich; Ausschläge und Ekzeme.

<u>Schlaf</u>: Tagsüber schläfrig; nachts hellwach, kolikartige Schmerzen.

Conium
Conium maculatum

Wirkung/Indikationen Mittel für körperliche oder seelische Erstarrungszustände. Conium stellt den Kontakt mit den Gefühlen wieder her. Hilft bei der Überwindung emotionaler Probleme, wenn die emotionale Energie aufgebraucht ist, wie bei seelischer Erstarrung oder Bewegungsschwäche, die beide durch vorausgegangene körperliche oder seelische Verletzungen oder lange verdrängte Unzufriedenheit verursacht sind. Ferner bei vergrößerten oder weichen Brüsten, Genesung nach Brustkrebs, Probleme mit übermäßiger Schleimbildung und geschwollenen Drüsen.

Positive Aspekte Spannkraft, Belastungsfähigkeit, Ausdauer.

Symptombild

<u>Geistige Verfassung</u>: Niedergeschlagenheit, Depression, will allein sein; kann die Gefühle nicht richtig ausdrücken.

<u>Kopf</u>: Stechende Schmerzen, Verwirrtheit; leicht durch Lärm und helles Licht zu stören.

<u>Verdauung</u>: Übelkeit, schmerzhafte Magenkrämpfe, schleimiges Erbrechen; Symptome besser nach dem Essen, nach zwei Stunden wieder schlechter. Schwäche nach dem Stuhlgang.

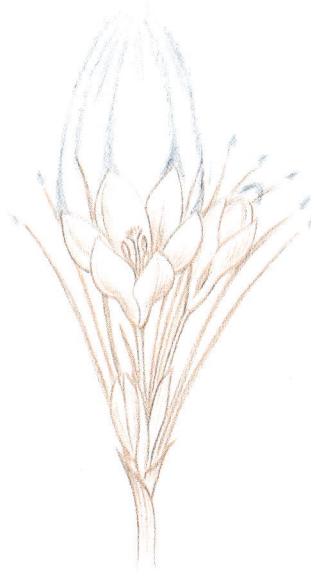

Crocus sativa besitzt eine starke »Aura«, auch Energiefeld genannt, die an die Form der Gebärmutter erinnert.

Schwacher Harnstrahl, eventuell Inkontinenz.
Brust: Trockener Husten mit wenig, aber sehr zähem Schleim; Brustschmerzen, schlimmer durch Atemlosigkeit oder Vorwärtslehnen.
Fortpflanzungsorgane: Prämenstruelles Syndrom (PMS) mit vergrößerten, weichen Brüsten und großer Furcht; verspätete, unregelmäßige oder spärliche Menstruation; andere Beschwerden der Gebärmutter.
Rücken und Gliedmaßen: Schmerzen zwischen Schultern und Nacken, stechende Schmerzen im Rücken ohne ersichtlichen Grund oder bei geringer Anstrengung; gefühllose, fröstelnde Hände und Füße.

Schlimmer durch: Alkohol, Liegen vor der Menstruation.
Besser durch: Bewegung, weniger Essen.

Crocus sativa
Safran

Wirkung/Indikationen Bei Mangel an emotionaler Energie, keine Kontrolle über die Gefühle; Gefühle bedrohen den Verstand, Unschlüssigkeit, Stimmungsschwankungen. Crocus sativa kontrolliert und lenkt überschüssige emotionale Energie.
Positive Aspekte Überfluß an emotionaler Energie stimuliert andere, ihre Aufgaben zu erledigen. Hilft das Selbstwertgefühl anderer zu stärken.
Symptombild
Geistige Verfassung: Starke, aber wechselnde Gefühle; Unschlüssigkeit; eventuell Hysterie.
Kopf: Pochende Kopfschmerzen, besonders während der Menstruation oder in der Menopause; Sehstörungen, sieht Funken, reibt regelmäßig die Augen; Nasenbluten mit dunkelrotem Blut; Knoten im Hals.
Verdauung: Magenflattern; Verstopfung.
Brust: Keuchender Husten.
Fortpflanzungsorgane: Prämenstruelles Syndrom (PMS) mit Überaktivität; heftige Menstruation mit klumpigem Blut; Völlegefühl in Genitalregion und Brüsten.
Gliedmaßen: Kalt, schmerzende Hände und Füße.
Schlimmer durch: Liegen, Wärme, Stillstehen.
Besser durch: Aufenthalt an der frischen Luft; rhythmische Bewegungen, kreative Beschäftigung wie etwa Musik.

Gelsemium

Wirkung/Indikationen Für akute und chronische Beschwerden. Vor allem bei nervös angespanntem Verhalten oder nervöser Konstitution, leichte Überforderung der Nerven, führt zu Schwäche, Lähmung. Fördert den Ausschlag bei Krankheiten wie Masern und reguliert die Schweißbildung bei Fieber. Negative Seite: Leicht überfordert und erschlagen von den Problemen des Lebens.
Positive Aspekte Große Empfindlichkeit und Empfänglichkeit, künstlerische Begabung.
Symptombild
Geistige Verfassung: Lampenfieber; Prüfungsangst und ähnliche Ängste; kann zu völliger Apathie und Blockade führen, ohne daß Angst noch vorhanden wäre.
Kopf: Rotglühendes Gesicht; starkes dumpfes Kopfweh über der Stirn oder im Hinterkopf und im Genick; Schwindel. Schwere Augenlider, Sehstörungen, stechende Schmerzen im Augeninneren. Niesen bringt zähen grauen Schleim hervor; schlechter Geschmack im Mund; Schluckbeschwerden, Gefühle eines Knotens im Hals, geschwollene Mandeln.
Verdauung: Trockener Mund, aber kein Durst; Durchfall, reichlich klarer Urin.
Brust: Gefühl, als ob das Herz bei Anstrengung stehenbliebe; Husten mit zähem Schleim.

Fortpflanzungsorgane: Verspätete, schmerzhafte Menstruation; Gebärmutter- und Vaginalkrämpfe; zäher Vaginalausfluß

Gliedmaßen: Muskelschwäche, Zittern.

Haut: Heiß und trocken.

Schlaf: Unruhig nach geistiger Überarbeitung, obsessive Gedanken, nervöse Reizbarkeit und Aufregung.

Schlimmer durch: Feuchte Umgebung, Aufregung.

Besser durch: Urinieren.

Kreasotum

Wirkung/Indikationen Zur Anregung und Stärkung des Energieflußes, zur Behandlung von Schwäche in frühen Krankheitsstadien. Hilfreich bei akuten Beschwerden, die durch Aufstauung und Exzeß gekennzeichnet sind. Auch bei chronischen Beschwerden, die durch Konzentration auf das Endresultat anstelle der Bedeutung zustande kommen. Negative Seite: Aufstauung von heftigen Gefühlen und deren physische Entsprechung in Form von Absonderungen, die die Haut verbrennen und entzünden (vgl. Cantharis).

Positive Aspekte Willenskraft und tiefgehende Überzeugung.

Symptombild

Geistige Verfassung: Reizbarkeit, Ärger, will am liebsten woanders sein; Gefühle werden durch Musik besänftigt, eventuell leicht zu Tränen zu rühren.

Kopf: Dumpfe Kopfschmerzen während der Menstruation; gequälter Gesichtsausdruck; rotes Gesicht, rote Wangen und Lip-

pen; Neigung zu Zahnverlust und Gaumenbeschwerden.

Verdauung: Übelkeit ein bis zwei Stunden nach den Mahlzeiten; faulig riechender Durchfall, schlimmer nach stark gewürzten Speisen (Curry, Chili, etc.). Urin riecht schlecht. Blasenentzündung, Reizblase.

Brust: Kratzender, schmerzhafter Husten mit gelbem Schleim; Brustschmerzen und Schweregefühl.

Fortpflanzungsorgane: Große Aktivität vor der Menstruation, die vorzeitig und lang ist, aber durch Gehen gelindert wird. Juckreiz der Vagina mit gelbem, brennendem Ausfluß. Morgenübelkeit während der Schwangerschaft. Blutungen nach dem Sex.

Rücken: Ziehendes Gefühl bis in Genitalregion und Hüften.

Haut: Juckreiz, schlimmer abends. Brennende Fußsohlen, Ekzeme der Hand.

Schlimmer durch: Kalte Luft, Wind, Liegen.

Besser durch: Wärme, leichte Bewegung.

Lachesis

Wirkung/Indikationen Löst unterdrückte Gefühle wie verletzten Stolz oder Konflikte zwischen Beruf und Elternschaft. Starke, aber unterdrückte Gefühle können zu suchtartigem Verhalten führen: Spielen, Alkohol, Sex oder Arbeit und in geringerem Ausmaß ständiges Reden. Auf der körperlichen Ebene können unterdrückte Absonderungen Abneigung gegen enge Kleidung verursachen. Besonders angezeigt bei plötzli-

chen Blutungen und postmenopausalen Beschwerden des Typs: »Seit der Menopause habe ich mich nie wieder wohl gefühlt.«

Positive Aspekte Geistige Wachsamkeit und Wendigkeit, unermüdliche Hingabe.

Symptombild

Geistige Verfassung: Schwacher Verstand, vergeßlich; liebenswürdig und intelligent, aber eifersüchtig und mißtrauisch; Redelust.

Kopf: Kopfschmerzen; überanstrengte Augen; hartes Ohrenschmalz; Nasenbluten und Heuschnupfen; Zahnschmerzen; rauher Hals.

Verdauung: Essenslust; Bauchdecke berührungsempfindlich; Hämorrhoiden.

Brust: Herzklopfen, unregelmäßiger Herzschlag.

Fortpflanzungsorgane: Spärliche, klumpige, schmerzhafte Menstruation, besser mit zunehmender Blutung; Kreuzschmerzen während der Menstruation; schmerzende Eierstöcke; geschwollene, schmerzende Brüste.

Rücken und Gliedmaßen: Rückenschmerzen ziehen bis in die Beine.

Haut: Blau-rote Farbe, mit Pusteln, Geschwüren und kleinen roten Flecken.

Schlaf: Plötzliches Aufschrecken beim Einschlafen; Beschwerden schlimmer in der Nacht.

Lycopodium

Wirkung/Indikationen Weitreichende Wirkung bei akuten und chronischen Beschwerden, vor allem zur Stärkung, wenn die

Reserven der Lebenskraft und der emotionalen Energie erschöpft sind und nur der Verstand noch stark ist (siehe Seite 14). Auch bei vorzeitigem Altern, im Alter und nach anstrengenden, fordernden Zeiten, etwa Erziehung von schwierigen Kindern. Wenn Hoffnung und Zuversicht fehlen.

Positive Aspekte Höflichkeit, Freundlichkeit, große Ausdauer und geistige Beweglichkeit.

Symptombild

Geistige Verfassung: Empfindsamkeit, Verlust des Selbstwertgefühls, Legasthenie, Traurigkeit und Angst vor dem Alleinsein. Konfliktscheu, aber lebt negative Gefühle an engen Freunden aus.

Kopf: Schwindel, Benommenheit beim Aufstehen; pochende Kopfschmerzen nach Husten, graugelbes Gesicht mit dunklen Ringen unter den Augen; Sehschwierigkeiten bei Dunkelheit. Absonderungen aus den Ohren, Hörprobleme. Geruchsempfindlich; trockener Rachen, aber kein großer Durst.

Verdauung: Schwache Verdauung, leicht zu stören durch Nahrungsmittel wie Kohl, frisches Brot und Zwiebeln; Abneigung gegen energetisch kalte Nahrungsmittel (siehe Seite 32). Geblähter Unterbauch, Durchfall oder Verstopfung infolge geschwächter Darmmuskulatur. Reichlich, dünner Urin, besonders nachts; Streßinkontinenz.

Fortpflanzungsorgane: »Brütet vor sich hin« vor der Menstruation, schmerzende Eierstöcke; heftige, verspätete, lange Menstruation; Neigung zu »schwachen« Gebärmutterproblemen.

Schmerzen beim Geschlechtsverkehr, empfindliche Brustwarzen.

Rücken und Gliedmaßen: Schwacher, empfindlicher Rücken; schwache Beine; erstarrte, taube Hände und Füße.

Haut: Fehlende Spannkraft, braune oder blaue Flecken, Geschwüre, Krampfadern an den Beinen.

Schlaf: Tagsüber schläfrig, nachts unruhig und wach.

Schlimmer durch: Kalte Nahrung, kalte und stickige Umgebung, besonders am frühen Abend.

Besser durch: Bewegung, warme Nahrung.

Mag. phos.
Magnesium phosphoricum

Wirkung/Indikationen Löst Krämpfe und Spannungen in der Muskulatur und dem Verdauungssystem, die häufig durch Kälte verursacht sind. Hauptsächlich angezeigt bei Mangel an körperlicher Energie und Lebenskraft.

Positive Aspekte Mitfühlende, liebevolle und zärtliche Persönlichkeit.

Symptombild

Geistige Verfassung: Faulheit Apathie.

Kopf: Schwindel; Kopfschmerzen nach geistiger Anstrengung; Schmerzen und Steifheitsgefühl in Ohren, Augen und Hals.

Verdauung: Blähungen und Koliken, besser durch heiße Getränke; Neigung zu Schluckauf, besonders nach großen Mahlzeiten.

Brust: Schmerzen, Husten.

Fortpflanzungsorgane: Vorzeitige Menstruation; Krämpfe der

Vaginal- und Gebärmuttermukulatur während der Menstruation.

Gliedmaßen: Krämpfe, ausstrahlende Schmerzen, Zittern.

Merc. sol.
Mercurius solubilis

Wirkung/Indikationen Das Mittel für »künstlerische Naturen«, zur Stärkung der kreativen Energie (siehe Seite 18), die sich heutzutage meist durch geistige Überarbeitung erschöpft. Folgen sind Kopfschmerzen, Nervosität und Probleme mit übermäßiger Schleimbildung, überriechende Ausscheidungen und langfristig gesehen Erschöpfung und extreme Müdigkeit.

Positive Aspekte Schönheitssinn, Anpassungsfähigkeit, Ausdauer.

Symptombild Fühlt sich grundsätzlich schmutzig, mit fettiger Haut, pastösem Aussehen und überriechenden Absonderungen.

Geistige Verfassung: Verlust der Willenskraft, Erschöpfung, hält sich für unreinlich, daher niedergeschlagen; Neigung zu Selbstzerstörung.

Kopf: Fettiges Haar, aufgedunsenes Aussehen, Flecken im Gesicht und um den Mund; dicke, übelriechende Absonderung aus entzündeten Augen (Bindehautentzündung) und Ohren (Mittelohrentzündung). Niesen bringt zähen, gelbgrünen Schleim hervor; Mundgeruch, Gaumenprobleme, Rachengeschwüre und Mandelentzündungen.

Verdauung: Blähungen, Erbrechen mit viel Speichel. Blutige

und schleimige Stühle. Blasenentzündung.

Fortpflanzungsorgane: Angst vor Beginn der Menstruation; heftige Menstruation; zäher Vaginalausfluß, oft grün oder gelb; Genitalregion wund mit stechenden Schmerzen.

Rücken und Gliedmaßen: Schwache und spröde Knochen (siehe Seite 173), rheumatische Schmerzen.

Haut: Reichlich schmieriger Schweiß; Pickel und Pusteln, schmerzende Schrunden und Hautfalten; geschwollene Drüsen.

Schlimmer durch: Feuchtwarmes Wetter, zu warme Bettdecken.

Vorsicht Merc. sol. gilt für Menschen mit einer kräftigen, Silicea für Menschen mit einer schwachen Konstitution. Beide Mittel nicht gleichzeitig einnehmen, da sich ihre Wirkungen blockieren bzw. aufheben.

Nat. mur.
Natrium muriaticum

Wirkung/Indikationen Emotionale Erschöpfung als Resultat langandauernder Trauer oder Ärger, oder emotionaler Verausgabung wie Pflege eines Kranken. Das Mittel bringt das Gleichgewicht wieder in Ordnung und stärkt die Energie. Angezeigt auch bei Störungen des Flüssigkeitshaushaltes wie laufende Nase, wäßrige Augen und Flüssigkeitsverhaltung.

Positive Aspekte Verläßlichkeit, Unabhängigkeit, setzt sich stark für andere ein und verteidigt sie.

Symptombild

Geistige Verfassung: Will allein sein; unterdrückte Gefühle, Reizbarkeit; häufig wie »ein leeres Blatt«.

Kopf: Kopfschmerzen vor dem Aufstehen; Migräne mit Sehstörungen; Kopfschmerzen durch Überanstrengungen der Augen und Sehstörungen; laufende Absonderungen aus Nase, Augen und Mund.

Verdauung: Übelkeit, wäßriges Erbrechen; lockere Stühle; reichlich Urin.

Brust: Engegefühl, Herzklopfen; wäßriger Husten verursacht Kopfschmerzen.

Fortpflanzungsorgane: Ängstlichkeit vor Beginn der Menstruation, die unregelmäßig und gewöhnlich heftig ist, aber eher wäßrig mit weißem Ausfluß; Prolaps mit ziehendem Gefühl; trockene Vagina. Vermeidet Sex; schlaffe Brüste, schmerzhafte Brustwarzen.

Rücken und Gliedmaßen: Schwacher, empfindlicher Rücken; schweißnasse Handflächen, Flüssigkeitszurückhaltung und Ödeme bei Kälte, taube Beine.

Haut: Schmierig, mit wäßrigen Flecken und Ekzemen.

Schlimmer durch: Salz in Nahrungsmitteln oder Aufenthalt am Meer in salziger Luft.

Besser durch: Frische Luft, Schwitzen.

Nit. ac.
Nitricum acidum

Wirkung/Indikationen Angezeigt bei ausschließlicher Konzentration auf ein Ziel, ohne Rücksicht auf die eigenen Gefühle und körperlichen Grenzen. Hilfreich im mittleren Alter, wenn der physische Körper nachläßt und mehr spirituelle Energie (siehe Seite 168) braucht.

Positive Aspekte Lebendige und muntere Persönlichkeit, beständig auch unter Belastung.

Symptombild

Geistige Verfassung: Reizbar, nachtragend, jähzornig, manchmal nachher darüber betroffen.

Kopf: Ausschlag in den Mundwinkeln; Gefühl eines Bandes am Kopf; Haarausfall. Doppeltsehen und schneidende Augenschmerzen; Hörprobleme, aber große Lärmempfindlichkeit. Nasenbluten, grüner Nasenschleim; Mundgeruch, reichlich Speichel, lockere Zähne.

Verdauung: Vorliebe für fette Nahrung; brennende Magenschmerzen. Verstopfung oder Durchfall, faulig riechende Stühle. Wenig trüber, schlecht riechender Urin.

Brust: Harter, trockener Husten; Atemlosigkeit nach Anstrengung.

Fortpflanzungsorgane: Prämenstruelles Syndrom mit Verzweiflungsgefühlen; vorzeitige Menstruation mit starken braunen Blutungen; schneidende Schmerzen in der Vagina; Juckreiz in der Vagina nach Sex; schlaffe Brüste.

Rücken und Gliedmaßen: Empfindlicher Rücken; Schweißige Hände und Füße.

Haut: Warzen und Geschwüre.

Schlaf: Plötzliches Aufschrecken beim Einschlafen; Ängstlichkeit; nicht erholsam, Angstträume.

Schlimmer durch: Extreme heiße oder kalte Temperaturen.

Besser durch: Reisen, mit dem Auto oder Zug.

Nux vomica

Wirkung/Indikationen Wichtiges Konstitutionsmittel, stärkt die Lebenskräfte bei seelischer und körperlicher Verausgabung. Am besten zusammen mit Sulfur einnehmen, noch besser nach vorangegangener Sulfurbehandlung. Angezeigt bei starken seelischen und geistigen Belastungen, ohne die Möglichkeit eines Ausgleichs durch körperliche Bewegung. Streß führt zu Mißbrauch von Alkohol und Aufputschmitteln. Negative Seite: Frustrationsgefühle, fühlt sich blockiert.

Positive Aspekte Kraftvolles, zielgerichtetes Vorgehen, hält dabei alles im Griff, und starkes, entschlossenes Handeln.

Symptombild
Geistige Verfassung: Vertraut auf den Erfolg, aber reizbar, und sucht Fehler bei anderen.
Kopf: Rotes, erhitztes Gesicht; starke hämmernde Kopfschmerzen. Gerötete Augen, Abneigung gegen helles Licht; verstopfte Nase, Heuschnupfen, Abneigung gegen Essensgerüche. Rauher Hals.
Verdauung: Großer Hunger, Nahrung wird aber nicht verdaut, wenn nicht in guter Verfassung; Übelkeit nach dem Essen; Übelkeit und Erbrechen, besonders in der Schwangerschaft (siehe Seite 137). Verstopfung, vergeblicher Stuhldrang. Reizblase, Blasenentzündung.
Brust: Empfindlich, mit hartem, trockenem Husten, der Kopfschmerzen verursacht.
Fortpflanzungsorgane: Prämenstruelles Syndrom mit Haßgefühlen auf den Partner; unregelmäßige, lang andauernde Menstruation mit nächtlichen krampfartigen Schmerzen und dunklem Blut; Abneigung gegen die Menstruation, weil sie von der Arbeit abhält. Empfindliche Brustwarzen. Gesteigertes sexuelles Verlangen.
Rücken und Gliedmaßen: Empfindlicher Rücken, erstarrte Gliedmaßen, schwach am Morgen; knackendes Kniegelenk; kalte Hände und Füße.
Haut: Heiß, aber fröstelt leicht.
Schlaf: Erwachen mitten in der Nacht, bleibt wach bis zum Morgen; Träume mit sexuellem Inhalt.
Schlimmer durch: Zu große geistige Anstrengung, gewürzte und reichhaltige Speisen, trockenes Wetter.
Besser durch: Kurzes Nickerchen, besonders abends.

Phosphorus

Wirkung/Indikationen Hilft bei »schwachen« und »heißen« Krankheiten mit roten Wangen, Unruhe, hellrotem Blut und Abneigung gegen heiße, stickige Räume. Ursachen: Schlafmangel, Überarbeitung und Mißbrauch von Anregungsmitteln. Resultat sind häufig Überempfindlichkeit gegen Licht, Geräusche, Gefühle anderer sowie seelische Aktivitäten. Negative Aspekte: Reizbarkeit und Neigung zu Niedergeschlagenheit und Depression.

Positive Aspekte Warmherzig, einfühlsam, treusorgende Persönlichkeit; mag Berührungen und Hautkontakt.

Symptombild:

Geistige Verfassung: Niedergeschlagen, leicht fassungslos, mürrisch.
Kopf: Trockene Kopfhaut mit Schuppen; rote Wangen. Große Lichtempfindlichkeit, eingeschränkte Sehfähigkeit, dunkle Flecken tanzen vor den Augen; Hörstörungen, besonders bei menschlichen Stimmen. Neigung zu Nasenbluten; brennender Hals.
Verdauung: Durst auf kaltes Wasser; heißes Gefühl im Magen; Hunger nach dem Essen; starkes Erbrechen.
Brust: Schmerzhafter, trockener Husten, Atem nach Hustenattacken riecht ungewöhnlich.
Fortpflanzungsorgane: Weinerlich vor der Menstruation; vorzeitige, aber schwache Menstruation mit hellrotem Blut; Zwischenblutungen; brennender Vaginalausfluß.
Rücken und Gliedmaßen: Empfindlicher Rücken, schwache Knochen (siehe Seite 173), schwere Hände und Füße. Schwache, taube Gliedmaßen.
Haut: Trocken, blutet leicht.
Schlaf: Einschlafstörungen, kann nicht abschalten; traumt von Feuer, wacht leicht auf.
Schlimmer durch: Berührung, Erschöpfung, Hitze.
Besser durch: Gedämpftes Licht, kalte Nahrung, kalte Luft.

Pulsatilla
Anemone pulsatilla

Wirkung/Indikationen Ein »weibliches« Mittel für Situationen, in denen sich gerade Frauen wiederfinden und denen übergroßes Verlangen gepaart mit starken Gefühlen zugrunde liegen. Bringt die Emotionen mit dem Willen in Einklang, so daß die Gefühle nicht die Oberhand gewinnen. Hauptsymptome sind: Neigung zu Tränen und Wechselhaftigkeit der Gefühle, Stimmungen und Symptome.

Positive Aspekte Optimismus, Anpassungsfähigkeit, Hilfsbereitschaft.

Symptombild

Geistige Verfassung: Anhänglich, weinerlich, reizbar, wechselhaft; wünscht Unterstützung und wertvolle Beziehungen.

Kopf: Schmerzen, vor allem auf der Stirn und an der rechten Schläfe; brennende Tränen, Bindehautentzündung mit dickem, gelbem Eiter, Gerstenkörner. Nasenbluten oder dicker gelber Nasenschleim; Nebenhöhlenentzündung; geschwollene, aufgerissene Unterlippe. Schmieriger Geschmack im Mund; Zungenbelag.

Verdauung: Morgenübelkeit; Abneigung gegen Fett sowie warme Mahlzeiten und Getränke. Nahrung schmeckt nach nichts, kein großer Durst. Heftige Blähungen; Magenschmerzen. Lockere Stühle mit Schleim und Blut. Brennen nach dem Wasserlassen; Streßinkontinenz.

Brust: Trockener Husten abends und nachts, besser am Morgen; grünlicher Schleim und Auswurf.

Fortpflanzungsorgane: Benommenheit vor der Menstruation; sehr lange, schmerzhafte Menstruation mit spärlichem, dunklem Blut. Neigung zu Fehlgeburten und Steißlagen. Brennende Schmerzen in der Vagina.

Gliedmaßen: Wandernde Schmerzen in den Gliedmaßen; heiße, rote Füße.

Haut: Nesselsucht und andere Ausschläge; Unreinheiten vor der Menstruation.

Schlaf: Morgenmuffel, schläfrig am Nachmittag, aber abends lange wach.

Schlimmer durch: Warme Luft, heftige und stolpernde Bewegungen, schwere Mahlzeiten.

Besser durch: Kühle, frische Luft; ständige, sanfte Bewegung, aufrechtes Sitzen.

Sepia
Tintenfisch

Wirkung/Indikationen Hauptmittel für Frauen zur Auffüllung der Energiereserven und Stärkung des Selbstbewußtseins, so daß sie sich soviel nehmen, wie sie geben. Hilft bei Müdigkeit und Erschöpfung, besonders wenn durch Pflege von Angehörigen verursacht. Negative Seite: Hilfsbereitschaft verbraucht die gesamte Energie, kann daher keine Gefühle mehr zeigen, gönnt sich wegen Schuldgefühlen keine Pause. Angezeigt auch bei körperlicher Schwäche, besonders der Beckenregion und bei weichen Brüsten.

Positive Aspekte Großzügigkeit, Selbstvertrauen, Hilfsbereitschaft.

Symptombild

Geistige Verfassung: Unterdrückte Gefühle; weint, wenn sie über Beschwerden spricht; Schuldgefühle, Apathie, Neigung zur Selbstbeobachtung.

Kopf: Benommenheit infolge Anämie; stumpfes, dünnes Haar; blaßes Gesicht; schwarze Flecken tanzen vor den Augen.

Verdauung: Magenschwäche, Übelkeit vor, Völlegefühl nach dem Essen; Verlangen nach saurer Nahrung und kohlensäurehaltigen Getränken. Verstopfung, Neigung zu Rektalprolaps und Streßinkontinenz.

Brust: Herzklopfen und -rasen bei Überanstrengung.

Fortpflanzungsorgane: Verwirrtheit vor der Menstruation; Gefühl, als ob alle Bauchorgane nach unten drängen oder herausfallen; trockene Vagina, schwere Blutungen in der Menopause. Aufgerissene Brustwarzen. Hitzewallungen.

Rücken und Gliedmaßen: Empfindlicher Rücken, krampfende Gliedmaßen.

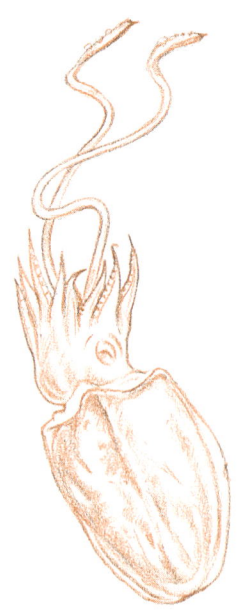

Wenn der Tintenfisch gestört wird, stößt er eine Wolke schwarzer Tinte aus, um sich zu schützen.

Schlimmer durch: Feuchtkalte Umgebung, Überarbeitung, zuviel Sex.
Besser durch: Schlaf, rhythmische Bewegungen, Wärme.

Silicea

Wirkung/Indikationen Manchmal ist das Gleichgewicht zwischen Wille und Körper gestört, Verletzlichkeit und Angst vor Fehlern sind die Folge. Silicea stärkt die emotionale und geistige Belastbarkeit. Hilfreich, wenn der Wille den Körper und die Gefühle an die Grenze der Belastbarkeit treibt und dadurch einen körperlichen Zusammenbruch verursacht; ferner bei Erkältung, aufgerissener Haut und brüchigen Nägeln.
Positive Aspekte Stärke, Mut, Verläßlichkeit, Überzeugungskraft.
Symptombild
Geistige Verfassung: Anhänglich und weinerlich, Neigung zu schneller Erschöpfung.
Kopf: Kopfschmerzen schlimmer durch Hunger; Kopfschweiß. Stechende Augenschmerzen, Gerstenkörner und große Lichtempfindlichkeit. Ähnlich starke Geräuschempfindlichkeit mit malmenden Geräuschen im Ohr. Nasenbluten und Bildung trockener Borken, die bluten, wenn man sie entfernt. Gaumen und Zähne kälteempfindlich; Beulen im Gaumen. Rauher Hals, Husten als erstes Anzeichen für eine Erkältung oder Fieber.
Verdauung: Appetitlosigkeit; großer Durst, verträgt keinen Alkohol; Verdauungsschwäche mit geblähtem Bauch. Bauch-

presse versagt beim Stuhlgang; Verstopfung vor und während der Menstruation; Neigung zu Streßinkontinenz.
Fortpflanzungsorgane: Beißender Vaginalausfluß, Juckreiz; starke Menstruation mit Frösteln.
Rücken: Empfindlich, Schmerzen im Kreuzbein und den Hüften.
Haut: Blaß und wachsartig, aufgerissene Fingerspitzen und brüchige Nägel.
Schlimmer durch: Kälte.

Sulfur

Wirkung/Indikationen Weitreichende Wirkung mit vielen Einsatzmöglichkeiten. Hauptsächlich bei Beschwerden infolge der Neigung, in einer vergeistigten Welt zu leben; Folge sind Ärger, Frustration und »kindisches Verhalten«. Negative Aspekte: Ungepflegt, Abneigung gegen Waschen. Unbefriedigte Wünsche und Ärger verursachen auf der körperlichen Ebene Juckreiz und Brennen der Haut.
Positive Aspekte Kann aus allem das Beste machen; witzig und fröhlich; intellektuelle Kreativität.
Symptombild
Geistige Verfassung: Explosiver Ärger, vergißt/vergibt aber schnell; Depression, aber aktiver Verstand und lebhafte Vorstellungskraft. Soziale Persönlichkeit, teilt gerne.
Kopf: Heiße, trockene Kopfhaut, Haarausfall; pochende Schmerzen im ganzen Kopf. Brennende, juckende, gerötete Augen; schwarze Flecken tan-

zen vor den Augen. Wispernde Geräusche und Schleim in den Ohren. Starke Geruchsempfindlichkeit; Nasenbluten, ständiger Nasenschleim. Trockene, hellrote Lippen; weißer Belag auf roter Zunge; Kloß im Hals.
Verdauung: Appetitlosigkeit, liebt aber Snacks am Morgen. Aufstoßen mit fauligem Geruch; saure Verdauungsstörungen und Schmerzen über der Leber; Neigung zu Katergefühl. Harter, schmerzhafter Stuhlgang, Hämorrhoiden. Häufiger Urindrang, reichlicher Urin, Brennen beim Wasserlassen.
Brust: Ständiges Bedürfnis nach frischer Luft; Husten mit starker Schleimbildung.
Fortpflanzungsorgane: Ängstlichkeit vor der Menstruation; verspätete, kurze, schwierige Menstruation; Juckreiz und Brennen in der Vagina mit gelbem Ausfluß. Aufgerissene Brustwarzen.
Rücken und Gliedmaßen: Steifer Nacken, steifes Kreuzbein. Heiße, schweißige Hände; nachts Brennen an den Füßen.
Haut: Trocken, juckend, aufgerissen und brennend, wie bei Ekzemen; schmerzende, gerötete, feuchte Hautfalten.
Fieber: Häufig hohe Temperaturen, Hitzewallungen.
Schlaf: Unruhig, spricht im Schlaf; wacht leicht am frühen Morgen auf; Neigung zu »Katzenschlaf«.
Schlimmer durch: Bewegungslosigkeit, zuviel Bettwärme. Beschwerden schlimmer am mittleren Morgen.
Besser durch: Trockene Umgebung.

GYMNASTIK, ENTSPANNUNGSÜBUNGEN UND MEDITATION

Seit grauer Vorzeit haben die Menschen körperliche und mentale Übungen angwandt, um sich körperlich zu entspannen, geistig zu beruhigen, Schmerzen zu lindern und Krankheiten zu heilen. So enthält zum Beispiel die 2500 Jahre alte chinesische Schrift Medizin für den Gelben Kaiser gymnastische Übungen für steife Gelenke und Meditationen für Sorgen und Streß.

Die folgenden Übungen sind zum Teil Jahrhunderte alt. Sie helfen bei den verschiedensten Beschwerden, erfordern, wenn überhaupt, nur wenig technische Ausrüstung oder spezielle Übungseinrichtungen und sind praktisch jederzeit anwendbar – und das ohne jegliche Medikamente. Alle Übungen lenken unsere Aufmerksamkeit nach innen, so daß wir uns unserer körperlichen und geistig-seelischen Verfassung bewußt werden.

Welche Gymnastik?

Beginnen Sie mit einigen Basisübungen, die Sie anhand Ihrer Beschwerden und Ihrem Fitneßgrad auswählen. Übrigens müssen Sie nicht unbedingt krank sein, viele Übungen eignen sich auch hervorragend zur Vorsorge und Verbesserung der körperlichen und geistig-seelischen Verfassung.

Im folgenden finden Sie eine Reihe von allgemeinen Gymnastikprogrammen und Einzelübungen. Wenn Sie Übungen für bestimmte Beschwerden suchen, lesen Sie unter dem entsprechenden Stichwort in Teil III dieses Buches nach. Alle Übungen und Programme sind auch im Stichwortverzeichnis enthalten.

Wenn Ihre Energiereserven gerade ziemlich erschöpft sind (siehe Seite 25), beginnen Sie am besten mit dem »leichten« Programm und bleiben dabei, bis Sie sich besser fühlen. Wenn Sie kaum noch Energie haben, dann wählen Sie bitte das Programm für »Schwächezustände«. Die Übungen sind so zusammengestellt, daß Sie nur sehr wenig Energie verbrauchen. Vor allem werden Sie lernen, durch die richtige Atemtechnik mehr Sauerstoff aufzunehmen und durch passive Streckübungen ihren Kreislauf anzuregen.

Das »schwere« Programm empfiehlt sich vor allem für Beschwerden infolge von Schleim- oder anderen Blockaden. Und das »dynamische« Programm stärkt besonders den Energiefluß. Wer sich für diese anstrengenden Programme entscheidet, sollte das Training an manchen Tagen durch leichtere Übungen ausgleichen. Abwechslung ist immer eine gute Sache.

Wenn Ihr energetischer Zustand im Grunde gut ist, Sie nur lokal begrenzte Probleme haben, dürfte das »dynamische« Programm das richtige für Sie sein.

VORSICHT

⬤ Vor allem: Gebrauchen Sie Ihren gesunden Menschenverstand.

⬤ Niemals unter Alkohol- oder Medikamenteneinfluß üben oder wenn Sie sehr erschöpft oder müde sind!

⬤ Während der Menstruation sollten Sie Übungen, bei denen Sie Beine und Unterleib in die Höhe strecken (»Kerze«, »Rolle« oder »Pflug«), vermeiden. Bei diesen Übungen könnte das Menstruationsblut rückwärts in Eileiter und Eierstöcke laufen und schwere Beschwerden verursachen.

⬤ Falls Sie beim Training plötzlich starke Schmerzen spüren: Einatmen, dann langsam ausatmen und eine Ruheposition einnehmen.

⬤ Manchmal werden Sie ein leichtes Ziehen und auch leichte Schmerzen spüren. Das liegt meist daran, daß bislang untrainierte Gelenke, Sehnen und Muskeln bewegt werden. Machen Sie eine kurze Pause, bevor Sie weiterüben. Aber: Wiederholte, starke und schmerzhafte Beschwerden nicht ignorieren!

Nicht vergessen: Beenden Sie jede Trainingsstunde mit einigen Entspannungsübungen (siehe unten).

Nach dem Training Wenn die Übungen gut für Sie sind, werden Sie sich auch gut fühlen. Vielleicht spüren Sie ein leichtes Ziehen oder auch leichten Muskelkater, aber im Grunde fühlen Sie sich erleichtert und zufrieden. Wenn Sie aber eine Übung sehr anstrengt oder gar unangenehme Schmerzen verursacht, dann haben Sie wahrscheinlich das falsche Programm gewählt.

Den »inneren Schweinehund« überwinden Es fällt Ihnen schwer, mit dem Training zu beginnen? Erscheint es Ihnen zu anstrengend? Bezweifeln Sie seinen Nutzen? Solche Vorbehalte sind häufig Ausdruck von Energieblockaden, die uns passiv machen. Beginnen Sie in solchen Fällen mit dem »leichten« Streckprogramm.

Entspannungsübungen

Legen Sie sich eine Decke bereit, falls Ihnen kalt werden sollte, und nehmen Sie einige Kissen und Bücher, um sich abzustützen. Das Programm sollte 10-15 Minuten durchgeführt werden.
Setzen Sie sich aufrecht, Po und Fußsohlen auf dem Boden, die Knie geschlossen. Langsam zurücklehnen, den Rücken flach und gerade auf den Boden gleiten lassen. Den Kopf sanft auf den Boden legen, Arme parallel zum Körper.
Ein Bein aufstellen; nach einigen Sekunden das andere nachziehen. Dadurch wird Ihr unterer Rücken flach auf den Boden gepreßt; falls er sich wieder hebt, ein Kissen unter die Knie legen.
Den Kopf mit beiden Händen anheben. Auf die Mitte der Brust schauen, dann den Kopf wieder auf den Boden oder eine Unterlage aus Büchern zurücklegen.
Beide Arme vom Körper wegstrecken, Handflächen nach oben (die Position muß bequem sein).

Jetzt die Muskeln entspannen. Beginnen Sie mit Ihrer Stirnmuskulatur: Erst anspannen, dann entspannen. Versuchen Sie nun nach diesem Muster alle wichtigen Muskeln Ihres Körpers zu entspannen: Kiefer-, Nacken-, Schulter-, Oberschenkelmuskeln.
Anschließend viermal tief einatmen. Danach immer weniger auf die Atmung achten. Statt dessen beobachten, wie die Gedanken kommen und gehen, wie sie sich verändern. Erkennen, wie vergänglich und unwichtig sie sind. Gedanken nicht festhalten, aber sich auch nicht gegen sie wehren.
Jetzt sollten Sie langsam in einen schlafähnlichen Zustand versinken. Lassen Sie es geschehen und Ihren Gedanken weiter freien Lauf. Zum »Aufwachen« anschließend einige Male tief einatmen und die Muskeln mehrmals fest anspannen.
Verwenden Sie zum Abschluß noch jeweils 20 Sekunden auf die folgenden Übungen: Über die Seite auf den Bauch rollen, Handflächen auf den Boden drücken und auf allen vieren stehen. Danach nur auf einem Knie knien, den anderen Fuß nach vorne stellen, langsam aufstehen und dabei ausatmen.

ÜBUNGSPROGRAMME

Übungen für Schwächezustände

Die Übungen dieses Programms erfordern nur einen sehr geringen Kräfteaufwand. Sie benutzen Ihr Körper- und Gleichgewicht, um Energie zu sparen. Tief einatmen, um möglichst viel energiespendenden Sauerstoff zu erhalten. Die Streckübungen regen den Blutkreislauf an und erhöhen damit die Sauerstoffversorgung des ganzen Körpers.
Übungsdauer: 7-10 Minuten. Wichtig: Die Übungen 1-8 nacheinander absolvieren. Allgemeine Hinweise und Vorsichtsmaßnahmen siehe Seite 70.

1. Strecken

Rückenlage, Finger hinter dem Kopf verschränkt, Handflächen nach oben. Ausatmen, Hände vom Kopf weg strecken, Beine und Füße ebenfalls strecken. Mit jedem neuen Ausatmen den ganzen Körper ein wenig mehr strecken. Anschließend etwas ausruhen.

Knie umarmen

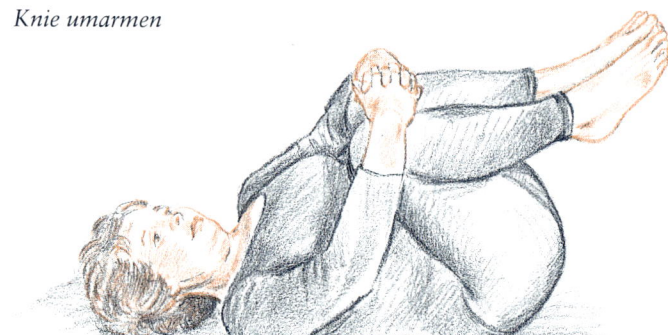

2. Knie umarmen

Rückenlage, tief atmen. Ausatmen, Knie an die Brust ziehen und mit den Armen umfassen. Ruhig atmen, Gewicht der Hände auf die Knie sinken lassen, bis Sie im unteren Rücken ein leichtes Ziehen spüren. 60 Sekunden oder mehr halten.

3. Knie drehen

Ausgangsposition 2. Knie nebeneinander, gebeugt, Füße auf den Boden stellen, Arme ausgebreitet. Ausatmen, beide Knie zur einen Seite drehen, auf den Boden legen; von den Knien bis zu den Achselhöhlen entspannen. Vielleicht spüren Sie jetzt schon etwas Entspannung in den Oberschenkeln und im mittleren Rücken. Mit jedem Ausatmen die Knie ein wenig mehr zum Boden drücken. 30-60 Sekunden verharren. Knie aufstellen und die Übung wiederholen, dabei die Knie zur anderen Seite drehen.

Knie drehen

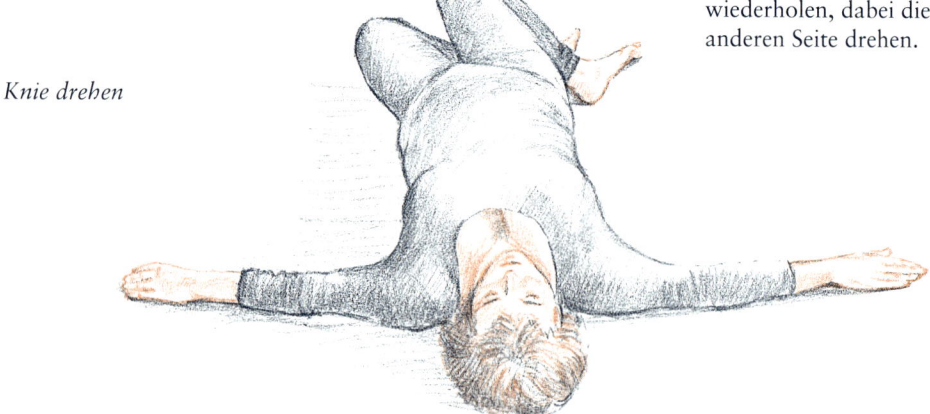

Übungen für Schwächezustände

4. Katze und Kuh

Katze

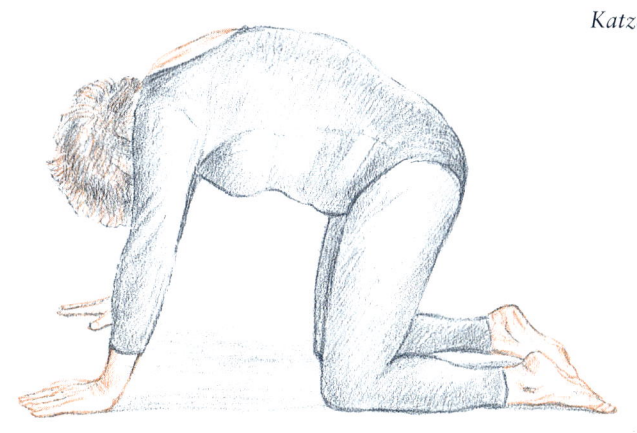

Aus der Rücken- in die Bauchlage rollen, auf Knie und Arme stellen. Einatmen, dabei den Bauch langsam senken und geradeaus schauen, wie eine »tagträumende Kuh auf der Weide«. Ausatmen, dabei langsam den Rücken wie einen Katzenbuckel heben, nach unten schauen. 5-10 Sekunden verharren. Jede Bewegung 5- bis 20mal wiederholen. Diese Übung wirkt beruhigend, stärkt aber die geistige Wachsamkeit.

5. Durchhängende Brücke

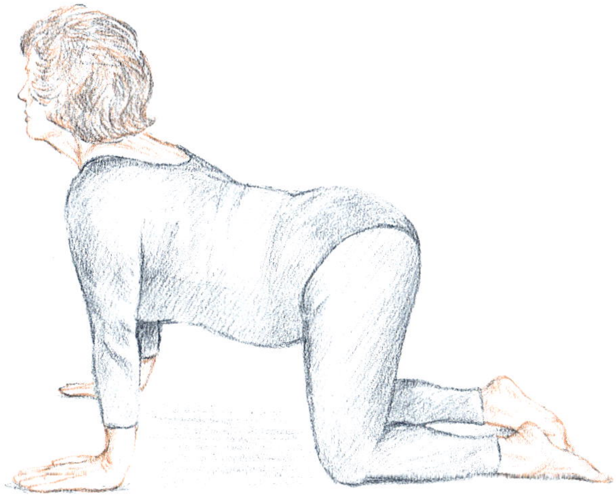

Aus Position 4 die Beine gerade ausstrecken, bis die Zehen den Boden berühren. Ausatmen, dabei die Oberschenkel auf den Boden sinken lassen, bis eine durchhängende Brücke entsteht. 3-5 Sekunden halten. Einatmen, dabei die Oberschenkel wieder anheben. Die Übung 5- bis 10mal wiederholen.

Kuh

Durchhängende Brücke

73

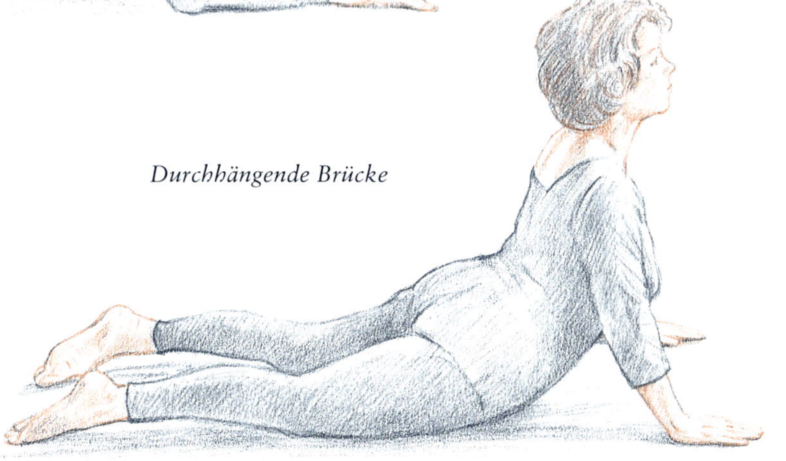

ÜBUNGSPROGRAMME

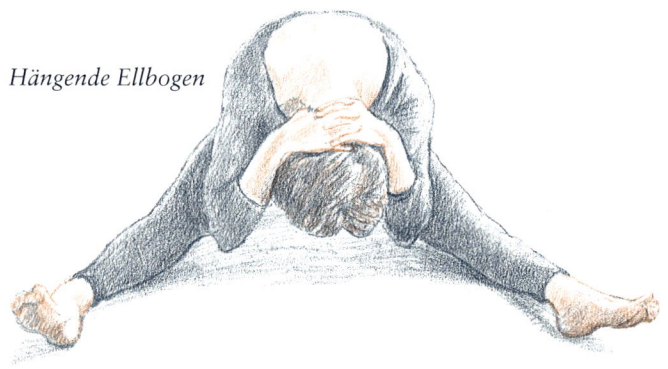

Hängende Ellbogen

nen Enden eines Kanus bilden. Diese Übung löst die Spannung in Nacken und Brust. 30-60 Sekunden halten. Zum Schluß ausruhen und entspannen.

6. Beine strecken

Die Ferse eines Fußes im rechten Winkel auf einen Stuhl oder eine Tischplatte legen. Entspannen, dann das gebeugte Bein anspannen. Arme mit ineinander verschränkten Fingern über den Kopf heben. 30-60 Sekunden verharren. Mit dem anderen Bein wiederholen.

7. Hängende Ellbogen

Auf den Boden setzen, Beine gespreizt. Finger ineinander verschränken, in den Nacken legen. Ausatmen, dabei nach vorne lehnen und die Ellbogen hängen lassen, Gewicht drückt dabei auf Kopf, Nacken und oberen Rücken. Bis zu 60 Sekunden halten, normal atmen. Diese Übung löst die Spannung in der unteren Wirbelsäule, den

Oberschenkeln und den Achseln. Beim Ausatmen langsam aufsetzen und die Hände lösen.

8. Kanu

Flache Rückenlage, Finger hinter dem Kopf verschränkt. Ausatmen, dabei den Kopf in Richtung Zehen heben, so daß Kopf und Zehen die beiden geboge-

Beine strecken

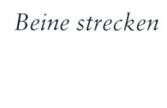

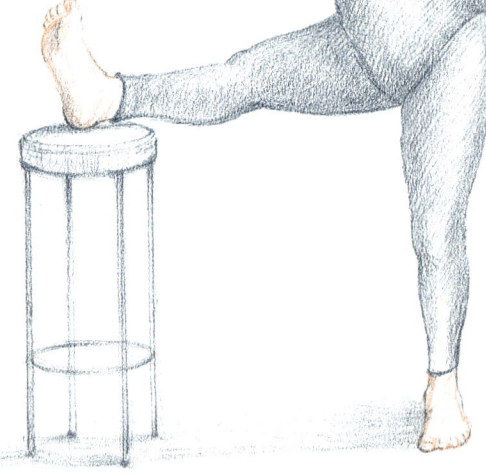

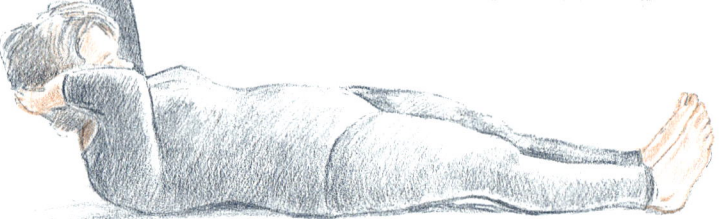

Kanu

Leichte Streckübungen

Leichte Streckübungen

Dieses Programm eignet sich besonders gut zur Stärkung der Energiereserven und zur Kontrolle der Muskulatur. Falls Sie nicht das gesamte Programm schaffen sollten, teilen Sie es am besten in mehrere Abschnitte

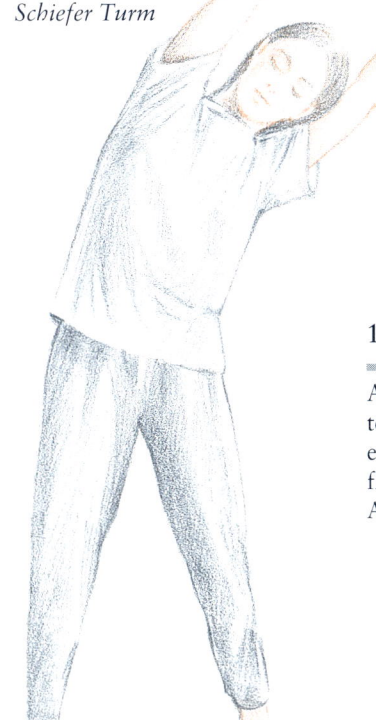

Schiefer Turm

auf, die Sie dann nach und nach zusammenfügen.
Gesamtdauer: 10-12 Minuten
Wichtig: Die Übungen 1-7 nacheinander absolvieren. Allgemeine Hinweise und Vorsichtsmaßnahmen siehe Seite 70.

1. Schiefer Turm

Aufrecht stehen, Beine in Schulterbreite gegrätscht. Finger ineinander verschränken, Handflächen nach außen drehen, Arme über den Kopf heben und tief einatmen. Beim Ausatmen den ganzen Körper locker zur einen Seite neigen, ein paarmal atmen. Zurück in die Ausgangsposition, und die Übung zur anderen Seite wiederholen. Auf beiden Seiten 20mal. Versuchen Sie nach der Übung die Dehnung der Leisten und Oberschenkel zu spüren.

2. Zelt

Aufrecht stehen, Beine leicht gespreizt. Nach vorn lehnen und ausatmen, Hände mit den Handflächen auf den Boden stützen, Beine durchgedrückt, so daß ein umgekehrtes »V« oder ein Zelt entsteht. Tief einatmen, dann ausatmen und gleichzeitig Kopf und Schultern zum Boden sinken lassen. Spüren, wie die Schultergelenke gedehnt werden, und sich öffnen. Mit den Fußhacken hin und her wippen, um die Beine zu dehnen. 30-60 Sekunden halten.

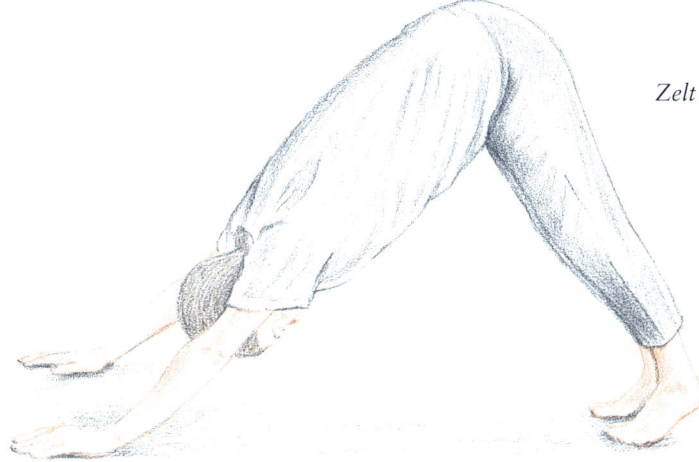

Zelt

ÜBUNGSPROGRAMME

3. Kobra

Wichtig: Diese Übung überge-
hen, wenn Sie Rückenbeschwer-
den haben.
Aus der Position 2 die Hüften
auf den Boden legen, Arme
dabei gestreckt, Füße mit den
Sohlen nach außen, Zehen nach
hinten gestreckt. Beine entspannen und gleichzeitig die Schultern sowie die Beckenregion auf
den Boden pressen. Nacken
strecken, nach oben schauen.
Tief einatmen, die Brust mit
Atemluft aufpumpen wie eine
Kobra. Ausatmen, dabei die
Brust weiter nach vorn drücken
und ein Hohlkreuz machen.
30-60 Sekunden bei normaler
Atmung halten.

4. Meerjungfrau

In Position 3 ausatmen und auf
die Fußhacken setzen. Dann
den Körper nach rechts drehen
und sich neben die Füße setzen.
Mit der linken Hand abstützen,
die nach unten gerichtete rechte
Hand unter den rechten Ober-

Kobra

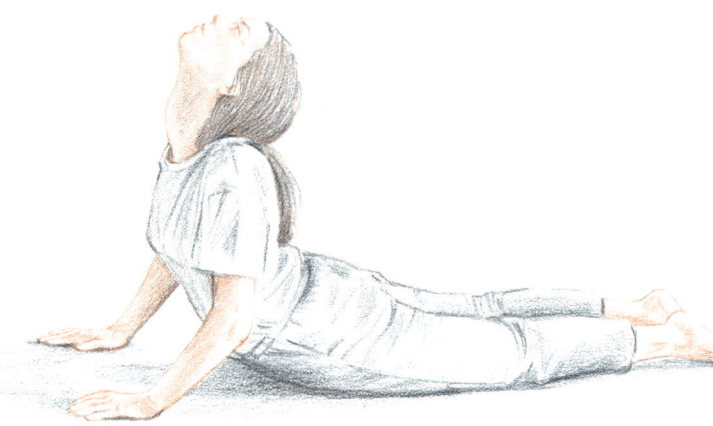

schenkel schieben, so daß die
Finger nach innen zeigen. Ausatmen und den rechten Arm
zum Körper hin dehnen, die
Hand dabei bequem auf dem
Boden lassen. Versuchen Sie die
Dehnung der rechten Seite zu
spüren. 30 Sekunden verharren,
dann tief einatmen. Beim Ausatmen wieder auf die Hacken
setzen. Die Übung auf der anderen Seite wiederholen.

Rücken strecken

Meerjungfrau

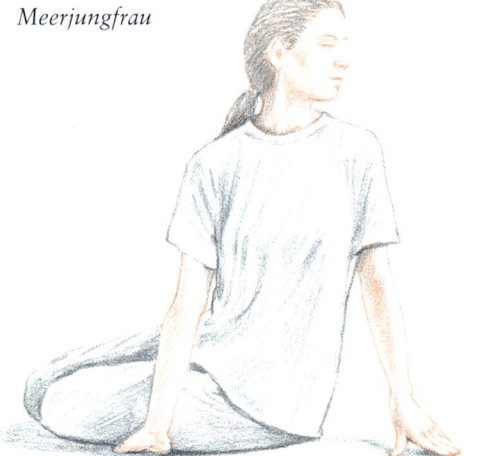

5. Rücken strecken

(Siehe auch Seite 79). Aus Position 4 aufsetzen, Beine geschlossen. Zehen oder Füße mit
den Händen umfassen, falls das
nicht geht, ein Handtuch zu
Hilfe nehmen, um die Zehen
legen und an den Enden festhalten. Tief einatmen, dabei die
Brust weit öffnen. Beim Ausatmen den Oberkörper nach vorn
beugen. Beachten Sie die Spannung entlang der Beine, auf der

Leichte Streckübungen

Kerze

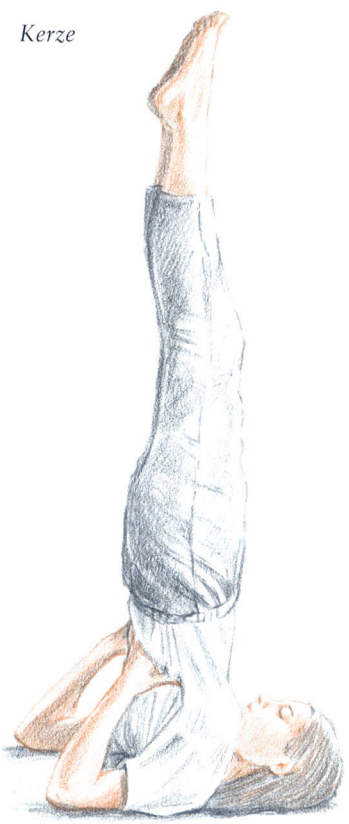

Rückseite der Knie und im Kreuzbeinbereich. 1-3 Minuten verharren. Tief einatmen, ausatmen und dabei langsam wieder aufrichten.

6. Kerze

Wichtig: Diese Übung während der Menstruation auslassen. Flache Rückenlage. Ausatmen und die Knie auf die Brust legen. Beim nächsten Ausatmen den Po anheben und die Hände mit den Handflächen nach innen darunterlegen. Wiederum ausatmen und den Körper im rechten Winkel zum Boden aufrichten, mit den Händen abstützen. Mit ein wenig Übung bilden Kopf und Körper exakt einen rechten Winkel, den Sie bis zu 5 Minuten halten können. Anfängerinnen sollten jedoch nicht mehr als 20-30 Sekunden in dieser Position ver-

harren. Vergessen Sie nicht zu entspannen und tief ein- und auszuatmen. Diese Übung stärkt die Blut- und Energieversorgung der Schilddrüse.

7. Pflug

Wichtig: Diese Übung während der Menstruation auslassen. Von der Position 6 aus die Beine gestreckt über den Kopf strecken, die Füße auf einem Stuhl ablegen, dabei die Stuhlbeine festhalten. Geübte erreichen auch den Boden über dem Kopf, so daß eine Art Pflug entsteht. Diese Übung dehnt Wirbelsäule und Bandscheiben, lockert die Beckenregion, erfrischt die Nerven und leitet Energie in die Fortpflanzungsorgane. Zum Abschluß 1 Minute oder länger ausruhen.

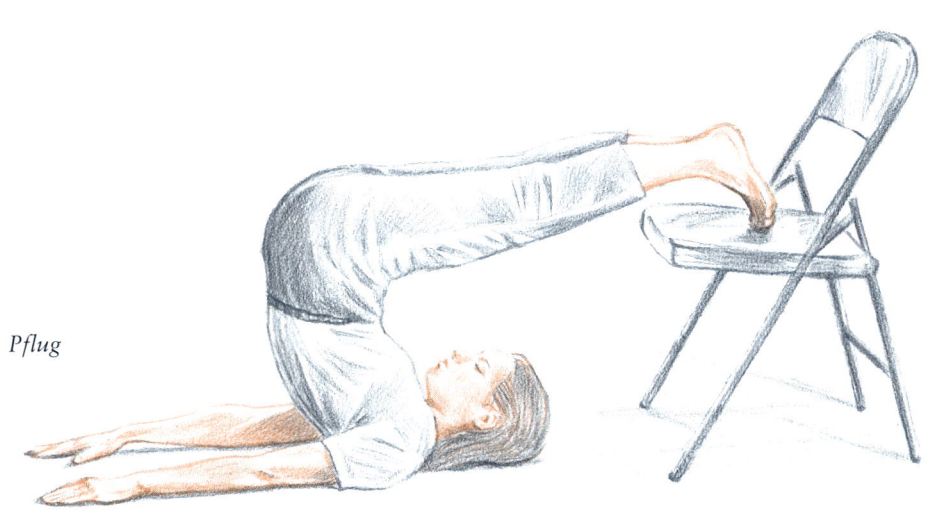

Pflug

ÜBUNGSPROGRAMME

Schweres Programm

Obwohl eher statischer Natur, regen diese Übungen nicht nur den Körper und seine Energieversorgung an, sondern kräftigen und dehnen Muskeln, Gelenke und Sehnen und lösen Energieblockaden.
Gesamtdauer: 12-15 Minuten
Wichtig: Die Übungen 1-5 nacheinander absolvieren. Allgemeine Hinweise und Vorsichtsmaßnahmen siehe Seite 70.

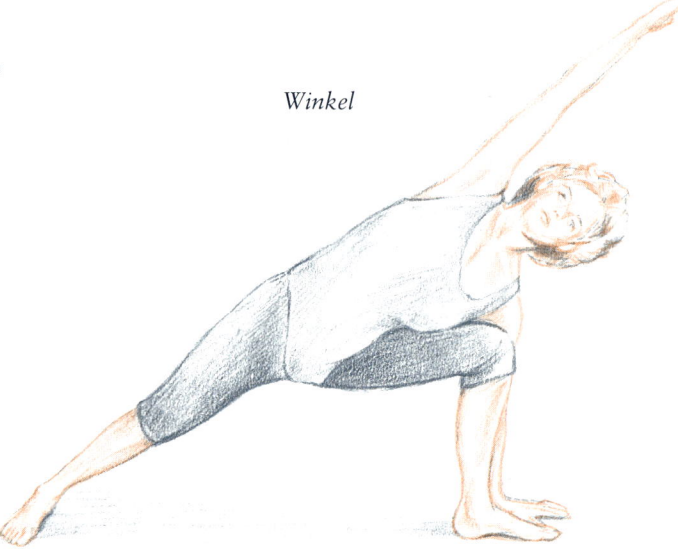

Winkel

Triangel

1. Triangel

Aufrecht stehen, Beine etwa 1 m spreitzen, einen Fuß nach vorn und leicht nach innen ausrichten, den anderen seitlich stellen. Einen Arm seitlich nach unten strecken, dabei die Knie durchgedrückt lassen. Arme so weit wie möglich dehnen, aber den Körper nicht nach vorn oder nach hinten beugen. Den oberen Arm zum Himmel richten und ihn anschauen. 30-60 Sekunden verharren. Beim Ausatmen langsam wieder in die Ausgangsposition zurückkommen. Übung mit dem anderen Arm wiederholen.

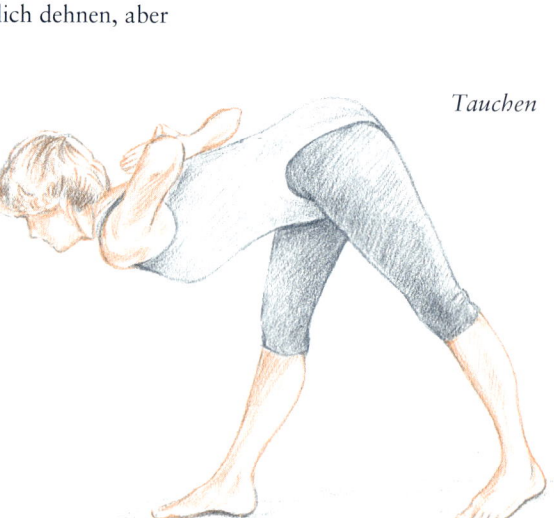

Tauchen

Schweres Programm

2. Winkel

Ausgangsposition 1, jetzt den Körper parallel zum gebeugten Bein neigen, die Hand, mit der Handfläche nach innen, neben den Fuß auf den Boden abstützen. Den anderen Arm über den Kopf strecken, etwa im 30-Grad-Winkel zum Boden. 30 Sekunden verharren, ausatmen und aufstehen. Übung mit der anderen Seite wiederholen.

3. Tauchen

Ausgangsposition 1, Arme hinter dem Rücken kreuzen, so daß die Hände jeweils den anderen Ellbogen umfassen. Einen Fuß nach vorn, den anderen leicht nach innen stellen. Ausatmen, dabei den Körper nach dem seitwärts stehenden Fuß ausrichten, einige Sekunden so bleiben, dann erneut ausatmen und den Körper nach unten beugen, um das Knie mit der Nasenspitze zu berühren. 30-60 Sekunden verharren, dabei Schultern und Knie dehnen. Ausatmen und die Übung auf der anderen Seite wiederholen.

4. Japanischer Berg

Ausgangsposition 3, Beine spreizen, die Zehen leicht nach innen gestellt, die Hände auf den Hüften. Ausatmen, dabei den Oberkörper parallel zum Boden beugen, nach oben schauen. Ausatmen, Hände zwischen den Füßen zum Boden strecken. Ausatmen, Hände auf den Boden pressen und den Kopf zwischen den Armen nach innen drehen. 30 Sekunden ver-

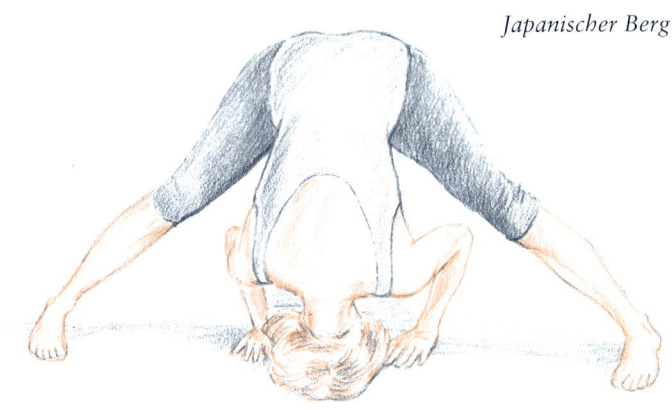

Japanischer Berg

harren. Ausatmen, dabei nach vorn schauen und wieder aufrichten. Durch diese Übung wird der Bauchbereich massiert.

5. Rücken strecken

(Siehe auch Seite 76). Auf den Boden setzen, Füße nebeneinander nach vorn gestreckt. Füße mit den Händen oder mit Hilfe eines Tuchs fassen. Einatmen, fest an den Füßen ziehen, aufschauen. Ausatmen, den Oberkörper langsam auf die Oberschenkel legen, mit der untersten Rippe beginnen; immer nach vorn schauen. 1-2 Minuten verharren. Diese Übung setzt die Energie im Bereich des Kreuzbeins frei und leitet sie zu den Fortpflanzungsorganen.

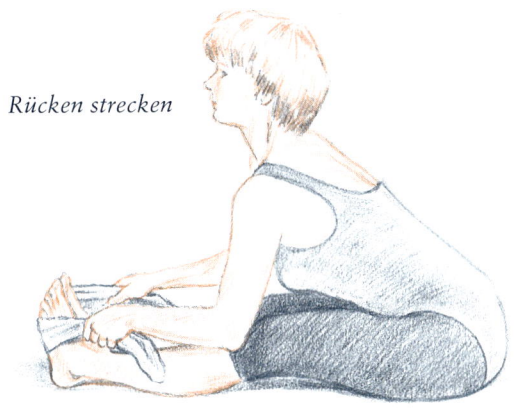

Rücken strecken

ÜBUNGSPROGRAMME

Dynamisches Programm

Dieses Programm regt den Energiekreislauf im ganzen Körper an, obwohl diesmal die Beine nicht bewegt werden. Versuchen Sie ohne Pausen zwischen den Übungen durchzuhalten.
Gesamtdauer: 15-20 Minuten.
Wichtig: Die Übungen in der Reihenfolge 1-9 absolvieren. Allgemeine Hinweise und Vorsichtsmaßnahmen siehe Seite 70.

1. Tief atmen

Im Schneidersitz auf den Boden setzen, Rücken gerade gestreckt, Augen geschlossen. Hände auf die Oberschenkel legen, Ellbogen gebeugt und Schultern entspannt. Lang und tief durch die Nase atmen. Zu Beginn jeden Atemzugs den ent-

spannten Bauch wie einen Ballon »aufpumpen«, dann die Brust mit Luft füllen. Beim Ausatmen zuerst den Brustkorb langsam einsinken lassen, dann den Bauch. Die Übung 1-2 Minuten lang wiederholen.

2. Bauchtanz

Ausgangsposition 1, Hände umfassen jeweils das andere Handgelenk. Beim Einatmen den Bauch so weit wie möglich nach vorn drücken. Beim Ausatmen die untere Wirbelsäule so

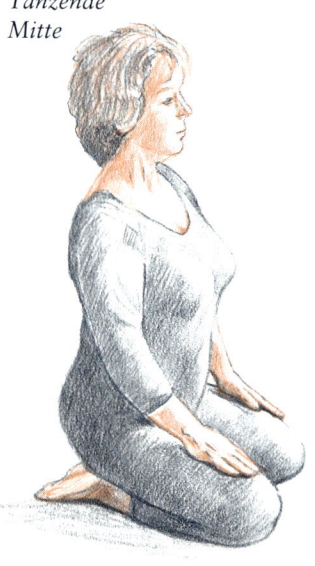

Tanzende Mitte

weit wie möglich nach hinten drücken. Die Übung in immer schnellerem Rhythmus für 1-2 Minuten wiederholen. Dann Übung 1 kurz wiederholen, um mögliche Muskelspannungen zu lösen.

3. Tanzende Mitte

Auf die Knie setzen, Zehen zeigen nach hinten, Rücken gerade gestreckt, Hände auf den Oberschenkeln. Beim Einatmen den unteren Brustbereich so weit wie möglich nach vorn drücken. Beim Ausatmen die mittlere Wirbelsäule so weit wie möglich nach hinten drücken. Die Übung in immer schnellerem Rhythmus 2 Minuten lang wiederholen. Dann Übung 1 kurz wiederholen, bevor Sie die nächste Übung beginnen.

Flügel

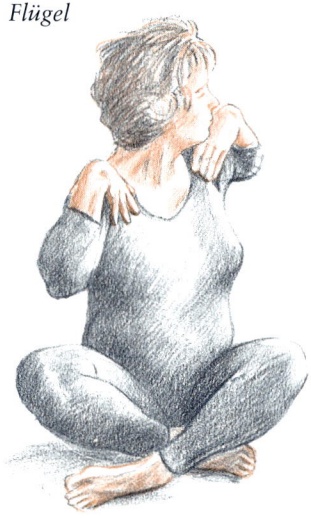

4. Flügel

Ausgangsposition 1, Fingerspitzen auf die Schultern legen, so daß sie wie kleine Flügel aussehen, Daumen weisen nach hinten. Beim Einatmen den Kopf nach links, beim Ausatmen nach rechts drehen. Dann um die Hüften drehen, Oberkörper so gerade wie möglich, Arme wie die Flügel eines Vogels flattern lassen. Übung rhythmisch

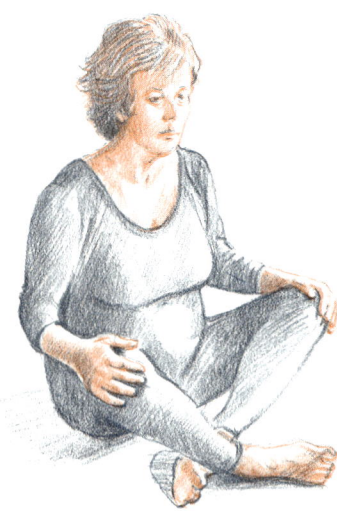

Tief atmen

Dynamisches Programm

bis zu 2 Minuten lang wiederholen. Diese Übung lockert und streckt die untere Wirbelsäule, die Seiten und die Hüften.

5. Wippe

Ausgangsposition 1, Finger ineinanderhaken, eine Handfläche nach innen, eine nach außen. Arme auseinanderziehen, dabei Ellbogen abwechselnd über die Schultern heben, so daß die Arme wie eine

Wippe

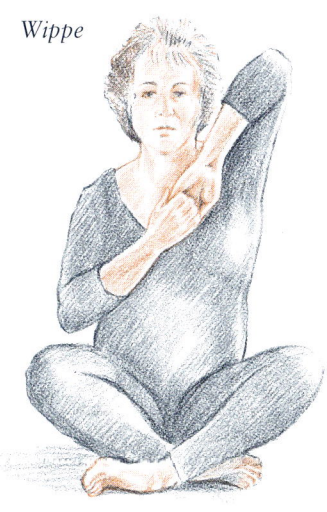

Schiffschaukel wippen. Gleichzeitig tief und lang einatmen. Übung bis zu 2 Minuten lang wiederholen.

6. Tanzende Brust

Ausgangsposition 1, Hände umfassen jeweils die Unterseite der Knie. Beim Einatmen die

Brust nach vorn, beim Ausatmen nach hinten drücken. Übung in immer schnellerem Rhythmus bis zu 2 Minuten lang wiederholen. Dann flach auf den Rücken legen und 1 Minute ausruhen.

7. Achselzucken

Ausgangsposition 1, Hände mit den Handflächen nach oben auf die Oberschenkel legen. Beim Einatmen die Schultern so hoch wie möglich ziehen, beim Ausatmen heftig nach unten fallen lassen. Übung in immer schnellerem Rhythmus und bei rhythmischer Atmung so lange wiederholen, bis die Schultergelenke ermüden.

Nackenrolle

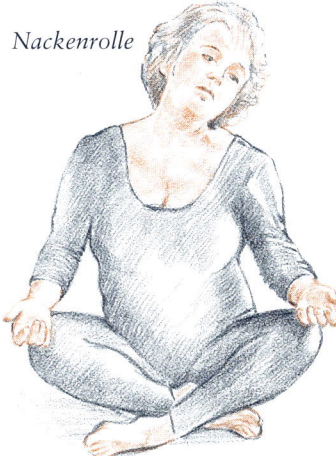

8. Nackenrolle

Ausgangsposition 1 oder auf den Hacken knien. Kopf langsam und locker im Nacken rollen. 10mal wiederholen, dabei einmal die Richtung der Drehung ändern.

9. Spitze

Auf die Zehen stellen, Knie gebeugt, Arme über den Kopf strecken, Handflächen aneinanderlegen, so daß sie eine Spitze bilden. Beim Einatmen die Zunge zum oberen Gaumen strecken und kräftig die Luft einziehen. Kurz den Oberbauch einziehen, dann Ausatmen, dabei »Ha« ausstoßen. Übung rhythmisch bis zu 3 Minuten lang wiederholen. Spüren, wie die Energie durch den ganzen Körper strömt. Anschließend entspannen.

Spitze

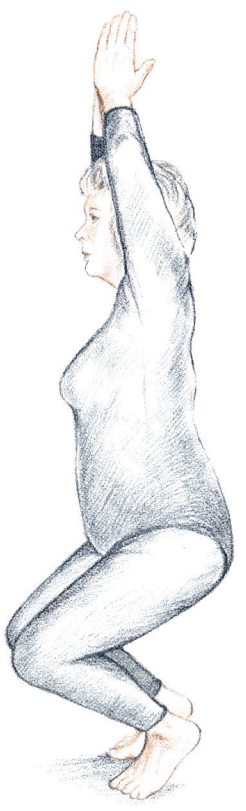

ENTSPANNUNG, MEDITATION UND ALEXANDER-TECHNIK

Die schädlichen Wirkungen von Streß sind inzwischen bestens bekannt. Ist die Ursache dafür gefunden, können wir gezielt etwas unternehmen. Doch häufiger haben wir nur ein vages, undefinierbares Gefühl, daß etwas nicht stimmt, wissen aber nicht den Grund dafür. In solchen Fällen können natürliche Therapien helfen.

Streß ist kein neues Phänomen. Die altchinesische Schrift *Medizin des Gelben Kaisers* zum Beispiel beginnt mit einer Abhandlung über die Ursachen von Gesundheitsstörungen. Als eine der wichtigsten Ursachen wird dort das »Tempo des modernen Lebens« (zusätzlich zu Sex, Drogen und schlechter Ernährung durch Fast food!) genannt.

Zur Versenkung oder Kontemplation gehört die Konzentration auf ein einziges Objekt, zum Beispiel eine Blume. Wer sich Zeit für sich nimmt, wird innerlich ruhig und ausgeglichen.

Auch in der Vergangenheit haben die Menschen unter starken Belastungen gelitten, diese waren jedoch meist rein physischer Natur: wenig Schutz vor der Witterung, schlechte Wohnbedingungen und mangelhafte Ernährung.

In unserer modernen westlichen Welt nehmen Maschinen uns die schwere körperliche Arbeit ab, wir sind gut gegen Wettereinflüsse geschützt. Aber trotzdem leiden wir mehr als unsere Vorfahren unter Streß, unter emotionalem, geistig/seelischem und spirituellem Streß. Zum Beispiel leben viel weniger Menschen als früher in der Sicherheit und Geborgenheit einer Großfamilie. Wir sind umgeben von Symbolen der Gewalt und des plötzlichen Todes, und auf geistiger Ebene werden wir mit Lärm und Bildern bombardiert. Wie können wir uns dagegen wehren? Eine alte chinesische Weisheit lautet: »Krisen sind auch Chancen.« Wir müssen die Chancen erkennen (lernen).

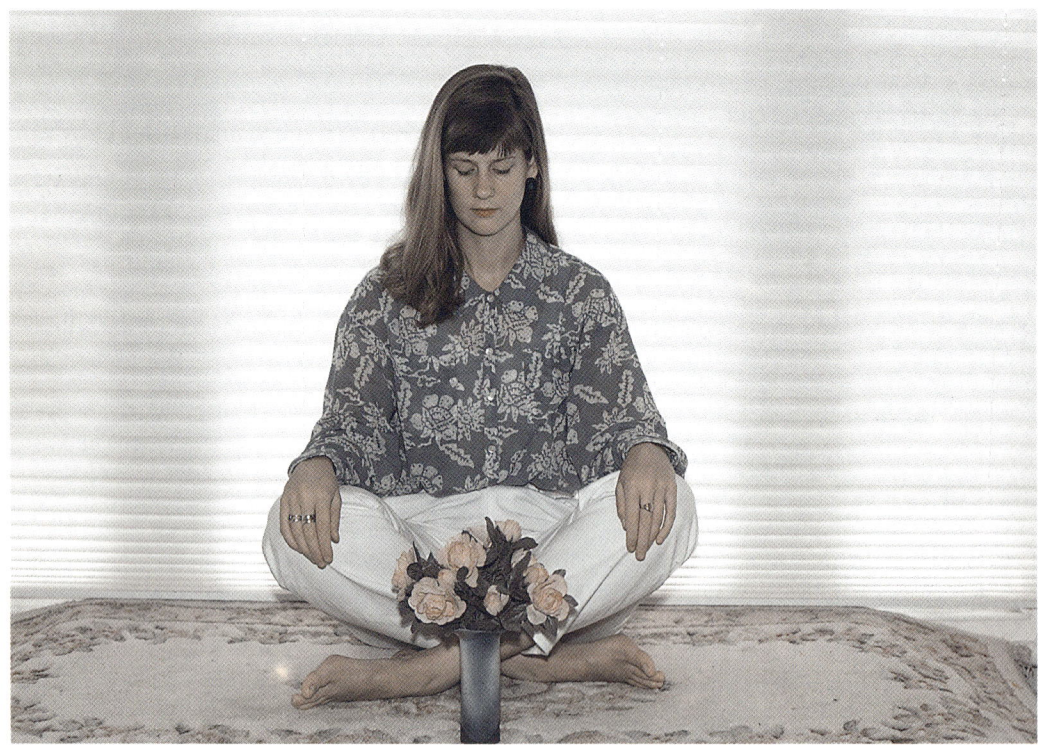

In diesem Buch können wir natürlich nicht alle Techniken zur Selbsthilfe gegen negative Einflüsse detailliert beschreiben. Wir wollen Ihnen aber einige Methoden erläutern, mit denen Sie Ihr körperliches und geistig-seelisches Wohlbefinden steigern können. Sie bringen Ruhe und Ausgeglichenheit in Ihr Leben und helfen Ihnen, Ihre Mitte zu finden (siehe Seite 16).

Entspannung

Die einfachste – und beste – Art sich zu entspannen ist, etwas Schönes zu tun. Dabei ist es gleichgültig, ob Sie sich körperlich anstrengen oder nicht, Hauptsache, Sie haben Ihren Spaß. Vielleicht sind Sie sehr beschäftigt und finden keine Zeit für Ihre Lieblingsaktivitäten. Das ist eine vertane Chance. Versuchen Sie ganz bewußt, Ihre Einstellung zu ändern: Entspannen Sie sich, indem Sie das tun, was Ihnen gefällt und Sie erfüllt – tun Sie etwas für sich, nicht für andere.
Eine sehr wirksame Entspannungstechnik ist das autogene Training. Diese Methode schaltet den natürlichen »Angriff-oder-Flucht-Reflex« aus und das »Ruhe-und-Erholungs-System« ein. Autogenes Training können Sie bei Ärzten und Psychologen, in Volkshochschulen und Gesundheitszentren erlernen. Manche Menschen kommen auch mit Tonbandkassetten gut zurecht.

Meditation und Kontemplation

Meditation und Kontemplation ähneln sich: Bei der Meditation konzentrieren wir uns auf unsere innere Mitte, bei der Kontemplation oder Andacht richten wir unsere Aufmerksamkeit auf ein bestimmtes Objekt, zum Beispiel eine Blume oder ein religiöses Symbol. Heutzutage können wir hier im Westen die Meditationstechniken verschiedenster philosophischer oder religiöser Richtungen erlernen. Wenn möglich, sollten Sie zumindest am Anfang fachkundige Anleitung suchen.
Die folgenden einfachen Verfahren, die Sie

alle zu Hause anwenden können, sollen Ihnen einen Eindruck vermitteln, worum es geht.

Liebevolle Zärtlichkeit Diese Übung läßt Sie eine liebevolle, zärtliche Haltung zum Leben entwickeln. Jeder der fünf Schritte dieser Übung sollte fünf Minuten dauern. Bevor Sie beginnen, setzen Sie sich aufrecht, aber bequem auf den Boden oder einen Stuhl, schließen die Augen und entspannen sich.
Als erstes müssen Sie sich selbst annehmen und lieben lernen. Wenn Sie das nicht können, dann werden Sie auch andere Menschen nicht lieben können. Stellen Sie sich selbst vor und sagen Sie in Gedanken zu sich: »Ich fühle mich gut, ich fühle mich glücklich, ich fühle eine große Freude.« Wiederholen Sie diese Worte einige Minuten lang.
Als nächstes üben Sie, eine nahestehende Person anzunehmen und zu lieben. Das ist ein einfacher Schritt. Stellen Sie sich eine gute Freundin vor (die Person sollte ebenfalls eine Frau sein und etwa so alt wie Sie). Sagen

HINWEISE ZUR MEDITATION

Wenn Sie meditieren oder ähnliche Übungen machen wollen, halten Sie sich an die folgenden Hinweise:
● Stets zur selben Zeit meditieren, so daß die Übungen ein Teil Ihres Tagesablaufs werden. Eine gute Zeit ist der frühe Morgen, bevor die Hektik des Tages beginnt.
● Reservieren Sie etwa 20 Minuten für die Meditation, kürzere Zeiten helfen wenig, längere könnten zuviel werden.
● Vorher nicht zuviel essen, sonst leidet die Konzentrationsfähigkeit.
● Stets allein an einem ruhigen Ort ohne Kinder, Tiere oder Telefon meditieren.
● Die Übungen sollten Spaß machen. Falls Sie sich nachher nicht besser fühlen, sollten Sie Ihre Wahl überprüfen.

HÄUFIGE PROBLEME BEIM MEDITIEREN

⬤ Konzentrationsstörungen während der Meditation sind besonders in den ersten Wochen nichts Ungewöhnliches. Vielleicht zählen Sie Ihre Atemzüge, um Ihre Gedanken langsam wandern zu lassen – und plötzlich sind die 20 Minuten vorüber. Lassen Sie sich nicht entmutigen. Das kann sogar erfahrenen Menschen passieren. Stellen Sie sich Ihren Verstand als ein Kind vor, mit dem Sie spazierengehen. Sie versuchen es auf dem Weg zu halten, doch das Kind tobt lieber frei herum. Schimpfen oder zwingen Sie es nicht. Leiten Sie es sanft wieder auf den Weg.

⬤ Wenn Sie plötzlich Depressionen bekommen, versuchen Sie eine andere Methode. Und: Suchen Sie professionellen Rat (eines Arztes oder Psychologen).

⬤ Vielen Menschen fällt es schwer, sich täglich für die Meditation Zeit zu nehmen. Entschlossenheit ist die Lösung des Problems. Wenn Sie erst mal zwei, drei Wochen durchgehalten haben, wird sich auch Ihre Familie daran gewöhnen und Sie in Ruhe lassen.

⬤ Wenn die Atemübungen Ihrem normalen Atemrhythmus entgegenlaufen, mit der Übung aufhören und professionellen Rat einholen.

⬤ Bisweilen werden Sie sich ganz besonders wohl fühlen. Seien Sie nicht verärgert, wenn dieses Gefühl nicht lange anhält. Wir sollten solche außergewöhnlichen Gefühle nicht zu oft erwarten.

⬤ Und vor allem: Geben Sie nicht auf. Allein, daß Sie sich Zeit für sich nehmen, ist schon ein großer Fortschritt.

Sie zu sich: »Sie fühlt sich gut, sie fühlt sich glücklich, sie fühlt große Freude.«

Auf der dritten Stufe stellen Sie sich eine neutrale Person vor, jemanden, den Sie nur selten sehen, etwa eine Verkäuferin oder einen Handwerker. Wichtig ist, daß Sie dieser Person gegenüber keine starken Gefühle hegen. Sagen Sie sich wieder: »Sie/er« fühlt sich gut, sie/er fühlt sich glücklich, sie/er fühlt große Freude.«

Danach wenden Sie sich einem Feind zu. Dieser vierte Schritt ist der schwierigste. Nehmen sie zunächst jemanden, den Sie nicht besonders mögen. Suchen Sie nach ihren/seinen guten Seiten. Dann lassen Sie Ihre schlechten Gefühle in den Vordergrund treten und versuchen, sie durch die positiven Gedanken zu löschen: »Sie/er fühlt sich gut, sie/er fühlt sich glücklich, sie/er fühlt große Freude.«

Im letzten Schritt stellen Sie sich vor, daß Sie mit allen Personen zusammensitzen. Versuchen Sie jede (auch sich selbst) anzunehmen und zu lieben, und sagen Sie sich wiederum:

»Wir fühlen uns gut, wir fühlen uns glücklich, wir fühlen eine große Freude.«

Meditatives Atmen Jeder der vier Schritte sollte etwa 5 Minuten dauern. Versuchen Sie von Mal zu Mal ruhiger zu werden.

Setzen Sie sich aufrecht, aber bequem, Augen schließen und entspannen. Zählen Sie Ihre Atemzüge. Versuchen Sie so normal wie möglich zu atmen. Zählen Sie die Atemzüge in Gedanken, und zwar jeweils beim Ausatmen. Zählen Sie bis fünf, und fangen Sie dann von vorn an. Einige Minuten fortfahren.

Im zweiten Schritt zählen Sie wieder bis fünf, diesmal aber jeweils beim Einatmen. Diese Zählweise dürfte etwas schwieriger sein.

Im folgenden Schritt mit dem Zählen aufhören. Konzentrieren Sie sich auf die Atmung im Körper. Atmen Sie normal, und achten Sie auf Ihre Empfindungen; sollten andere Gedanken auftauchen, schieben Sie sie sanft weg.

Zum Schluß konzentrieren Sie sich auf jeden

Atemzug, stellen sich vor, wie die Luft in Ihren Körper gelangt, wie sie durch die Nasenlöcher oder die Lippen strömt. Lassen Sie sich von der wachsenden Stille um Sie herum ganz einhüllen.

Die Alexander-Technik

Die Alexander-Technik, benannt nach ihrem Erfinder F.M. Alexander, betont die Einheit von Körper und Geist, von Bauch und Kopf. Im Mittelpunkt steht die Kontrolle der Körperreaktionen durch den Verstand oder das Denken. Das Grundprinzip lautet: »bewußte Kontrolle«. Die Menschen lernen, bestimmte gewohnheitsmäßige Reaktionen abzulegen und in einem zweiten Schritt durch bessere zu ersetzen. Für den Erfolg dieser Übungen ist die Haltung von Kopf und Nacken ausschlaggebend: Nur die richtige Haltung läßt die Energie richtig fließen. Alexanders Entdeckungen wurden übrigens durch neue Forschungen über die Nerven- und Muskelimpulse bestätigt.

Viele Menschen erlernen die Alexander-Technik erst, wenn sie Schmerzen haben. Zwar ist es dann noch nicht zu spät, die Technik kann die Beschwerden lindern, aber Vorsorge wäre besser gewesen; denn die Übungen beseitigen Haltungsschäden und vermitteln eine gute Körperhaltung. Aus diesem Grund praktizieren viele Schauspieler, Musiker, Tänzer, Leistungssportler und Yogaschüler – alle, denen es auf eine gute Koordination von Körper und Geist ankommt – die Alexander-Technik.

Das Problem »Überforderung« Funktionelle Beschwerden (siehe Seite 12) sprechen auf die Alexander-Technik besonders gut an, weil sie das Resultat von unangemessenen Reaktionen auf die Belastungen und Ärgernisse des Lebens sind. Sie schlagen sich häufig in Muskelverspannungen nieder und bringen den Körper aus dem Gleichgewicht. Um das Problem noch zu verstärken: Unsere Gesellschaft legt mehr Wert auf die Forderungen, als auf das, was man erreicht. Oft überlegen wir uns gar nicht mehr, ob wir wirklich noch angemessen auf die jeweilige Situation reagieren. Wir versuchen es stets mit Gewalt, zwingen uns selbst mit Gewalt. Dadurch setzen wir unseren Körper einem unnatürlichen Druck aus. Alexander-Lehrer sprechen von »Unterdrückung«. Wir selbst aber bemerken diesen gewaltigen Druck entweder überhaupt nicht mehr oder spüren nicht, wo er sich in unserem Körper niederschlägt.

Die Alexander-Technik kann das gesamte Aussehen eines Menschen verändern: Je besser die Koordination von Körper und Verstand, desto ruhiger und zugänglicher werden wir. Häufig sind die Menschen erstaunt, wenn sie das wahre Ausmaß ihrer Überforderung erkennen, das ihre Kräfte geschwächt und manchmal auch Krankheiten verursacht hat. Wer sich nicht mehr überfordert, der fühlt sich leicht und frei.

Die Alexander-Technik hat übrigens keinerlei religiösen Hintergrund, sie ist ganz pragmatisch angelegt und eignet sich für viele Alltagsprobleme. Sie läßt sich auch mit anderen Verfahren kombinieren. Wer sich für die Alexander-Technik interessiert, sollte sich an einen darin ausgebildeten Lehrer wenden. Gewöhnlich erfolgt die allgemeine Einführung in die Technik in kleinen Gruppen, daran schließt sich aber dann Einzelunterricht an (siehe Seite 186).

BEHANDLUNG VON BESCHWERDEN UND KRANKHEITEN

Viele Krankheiten oder andere gesundheitliche Beschwerden lassen sich problemlos mit natürlichen Heilverfahren zu Hause behandeln. Doch die meisten Menschen kennen sich mit diesen Methoden nicht aus. Sie sind gewöhnt, zum Arzt zu gehen, damit er die Diagnose stellt und ihnen ein Rezept in die Hand drückt, mit dem sie sich in der Apotheke die verschriebenen Pillen abholen.

Wer sich aber trotzdem in das unbekannte Gebiet der natürlichen Medizin vorwagt, der wird sehr schnell ein Gefühl für ihre Methoden entwickeln und lernen, wie man sie am besten und sinnvollsten anwendet. Weil Sie damit selbst die Verantwortung für Ihre Gesundheit übernehmen, werden Sie auch Ihre körperliche Verfassung, Ihre allgemeine Konstitution und Ihr emotionales Temperament besser kennen- und verstehen lernen. Sie werden Ihre Antennen ausfahren, um die frühen Signale einer beginnenden Krankheit aufzufangen. Und Sie werden Ihre eigene Genesung viel aufmerksamer beobachten und mit Ihren Fortschritten viel zufriedener sein, weil Sie selbst aktiv an der Wiederherstellung Ihrer Gesundheit arbeiten.

Gliederung und praktische Nutzung dieses Kapitels

Dieses Kapitel besteht aus sechs Abschnitten, die jeweils Krankheitsbilder enthalten, die in gleichem Zusammenhang stehen. Hinweise zur praktischen Nutzung dieses Kapitels finden Sie auf Seite 10 unter der Überschrift »Anleitung zum Gebrauch dieses Buches«, eine Aufzählung der besprochenen Beschwerden und Krankheiten im Inhaltsverzeichnis auf den Seiten 6-7. Außerdem können Sie auch im Stichwortverzeichnis auf den Seiten 188-190 nachschlagen.

VORSICHT

Mit den natürlichen Heilverfahren lassen sich viele Beschwerden und Krankheiten behandeln. Doch viele Frauen (und Männer) hatten bislang nicht die Möglichkeit, entsprechende Erfahrungen zu sammeln. Sie überlassen die Sorge um ihre Gesundheit häufig lieber den Ärzten und verlieren dadurch den Kontakt zu sich selbst, nicht nur in körperlicher, sondern auch in emotionaler, seelischer und spiritueller Hinsicht.

Die Zeiten ändern sich, wenn auch langsam. Allerdings werden Sie nicht immer auf einen Arzt verzichten können. Ärztliche Hilfe ist immer notwendig,

● um bei unklaren Symptomen eine Diagnose zu stellen oder zu bestätigen

● zur Abklärung möglicher Komplikationen und zur Vorbeugung

● bei einer plötzlichen oder unerklärbaren Verschlechterung Ihres Zustands

● in allen lebensgefährlichen Situationen

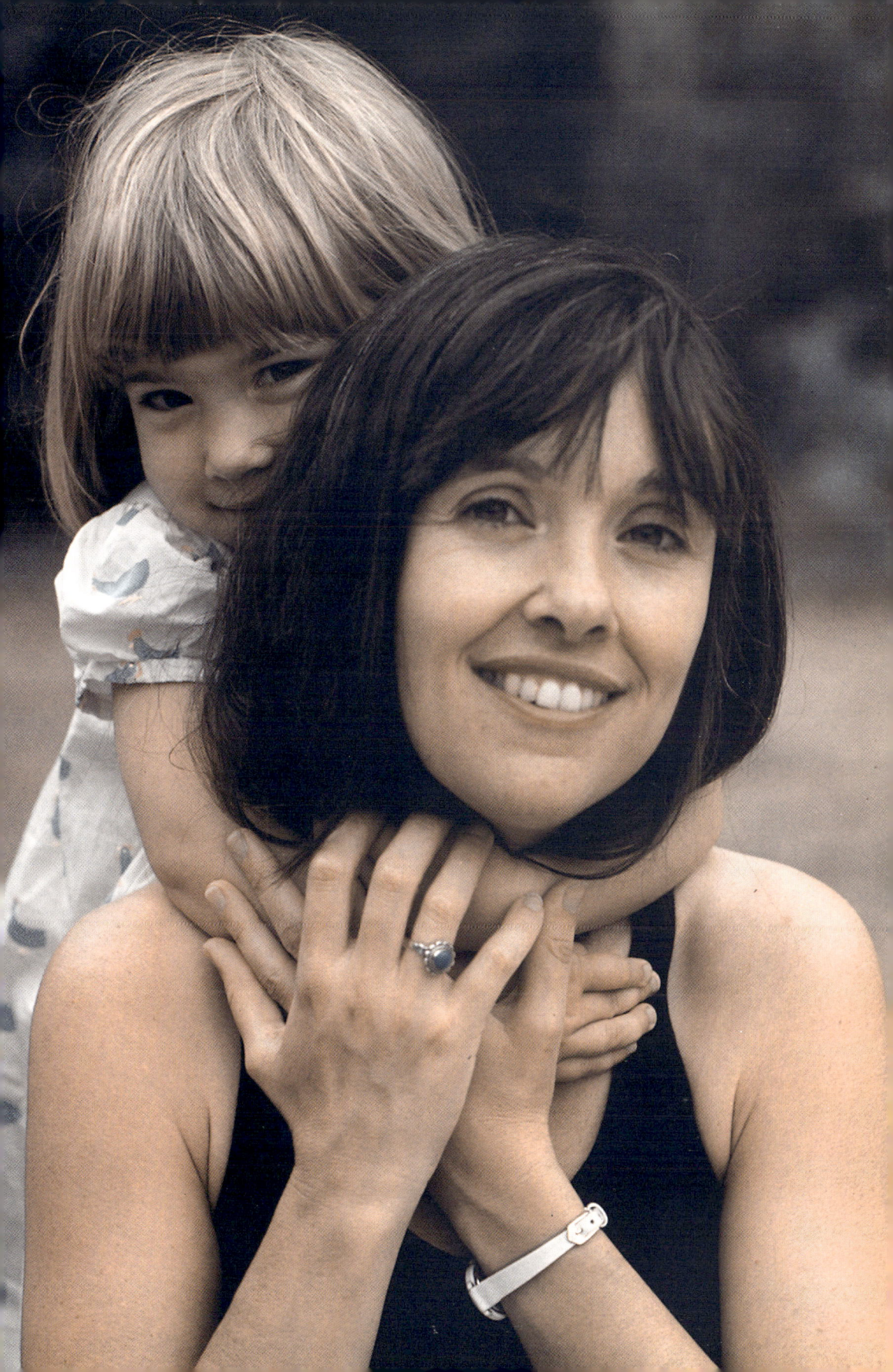

Beschwerden im Zusammenhang mit der Menstruation

Der weibliche oder Menstruationszyklus besteht aus vier Phasen: Menstruation, vor dem Eisprung (Ovulation), Eisprung und vor der Menstruation. Veränderungen im Energiehaushalt und Stimmungsschwankungen sind während dieses monatlichen Zyklus (im Durchschnitt dauert er 28 Tage) genauso normal wie die Menstruation, also die Monatsblutung selbst.

In diesem Teil des Buches beschreiben wir den natürlichen Verlauf des Zyklus und seine Veränderungen sowie die möglichen Probleme und ihre Ursachen. Sobald Ihnen dies alles erst einmal vertraut ist, werden Sie auch Ihre eigenen Reaktionen während des Zyklus besser verstehen können.

Änderungen im Energiehaushalt während der Menstruation

Das Einsetzen der Menstruation markiert nicht nur das Ende eines Zyklus, sondern auch den Anfang eines neuen. Für viele Frauen ist diese Zeit sehr wichtig, weil sie das Bewußtsein der eigenen Identität und Individualität jetzt am intensivsten spüren. Ihre Energie löst sich von der körperlichen Ebene und konzentriert sich auf die »Quelle allen Lebens«, damit genug »spirituelle Kraft« für die Empfängnis vorhanden ist (siehe Seite 127).

Die Menstruationsblutungen bestehen aus dem Gewebe, das sich im vorangegangenen Zyklus an der Innenwand der Gebärmutter gebildet hat. Mit diesem Gewebe werden zudem alle Gifte, die sich im Laufe des Monats in körperlicher und emotionaler Hinsicht angesammelt haben, ausgeschwemmt. So werden Körper und Seele gereinigt, um neue spirituelle Energie aufnehmen zu können.

Vielleicht haben Sie während der Menstruation das Gefühl, als ob Sie sich nach »oben« strecken«, um die neue spirituelle Energie zu erreichen. Vielleicht spüren Sie eine Distanz zu Ihrem Alltag, und es fällt Ihnen schwer, Ihre täglichen Aufgaben wie gewohnt zu bewältigen. Vielleicht werden Sie auch leicht ohnmächtig. Der Volksmund nennt dieses Verhalten »irrational«. Besser wäre aber die Bezeichnung »instinktiv«, da Frauen ihre innere Stimme in dieser Zeit sehr viel deutlicher wahrnehmen. Daher sollten Sie sich gerade jetzt frei fühlen und Ihren natürlichen Gefühlen und Intuitionen folgen.

Die meisten Frauen spüren während der Menstruation eine starke und instinktive Abneigung gegen Sex, weil sie durch die körperliche Liebe »geerdet« und von den spirituellen Quellen entfernt werden. Aber auch das Gegenteil ist möglich: Manche Frauen haben ein gesteigertes sexuelles Verlangen während der Menstruation.

Änderungen im Energiehaushalt nach der Menstruation

In den zwei Wochen nach der Menstruation bereitet sich der Körper auf die Empfängnis neuen Lebens vor. Die neue spirituelle Energie wird über die emotionale Ebene nach »unten« zur körperlichen geleitet, so daß sich das Bewußtsein zum Zeitpunkt des Eisprungs ganz auf die physische Ebene konzentrieren kann. In der chinesischen Medizin heißt das: »Die Gebärmutter tut ihre Arbeit.« Energieversorgung und Durchblutung der Gebärmutter nehmen täglich zu und erreichen am Tag des Eisprungs ihren Höhepunkt.

Wenn Sie eine sehr kräftige Konstitution haben, dann fühlen Sie sich vielleicht in diesen zwei Wochen am besten. Wenn Sie dagegen gerade unter Energiemangel und Blutarmut leiden, dann wird diese Zeit für sie vermutlich die anstrengendste des Zyklus sein. Denn die Gebärmutter braucht einen großen Teil der gesamten Energiereserven für sich, so daß ein mangelhaftes Energieangebot alle Probleme verschlimmert.

Änderungen im Energiehaushalt während des Eisprungs

Der Eisprung ist sozusagen das »Gegenteil« der Menstruation. Auch die Energieströme nehmen jetzt den entgegengesetzten Verlauf.

Die körperliche Energie nimmt zu, die spirituelle ab. Das Bewußtsein konzentriert sich in dieser Zeit auf die materiellen und physischen Aspekte weiblichen Lebens, was sich oft auch in einem gesteigerten sexuellen Verlangen ausdrückt. Viele Frauen fühlen sich jetzt am »weiblichsten«, sie spüren »weibliche« Yin-Energie im Überfluß.

Häufig machen sich diese Änderungen im Energiehaushalt auf körperlicher Ebene durch einen leicht milchigen, manchmal auch klebrigen Ausfluß aus Gebärmutter und Vagina bemerkbar. Manche Frauen spüren in der Mitte des Zyklus auch leichte Bauchschmerzen, die durch eine Störung der natürlichen Flüssigkeitsversorgung oder durch den Eisprung selbst verursacht sind.

Änderungen im Energiehaushalt vor der Menstruation

Unmittelbar nach dem Eisprung ist die Gebärmutter bereit, neues Leben aufzunehmen. Sie wartet. Kommt es zu einer Empfängnis, dann »dockt« die neue Seele an dem vorbereiteten Versorgungsgewebe an. Kommt keine Empfängnis zustande, wartet die Gebärmutter zunächst weiter ab. Die chinesische Medizin sagt: »Die Gebärmutter ruht.« Wenn Sie eine starke und bewegliche Persönlichkeit sind, empfinden Sie diese Warte- und Ruhephase vielleicht als störend und lästig, besonders wenn Sie ein kreatives und aktives Leben führen. Vielleicht stört Sie es, daß sich Ihr Bewußtsein langsam von der materiellen Welt zur spirituellen wendet.

Wie der Zyklus begonnen hat, so endet er – mit der Menstruation. Sie mag unangenehm und schmerzhaft sein, aber die spirituelle Energie, die Sie in dieser Zeit aufnehmen, hilft Ihnen.

Die vier Phasen des weiblichen Zyklus werden durch charakteristische Änderungen in der Zielrichtung der Energieströme begleitet: Die körperliche Orientierung während des Eisprungs weicht der spirituellen während der Menstruation.

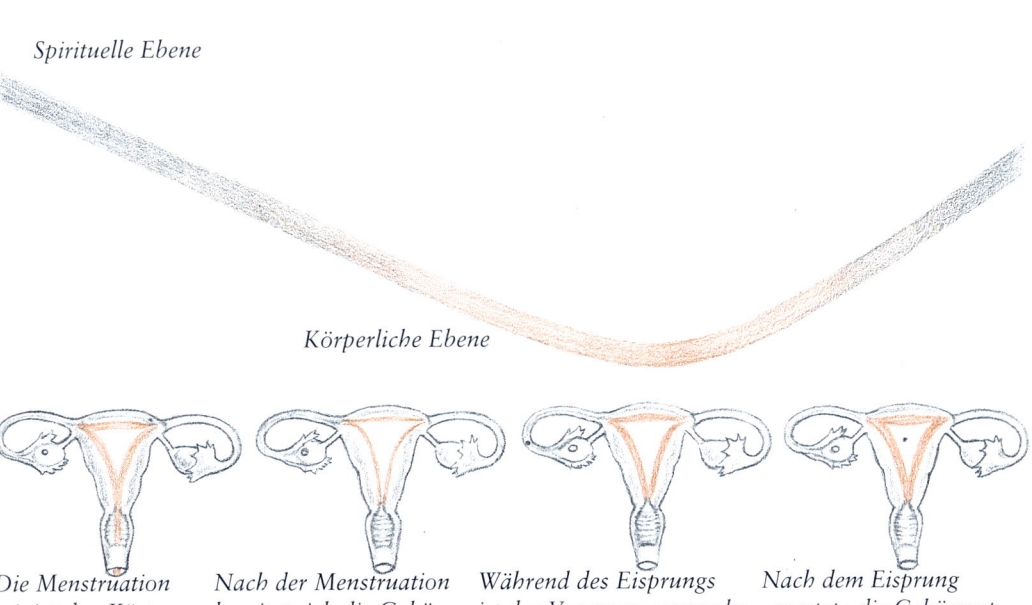

Spirituelle Ebene

Körperliche Ebene

Die Menstruation reinigt den Körper von physischen und emotionalen Giften.

Nach der Menstruation bereitet sich die Gebärmutter auf die Versorgung neuen Lebens vor.

Während des Eisprungs ist das Versorgungsgewebe in der Gebärmutter mit Nährstoffen gefüllt.

Nach dem Eisprung »wartet« die Gebärmutter, bis das Versorgungsgewebe wieder zerfällt.

89

DAS PRÄMENSTRUELLE SYNDROM (PMS)

Das prämenstruelle Syndrom, zu dem auch die sogenannte prämenstruelle Spannung gehört, ist so weitverbreitet und die Stimmungsschwankungen in den Tagen vor der Periode sind so gefürchtet, daß viele Frauen auch die Menstruation selbst als »Fluch« bezeichnen. Dieser Name betont jedoch die negativen Seiten der Menstruation und verdeckt damit ihre sehr viel größeren positiven Aspekte (siehe Seite 88).

Körperliche Ursachen

Die Schulmedizin sieht die Ursachen für das prämenstruelle Syndrom in Störungen des Hormonhaushalts. Auch die natürliche Medizin erkennt Störungen des hormonellen Gleichgewichts als wichtig an, sieht sie jedoch nur als einen Teil eines sehr viel umfassenderen Symptombildes einer Leberfunktionsstörung. (Die Leber ist das wichtigste Organ zum Abbau von Giftstoffen).

In den Tagen vor der Menstruation beginnt sich die Leber darauf vorzubereiten, alle Giftstoffe, die sich während des vorangegangenen Zyklus im Körper angesammelt haben, abzubauen und auszuscheiden. Dabei arbeitet sie so hart wie nach dem Genuß von zuviel Alkohol oder einer schweren Mahlzeit – übrigens auch der Grund, warum die Symptome des PMS einem »Kater« so sehr ähneln. Das erklärt ferner, warum manche Frauen nach einem Schluck Alkohol für einige Stunden Erleichterung von ihren PMS-Beschwerden spüren, obwohl die Symptome bald wieder und oft in sehr viel stärkerer Ausprägung zurückkehren. Und es erklärt auch, warum Kaffee (auch entkoffeinierter) kurzfristig Linderung bringt, langfristig aber verschlimmernd wirkt.

Vorangegangene Erkrankungen der Leber, wie etwa eine Hepatitis, können in manchen Fällen die PMS-Symptome ebenfalls verschlimmern.

Emotionale Aspekte

Ein großer Unterschied zwischen Männern und Frauen ist die »zyklische Natur« der emotionalen Energie von Frauen. Das zeigt sich gerade im PMS sehr deutlich. Zwar treten die Spannungsgefühle und andere Beschwerden gewöhnlich etwa eine Woche vor Beginn der Menstruation auf, doch tatsächlich sind sie das Resultat der während des vorangegangenen Monats aufgestauten Spannungen (in manchen Fällen sogar von jahrelang aufgestauten Spannungen). Zu den Gefühlen, die mit dem PMS zusammenhängen, gehören Reizbarkeit, Ärger, Angst und Streß, die den Blutdruck in Gefahr bringen und Bluthochdruck mitverursachen können (obwohl das im Moment noch eher die Männer betrifft).

Spannungen im täglichen Leben Gefühle, Spannungen und andere Ursachen des PMS kommen oft dadurch zustande, daß sich die weibliche Seite mit der Persönlichkeit nicht im Gleichgewicht befindet. Häufig liegt das daran, daß die Frau in einer männlich dominierten Welt arbeitet oder in einer Situation lebt, wo sie dem Druck der »Männerwelt« besonders ausgesetzt ist.

Andere Faktoren, die das PMS begünstigen, sind ständige Hetze infolge eines überfüllten Terminkalenders oder aber selbstgewählte überzogene, unerfüllbare Anforderungen an die eigene Zuverlässigkeit und Ordnung.

Geistige und spirituelle Probleme Die Ursachen für die dem PMS zugrundeliegenden Störungen des emotionalen Gleichgewichts sind häufig auf höherer Ebene zu finden, insbesondere in Problemen mit der eigenen Weiblichkeit. So sind zum Beispiel manche Frauen in dieser sich verändernden Gesellschaft verunsichert, wie weiblich sie sich noch verhalten können, ohne als schwach zu gelten. Allgemein wird das Zeigen von Gefühlen als Ausdruck von Schwäche gewertet – Ergebnis einer vorwiegend männlich orientierten Welt.

Symptome

In leichten Fällen treten die Symptome ein oder zwei Tage vor Beginn der Menstruation auf, in schweren Fällen können sie ein bis sogar zwei Wochen vorher beginnen. Zu den Beschwerden gehören:

- Spannungsgefühle, Reizbarkeit und Niedergeschlagenheit
- Tränenausbrüche, plötzlicher Ärger über kleine Anlässe
- geschwollene, empfindliche Brüste
- Gefühle der »Fülle« im Unterbauch
- Kopfschmerzen
- Schlafstörungen

Vorbeugung

Um dem PMS vorzubeugen, gibt es eine ganze Reihe von Möglichkeiten. Einige erscheinen selbstverständlich – doch halten Sie sich wirklich daran?

Meiden Sie Aufputschmittel, besonders Kaffee und Tee, und zwar nicht nur in den Tagen vor den Tagen, sondern überhaupt. Trinken Sie regelmäßig Kamillentee. Streichen Sie rotes Fleisch, Rotwein und fette Mahlzeiten vom Speisezettel. Und trinken Sie, wenn überhaupt, nur einmal in der Woche Alkohol.

Versuchen Sie Ihr Leben ruhig und sensibel zu leben, ohne viel herumzuhetzen. Schwimmen und Gehen sind hervorragende und angenehme Übungen, um den Energiekreislauf in Schwung zu bringen und die PMS-Beschwerden zu lindern. Falls Sie aber häufig Ihre eigenen Grenzen überschreiten und sich überfordern, werden alle Therapien allenfalls kurzfristig helfen.

HEILMITTEL FÜR DAS PRÄMENSTRUELLE SYNDROM

Die folgenden Verfahren sollten Sie möglichst vor Beginn des PMS anwenden, sie helfen aber auch, wenn es schon begonnen hat. Um die positiven Wirkungen zu steigern, sollten Sie die Therapie einige Monate durchführen.

Heilkräuter und Heilpflanzen

Allgemeine Angaben zu Dosis und Gegenanzeigen siehe Seite 38.

Nach der ersten Behandlungsrunde sollten Sie sich besser fühlen. Die Therapie mindestens 3, höchstens 12 Zyklen durchführen. Wenn die Spannungsgefühle nicht nachlassen, einen Arzt für Naturheilkunde aufsuchen.

- Agnus castus als 50-mg-Tablette, 3mal täglich, 3 Monate oder länger.
- Oder: Jeweils Standarddosen aller folgenden Heilpflanzen, am besten 10-14 Tage (ideal: ab dem Eisprung) vor Beginn der Menstruation: Mutterkraut (Chrysanthemum parthenium), Herzgespann (Leonurus cardiaca), Blauer Hahnenfuß (Caulophyllum thalactroides) und entweder Baldrian (Valeriana officinalis) oder Frauenschuh (Cypripedium pubescens). Mutterkraut stärkt Energiekreislauf und Verdauung; Herzgespann entspannt und reguliert den Hormonhaushalt; Blauer Hahnenfuß wirkt besonders bei PMS-Beschwerden; Baldrian und Frauenschuh sind allgemeine Beruhigungsmittel.
- Bei Verstopfung: Zusätzlich Kalifornischer Kreuzdorn (Rhamnus purshiana). Mit Standarddosis beginnen und bei Bedarf auf 5mal täglich steigern.
- Versuchen Sie auch Katzenminze (Nepeta cataria) regelmäßig als Tee.

Andere Naturheilmittel

Literaturhinweise siehe Seite 186.

- Nachtkerzenöl zur äußerlichen Anwendung und Vitamin B6.

Fortsetzung siehe nächste Seite

Fortsetzung von Seite 91

Homöopathie

Allgemeine Angaben zu Dosis und Gegenanzeigen siehe Seite 54.

Je nach Indikation eines oder zwei der folgenden Mittel jeweils die beiden Wochen vor Beginn der Menstruation in D6 3mal täglich einnehmen.

● Erschöpfung vor der Menstruation mit Appetitmangel und evtl. Schmerzen in einem Eierstock oder krampfartige Schmerzen im Bereich der Gebärmutter: Belladonna.

● Starke Müdigkeit, leicht zu verunsichern, Frösteln, geschwollene empfindliche Brüste: Calcium carbonicum

● Starke Reizbarkeit und Unruhe: Chamomilla.

*Tempel-
wächter*

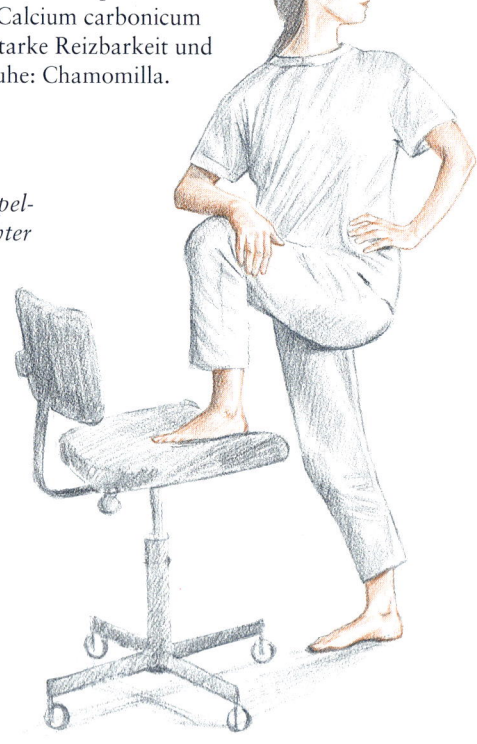

● Übelkeit: Nux vomica.

● Geschwollene und empfindliche Brüste, geschwollene Drüsen, Muskelschmerzen und verwirrende Träume: Conium.

● Andere hilfreiche Mittel sind Causticum, Graphites, Kali carb., Kreasotum, Lycopodium, Nat. mur., Phosphorus, Sepia und Sulfur (siehe Seiten 57-69).

Übungen

Einzelheiten siehe Seite 70. Täglich trainieren, am besten das schwere oder das dynamische Programm. Zusätzlich zur Lösung von Verspannungen:

● Tempelwächter: Stellen Sie sich vor einen Stuhl, den rechten Fuß auf die Sitzfläche stellen. Rechte Hand auf rechte Hüfte. Beim Ausatmen den rechten Oberschenkel mit der linken Hand zur rechten Seite drehen, dabei über die rechte Schulter sehen, 30-60 Sekunden verharren. Entspannen, in die Mitte schauen und die Übung mit der anderen Seite wiederholen. Diese Übung löst Verspannungen der Wirbelsäule, Hüften und Seiten.

● Drehung: Stellen Sie sich mit dem Rücken nahe an eine Wand. Beim Ausatmen den Körper von den Hüften bis zu den Schultern zur Seite drehen, die Handflächen an die Wand drücken. 30-60 Sekunden verharren, dabei regelmäßig atmen. Beim Ausatmen in die Ausgangsposition zurückdrehen und Übung mit der anderen Seite wiederholen. Diese Übung löst Verspannungen von den Schulterblättern bis zu den Hüften.

ANÄMIE

Die Schulmedizin definiert Anämie als Mangel an rotem Blutfarbstoff Hämoglobin, der für den Transport des Sauerstoffs in den Blutzellen verantwortlich ist. Hämoglobin enthält Eisen. Da sich die roten Blutzellen oder Blutkörperchen ständig regenerieren, das heißt fortlaufend absterben und wieder gebildet werden, braucht der Körper eine kontinuierliche Eisenzufuhr, um diesen Blutfarbstoff produzieren zu können. Daher kann die bei Frauen häufigste Form der Anämie auch als Eisenmangel im Blut definiert werden. Wir sprechen dann von einer Eisenmangelanämie.

Die Anämie ist für sich genommen keine ernste Erkrankung, jedoch beeinträchtigen die Begleitsymptome wie Müdigkeit und Niedergeschlagenheit die gesamte Verfassung und Fähigkeit, den Anforderungen des Alltags gerecht zu werden.

Ursachen der Anämie

Das Grundproblem in den meisten Fällen einer Eisenmangelanämie besteht darin, daß der Körper mehr Eisen (meist über Blutungen) verliert, als er aus der Nahrung aufnimmt. Ursache des Eisenverlustes sind meist starke Menstruationsblutungen (siehe Seite 114), Schwangerschaft und Stillzeit. Die Gründe für eine zu geringe Eisenaufnahme sind vielfältiger: ein zu geringer Eisengehalt der Nahrung; ausreichender Eisengehalt in der Nahrung, aber gestörte Resorptionsfähigkeit des Körpers; auch emotionale oder spirituelle Faktoren können eine Rolle spielen. Im folgenden werden wir alle diese Faktoren näher beschreiben.

Eisen in der Nahrung

Eisen ist in vielen Nahrungsmitteln enthalten, allerdings ist der jeweilige Gesamtgehalt an Eisen keine sichere Richtschnur für eine ausreichende Eisenversorgung. Ein besseres Maß ist der Anteil an »verfügbarem Eisen«, das heißt die Eisenmenge, die der Körper aufnehmen kann; denn nicht alles Eisen in der Nahrung ist auch resorptionsfähig. Der Körper kann nur das Eisen verdauen und aufnehmen, das in Form löslicher Salze vorliegt. Ist das Eisen aber in bestimmten organischen Verbindungen gebunden, kann es der Körper nicht herauslösen und verdauen.

Sicher denken Sie, daß braunes Vollkornbrot einen höheren Eisengehalt hat als weißes Brot. Das ist richtig, doch überraschenderweise enthält das weiße Brot eine größere Menge an löslichem Eisen als Vollkornbrot. Ähnlich verhält es sich auch mit Spinat. Zwar ist sein Eisenanteil recht hoch, die Menge verfügbaren Eisens jedoch bleibt ziemlich niedrig, weil ein Großteil davon in der Oxalsäure gebunden ist.

Allgemein gilt: Fleisch und Fisch enthalten mehr Eisen (Gesamtgehalt und verfügbares Eisen) als die meisten Obst- und Gemüsearten. Dadurch geraten Vegetarier ins Hintertreffen, wenn sie eine Anämie mit einer entsprechenden Ernährung überwinden wollen, obwohl sie es mit besonderer Sorgfalt auch schaffen können.

VORSICHT

Die Medizin kennt mehrere Anämiearten und damit verbundene Beschwerden, von denen einige schwerer sind als andere. Dazu gehören die:
- Eisenmangelanämie (wie hier beschrieben)
- perniziöse Anämie oder Vitamin-B_{12}-Mangelanämie infolge einer Resorptionsstörung (ebenfalls hier beschrieben)
- Folsäuremangelanämie
- Sichelzellenanämie
- Thallassämie
- hämolytische Anämie

Bevor Sie Ihre Beschwerden selbst behandeln, müssen Sie unbedingt eine ärztliche Diagnose einholen, welche Form der Anämie bei Ihnen vorliegt.

Tee und Vollkornprodukte Tee beeinträchtigt die Eisenresorption. Wie wir später noch ausführlich erläutern werden, sollten Sie alle Aufputschmittel, insbesondere Tee, meiden, wenn Sie an einer Anämie leiden.

Das im Tee enthaltene Tannin verbindet sich mit den Eisensalzen aus anderen Nahrungsmitteln und blockiert sie. (Tee mit Milch wirkt nicht so stark, da die Milch das Tannin zum Teil bindet.)

In ähnlicher Weise bindet auch das in Vollkornprodukten in enthaltene Phytin die Eisensalze. (Mit der Zeit kann der Körper die bindende Wirkung des Phytins ausgleichen). Aus diesen Gründen ist ein plötzlicher Wechsel zu einer streng vegetarischen Vollwerternährung mit starkem schwarzem Tee ohne Milch besonders schädlich für die Gesundheit.

Vitamin B$_{12}$ Zur Bildung der roten Blutkörperchen ist Vitamin B$_{12}$ nötig. Gewöhnlich verfügt der Körper, vor allem in der Leber, über einen Vorrat an Vitamin B$_{12}$, der ein bis zwei Jahre überbrücken kann. Eine länger dauernde Unterversorgung mit diesem Vitamin kann jedoch diesen Vorrat mindern, so daß eine Vitamin-B$_{12}$-Mangelanämie entsteht. Vitamin B$_{12}$ ist hauptsächlich in tierischen Nahrungsmitteln enthalten. Nur wenige Gemüse (Sauerkraut) und einige Kräuter wie Beinwell *(Symphytum officinalis)* weisen kleine Mengen auf. Daher besteht bei einer streng vegetarischen Ernährung das Risiko eines Vitamin-B$_{12}$-Mangels.

Eine weitere Ursache für diese Anämie sind Störungen der Vitaminresorption im Magen-Darm-Trakt infolge von Erkrankungen oder Störungen der Darmflora. Dazu gehören auch chirurgische Eingriffe, wie etwa die Operation eines Magengeschwürs. Das Gleichgewicht der Darmbakterien kann durch häufige Durchfälle, extrem hohen Anteil von Ballaststoffen in der Ernährung (wie bei etlichen »darmreinigenden« Diäten) oder wiederholte Einnahme von Antibiotika gestört werden.

Wie wirkt Eisenmangel auf den Körper?

Eisen ist ein wichtiger Grundstoff für die Bildung des Hämoglobins, dem roten Blutfarbstoff der roten Blutkörperchen. Hämoglobin transportiert Sauerstoff von den Lungen zum übrigen Körper. Ohne Eisen wird das Blut »dünn«, dem Körpergewebe mangelt es an Sauerstoff, die charakteristischen Symptome einer Anämie stellen sich ein. Die anfänglichen Befindlichkeitsstörungen können sich leicht in eine Depression auswachsen. Wir fühlen uns unfähig, irgend etwas in Angriff zu nehmen oder Ideen in die Tat umzusetzen.

In Extremfällen verlieren wir völlig unsere Konzentrations- und Entscheidungsfähigkeit. Das ist der Grund, warum sich manche Menschen während einer Anämie zu schwach und unfähig fühlen, ihren Alltag zu meistern.

EISENHALTIGE NAHRUNGSMITTEL

Versuchen Sie eines oder zwei der folgenden Mittel. Wenn sich Ihre Anämie verschlimmert, könnte eine Störung der Vitamin-B$_{12}$-Resorption die Ursache für Ihre Beschwerden sein.

- Bierhefe, 1 gehäufter Teelöffel 3mal täglich
- Vitamin E, 50 Einheiten täglich
- Weizenkeime
- Molasse
- Bockshornklee *(Foenum graecum)*, 1 gehäufter Teelöffel 5mal täglich als Gewürz oder Tee
- Traubensaft
- 100 g Krabben mit 1 Teelöffel schwarzer Molasse und 1 Tasse Weißwein 20 Minuten dünsten

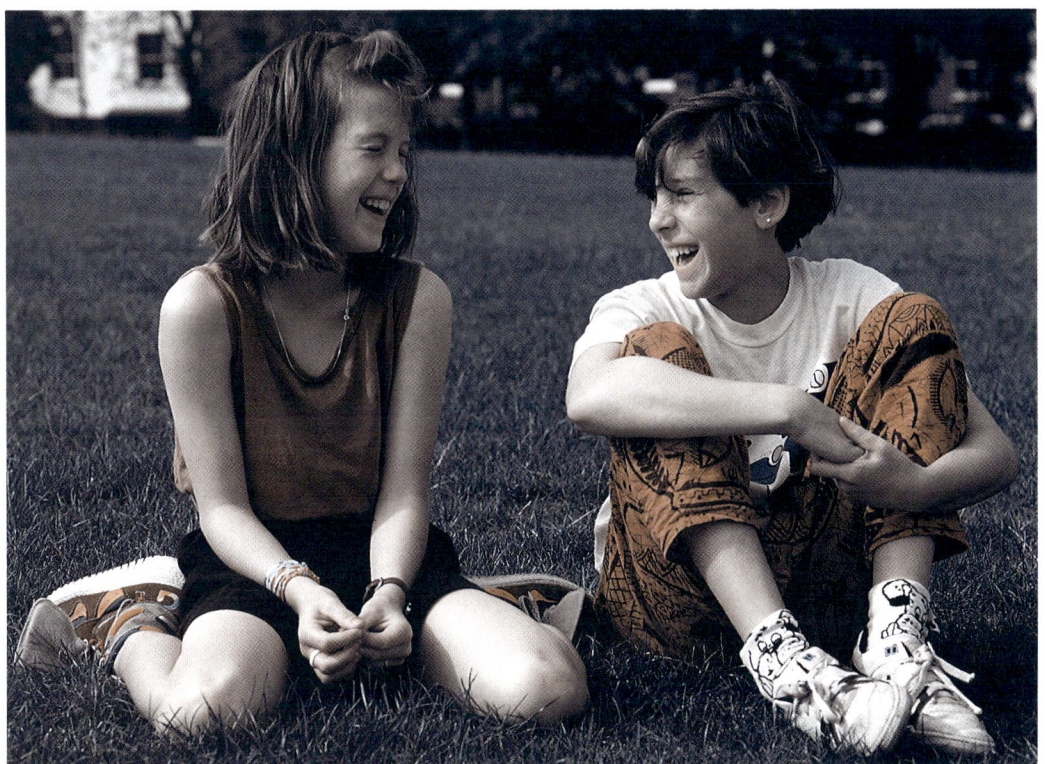

Lebensumstände

Eine Anämie kann auch durch bestimmte Lebensumstände verursacht werden. Eine häufige Ursache sind schwere Krankheiten im Kindesalter, die sich auch im Erwachsenenalter noch auswirken. So können sie zum Beispiel das körperliche Gleichgewicht derart stören, daß sich bei Frauen in Belastungssituationen eine Anämie entwickelt.
Ein weiterer Faktor ist die Pubertät, eins der »Tore« im Leben (siehe Seite 21). Wenn ein Mädchen während dieser Zeit großen Belastungen ausgesetzt ist oder nicht genügend Raum hat, um seine Ideen zu entwickeln, kann eine Neigung zu Anämie resultieren. Das gilt besonders dann, wenn es eine ausgeprägte eigene Meinung hat, sie aber aus Angst vor Kritik nicht zu äußern wagt. Überarbeitung kann ebenfalls Ursache für eine Anämie sein. Das Blut versorgt den Kör-

Probleme während der Pubertät können eine Neigung zu Anämie im Erwachsenenalter verursachen. Daher sollten Mädchen genug Freiraum haben, um ihre Persönlichkeit, Überzeugungen und Ideen frei entwickeln zu können.

per mit Sauerstoff, damit er seine Aufgaben erfüllen kann. Wer aber sehr viel arbeitet, überfordert seinen Körper und achtet häufig auch nicht mehr auf seine Ernährung.

Emotionale Ursachen

Bei einer Anämie werden die Muskeln nicht ausreichend mit Sauerstoff versorgt, wir werden müde und schwach, können unsere Gedanken nicht mehr in die Tat umsetzen und fühlen uns deswegen unfähig, verzweifelt, frustriert und entmutigt. Diese Gefühle sind nicht nur das Resultat einer Anämie, sie können auch ihre Ursache sein.

Wenn uns etwas in unserem Alltag schwächt und unsere Handlungsfähigkeit beeinträchtigt, dann kann sich auch eine Anämie entwickeln. Besonders die Erziehung von Kindern ist zeit- und energieintensiv, so daß wir nur noch wenig Kraft für andere Dinge des Lebens übrig haben. Diese Einschränkung kann Frustrations- und Depressionsgefühle hervorrufen. Und genau diese Gefühle können auch die Fähigkeit des Körpers mindern, aus der Nahrung Eisen aufzunehmen.

Gefühle der Frustration und Niedergeschlagenheit sind ganz normale Reaktionen auf bestimmte schwierige Situationen. Jeder Mensch leidet mehr oder weniger darunter. Doch in manchen Fällen sitzt das Problem tiefer: Diese Gefühle sind seit Jahren Bestandteil der Persönlichkeit. Die aktuellen Probleme basieren dann aus einer Zeit, die häufig bis in die Kindheit zurückreicht. Psychotherapie einschließlich Psychoanalyse, Verhaltenstraining und ähnliche Techniken können helfen, solch tiefsitzende Gefühlsstrukturen aufzubrechen.

Gesellschaftliche Ursachen

Eine Anämie hat oft auch mit Faktoren höherer Ebene zu tun. Wie bereits erwähnt, ist eines der Hauptmerkmale einer Anämie die Schwierigkeit, Pläne in die Tat umzusetzen. Häufig betrifft dieses Problem die intellektuelle Ebene, die Ideen und Einstellungen. Unsere Gesellschaft belohnt Arbeit und Aktivität, sie basiert auf dem Prinzip »Bezahlung nach Leistung«. Trotzdem bestehen in manchen Bereichen unserer Gesellschaft fundamentale Ungleichgewichte und Störungen.

Von berufstätigen Frauen wird auch heute noch erwartet, daß sie genausoviel leisten wie Männer und selbstverständlich auch die Hausarbeit und Erziehung der Kinder übernehmen. Manche Frauen reagieren auf diese Rollenfestlegung wild entschlossen, beides zu schaffen. Doch das ist nicht immer möglich. Oft werden Körper und Geist so ausgelaugt, daß sich eine Anämie entwickelt.

Anämiemuster

Eine Anämie folgt gewöhnlich einem der folgenden drei Muster: Schwache Energieversorgung, Mangel an kühler Energie und schwacher Stoffwechsel. Jedes Muster hat seinen charakteristischen Verlauf. Allerdings muß nicht nur ein Muster auftreten, häufig sind mehrere Faktoren beteiligt, so daß sich auch mehrere Muster nebeneinander zeigen. Das bedeutet dann auch, daß zur Heilung mehrere Schritte notwendig sind einschließlich Änderung des Lebensstils und Karriereentscheidungen sowie eventuell auch verschiedene Heilmittel.

Allgemeine Anämiesymptome

● Blasses Gesicht, weil nicht genügend roter Blutfarbstoff (Hämoglobin) vorhanden ist, um den Wangen eine gesunde rosige Farbe zu geben.

● Atemlosigkeit, schon bei leichten körperlichen Anstrengungen, weil das Blut nur wenig Sauerstoff von den Lungen zum Körper transportieren kann. Außerdem: Je mehr man sich anstrengt, desto mehr Sauerstoff verbraucht man.

● Herzklopfen oder Herzflattern (Tachykardie), weil das Herz versucht, mehr Blut und damit mehr Sauerstoff durch die Blutgefäße zu pumpen.

● Allgemeine Müdigkeit und Antriebsschwäche, Schwindel und Benommenheit, weil die Sauerstoffversorgung des Gehirns geschwächt ist.

Allgemeine Hinweise zur Behandlung

Der Erfolg der Behandlung hängt vor allem davon ab, ob Sie die Ursache Ihrer Anämie herausfinden können. Besprechen Sie Ihre Beschwerden und Lebensumstände mit Ihrem Hausarzt oder einer nahestehenden Person, um Klarheit zu bekommen.

Einige homöopathische und pflanzliche Mittel machen zu Anfang der Behandlung aufgrund ihrer entspannenden Wirkung müde.

WANN HILFT EINE SUBSTITUTION?

Mineralstoffe In manchen Fällen ist nicht nur Eisenmangel die Ursache für die Anämie, sondern auch eine unzureichende Versorgung des Körpers mit Kupfer, Kobalt und anderen Mineralstoffen. Diese Mangelzustände sind durch Multivitaminpräparate zu beheben. Wenn möglich, lassen Sie sich vorher von einem Ernährungsexperten beraten.

Aminosäuren Aminosäuren sind die Bausteine des Eiweiß, die wichtigsten strukturellen Moleküle des menschlichen Körpers. Die Substitution von Aminosäuren kann bei schwacher Verdauung und möglicherweise auch bei einer Anämie helfen. Lassen Sie sich aber vorher von einer Fachkraft beraten.

Eisenpräparate (»Eisenpillen«) Eisenpräparate lassen sich mit natürlichen Heilmitteln kombinieren. Um die Wechselwirkungen zwischen beiden zu minimieren, sollten Sie sie im Abstand von mindestens einer halben Stunde einnehmen. Eisenpräparate können schwere Verdauungsstörungen verursachen. In diesem Fall können Sie gleichzeitig entsprechende pflanzliche Mittel einnehmen, um den Darm zu stabilisieren (siehe auch Ernährungshinweise auf Seite 29).

Es wird Ihnen nichts anderes übrigbleiben, als dies zu akzeptieren, zumal die Anämie zu den »schwachen« Krankheiten gehört und der Körper Ruhe braucht, um sich zu erholen.

Ernährung Versuchen Sie ergänzend zu den allgemeinen Ernährungshinweisen die folgenden Ratschläge zu beherzigen:
- Aufputschmittel wie Tee und Kaffee meiden – höchstens eine Tasse pro Tag. Die Anämie hat damit zu tun, daß Ihr Körper nicht mehr Ihrem Willen folgt. Stimulanzien stärken vorübergehend die Macht des Willens über den Körper, so daß Sie Ihren Alltag scheinbar leichter bewältigen. Doch dadurch verschärft sich das Problem nur. Vielen Menschen fällt es schwer, auf diese Aufputschmittel zu verzichten. Der Grund: Sie machen süchtig. Wenden Sie sich an einen Arzt für Naturheilkunde, wenn auch Sie von Kaffee, Tee oder anderen »Genuß«giften nicht loskommen.
- Alkohol meiden, besonders wenn Sie an einer Anämie des Musters »Mangel an kühler Energie« leiden. Höchstens zwei Gläser Wein oder eine dementsprechende Menge an Alkohol pro Woche.
- Zucker und stark zuckerhaltige Nahrungsmittel meiden. Zucker stärkt zwar vorübergehend die Energie, der Rückschlag ist aber um so härter.
- Essen Sie Nahrungsmittel guter Qualität und Vitalität, die also nicht zu lange gekocht, künstlich verfeinert oder gefroren sind.
- Organische Nahrung essen.
- Darauf achten, daß Ihre Nahrung genug Eiweiß und Eisen enthält.
- Wenn Sie Eisenpräparate einnehmen: Wählen Sie ein leicht resorbierbares Mittel. Einige Präparate sind schwer verdaulich, so daß Ihr Körper mehr Eisen verliert (etwa durch starke Menstruationsblutungen) als er infolge der geschwächten Verdauung resorbieren kann.

Homöopathie Eine Anämie läßt sich besonders gut mit dem jeweiligen homöopathischen Konstitutionsmittel behandeln (siehe Seite 56). Lassen Sie das entsprechende Mittel von einem homöopathisch ausgebildeten Arzt auswählen.
Mittel, die im allgemeinen besonders gut bei Anämie wirken, sind China, besonders bei

großen Blutverlusten, sowie Ferrum metallivum und Selenium.

Das Muster »schwache Energieversorgung«

Bei diesem Muster ist die gesamte Energieversorgung geschwächt, meist die Folge von Überarbeitung, Schlafmangel, gestörtem Schlaf oder mangelnder Unterstützung durch andere. Bei einem Bluttest stellt sich oft heraus, daß es nicht nur mit der Eisenversorgung schlecht bestellt ist, sondern es auch an Mineralstoffen, Vitaminen, Aminosäuren und anderen Blutbestandteilen fehlt. Dies drückt sich in Energiemangel, niedergedrückter Stimmung und schwacher Willenskraft aus.

Zusätzlich zu den auf Seite 96 genannten allgemeinen Symptomen zeigen sich häufig folgende Anzeichen:
- blasse Zunge, manchmal mit einem pelzartigen Belag, trübe, müde und leere Augen
- Appetitlosigkeit
- Interesselosigkeit, Antriebsschwäche, keine Hobbys
- häufig den Tränen nahe
- großes Schlafbedürfnis
- ungewöhnlich langsamer Puls im Sitzen oder Liegen

Das Muster »Mangel an kühler Energie«

Die Reserven an »ruhiger« oder »kühler« Energie sowie alle übrigen Energiereserven sind erschöpft (siehe Seite 14-17). Ein möglicher Grund dafür ist, daß starke Willenskraft den Körper überfordert hat. Anlaß kann ein außergewöhnlich interessantes und kreatives Leben sein, der Mensch steht im Mittelpunkt aller Aktivitäten. Häufiger liegen aber ständige Ruhelosigkeit und mangelnde Zufriedenheit zugrunde. Das Leben erscheint trüb und farblos. Wer sich über diesen Zustand nur aufregt und ärgert, verbraucht wertvolle Energie, die dann fehlt,

wenn man einmal Zeit hätte, sich in Ruhe die Situation durch den Kopf gehen zu lassen. Unzufriedenheit bringt uns auf und läßt uns unsere Energien mit weiteren sinnlosen Aktivitäten vergeuden, anstatt die Situation grundlegend zu ändern.

Zusätzlich zu den Hauptsymptomen einer Anämie zeigen sich häufig noch folgende Anzeichen:
- blaße Gesichtsfarbe, aber rosige oder gerötete Wangen
- glänzende Pupillen, dunkle Augenringe
- allgemeine Ruhelosigkeit, heftige Gedankentätigkeit, ein neuer Gedanke jagt den anderen
- Probleme mit dem Schlafen, will nicht zu Bett gehen
- Nachtschweiß, tagsüber Hitzewallungen
- schneller, aber schwacher Puls

Wenn sich zusätzlich auch noch eine aufgerissene Zunge mit einer roten Spitze zeigt, deutet das auf eine durch Vitamin-B_{12}-Mangel verursachte Anämie hin (siehe Seite 94).

Allgemeiner Hinweis Zuerst müssen Ruhe und Beständigkeit in den Alltag einkehren. Zunächst mag uns das vielleicht furchtbar erscheinen, weil wir ein ruhiges Leben für langweilig und unbefriedigend halten. Und tatsächlich stellen sich solche Gefühle in den ersten Wochen des langsamer Angehens auch ein. Doch dann merken wir, daß das Leben schrittweise farbiger und erfüllter wird, weil wir uns nicht nur auf einige »Highlights« konzentrieren, sondern die gesamte Bandbreite des Lebens entdecken und genießen können.

HEILMITTEL FÜR ANÄMIE INFOLGE SCHWACHER ENERGIEVERSORGUNG

Ziele der Behandlung

Die Behandlung richtet sich darauf, das Leben ins Gleichgewicht zu bringen, in dem man die Selbstanforderungen reduziert und damit Energie spart. Um diese Änderungen herbeizuführen, braucht man Unterstützung im täglichen Leben, so daß einem Zeit bleibt. Wie bei allen Anämietypen die Ursache für die Beschwerden feststellen und die Ernährung entsprechend umstellen.

Heilkräuter und Heilpflanzen

Allgemeine Angaben zu Dosis und Gegenanzeigen siehe Seite 38.
● Gelber Enzian (Gentiana lutea), Berberitze (Berberis vulgaris), Süßholz (Glycyrrhiza glabra) und Yamswurzel (Dioscorea villosa). Standarddosis (40 Tropfen der zu gleichen Teilen gemischten Tinkturen), 3mal täglich in Wasser. Enzian belebt den Magen und den gesamten Körper; Berberitze belebt den Magen, hilft bei Anpassungsproblemen und regt den Energiekreislauf an; Süßholz stärkt die Energie, Yamswurzel das Gleichgewicht der weiblichen Hormone.
● Bei extremer Schwäche: zusätzlich Ginseng (Panax ginseng), 600 mg pro Tag.
● Andere wirksame Mittel sind Große Brennessel (Urtica dioica) und Espe (Populus tremuloides).

Homöopathie

Allgemeine Angaben zu Dosis und Gegenanzeigen siehe Seite 54.
Das ausgewählte Mittel 3mal täglich 2-3 Monate lang einnehmen. Falls sich nach 2 Wochen keine Änderung einstellt, ein anderes Mittel wählen. Wenn das Mittel hilft, die Wirkung aber langsam nachläßt, eine höhere Potenz unter Aufsicht eines Homöopathen einnehmen.
● Angstgefühle und Mangel an Unterstützung: Calcium carbonicum.
● Kann Gefühle nicht zeigen oder empfinden, Gefühl des Nach-unten-Drängens: Sepia.
● Allgemeine Nervosität und Empfindsamkeit, fröstelt leicht: Arsenicum album.
● Andere Mittel: Causticum und Carbo vegetabilis.

Übungen

Ausführliche Informationen zu den Übungen auf Seite 70.
● Mit dem Programm für Schwächezustände beginnen, zum leichten Programm wechseln.

Das Muster »schwacher Stoffwechsel«

Bei diesem Muster steht nicht die Überforderung des Körpers und der Energiereserven im Vordergrund, sondern eine geschwächte oder gar blockierte Energieproduktion. Die Ursache kann eine körperliche Störung sein oder das Ergebnis einer vorausgegangenen Krankheit wie Hepatitis, Drüsenfieber oder wiederholte schwere Durchfälle. Auch emotionale Ursachen sind möglich, wie etwa die Unfähigkeit, Änderungen im Leben zu akzeptieren, oder Beharren auf einem Ärger oder auf Fehlern anderer. Ferner können Probleme in zwischenmenschlichen Beziehungen, zwischen Erwachsenen untereinander und zwischen Eltern und Kindern, eine Ursache sein. Vielleicht spüren Sie starke Gefühle, haben aber keine Möglichkeit, sie auszudrücken. Alle diese Faktoren behindern und schwächen den natürlichen Energiefluß, so daß für die Bewältigung des Alltags zu wenig Kraft übrigbleibt. Zusätzlich zu den Hauptsymptomen einer Anämie zeigen sich häufig folgende Anzeichen:

- Übergewicht
- aufgedunsene, pastöse Haut
- belegte Zunge
- unregelmäßiger Appetit, ißt mal mehr, mal weniger, aber immer Süßigkeiten
- schwache Verdauung, Durchfall und

- Flüssigkeitsverhaltung mit aufgedunsenem Gesicht und geschwollenen Hand- und Fußgelenken
- schwacher Puls, schwer zu finden
- nach außen hin joviales Auftreten, innerlich aber verdrossen und verärgert

HEILMITTEL FÜR ANÄMIE INFOLGE MANGELS AN KÜHLER ENERGIE

Wie bei allen Anämietypen: die Ursache feststellen und die Ernährung entsprechend umstellen.

Heilkräuter und Heilpflanzen

Allgemeine Angaben zu Dosis und Gegenanzeigen siehe Seite 38.
Standarddosis 3mal täglich.
- Frauenschuh (Cypripedium pubescens), Frauenblume (Trillium pendulum), Weiße Wasserlilie (Nymphaea alba) und Schafgarbe (Achillea millefolium). Frauenschuh beruhigt; Frauenwurzel und Wasserlilie kräftigen die untere Körperhälfte und lenken die Energie nach unten; Schafgarbe ist ein ausgleichendes Tonikum zur Linderung von Hitzewallungen und -gefühlen.
- Schlafstörungen: zusätzlich Passionsblume (Passiflora incarnata) oder Baldrian (Valeriana officinalis).

Homöopathie

Allgemeine Angaben zu Dosis und Gegenanzeigen siehe Seite 54.
Das ausgewählte Mittel 3mal täglich für 2-3 Monate einnehmen. Mit einer D6-Potenz beginnen. Falls sich nach 2 Wochen keine Änderung einstellt, ein anderes Mittel wählen. Wenn das Mittel hilft, die Wirkung aber langsam nachläßt, eine höhere Potenz unter Aufsicht eines Homöopathen einnehmen.
- Großer Durst auf kaltes Wasser, leicht zu beeindrucken: Phosphorus
- Katzenschlaf (ständiges Erwachen und wieder Einschlafen), Verlangen nach Alkohol: Lachesis.
- Neigung zu innerer Hitze und Entzündungen, braucht Aufputschmittel: Ferrum phosphoricum.
- Nachtragend, langanhaltender Groll: Nitricum acidum.

Übungen

Ausführliche Informationen zu den Übungen auf Seite 70.
- Leichtes Programm.
- Täglich 5-10 Minuten auf allen vieren auf dem Boden kriechen. Dabei die Bewegungen so zielgerichtet und geschmeidig wie möglich ausführen.

Kriechen

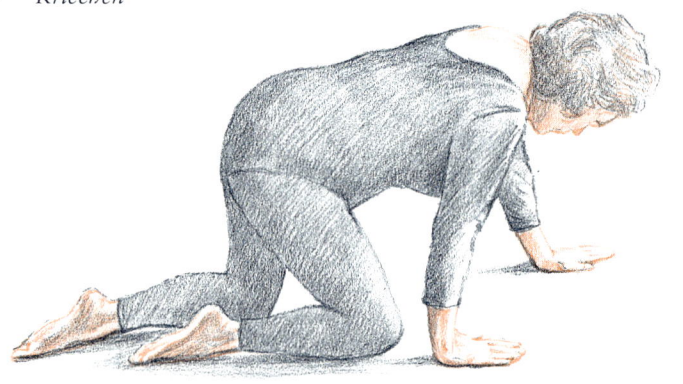

Nachdem Sie jetzt die verschiedenen Ursachen und Typen einer Anämie kennen und wissen, wie stark Einflüsse aus Erziehung und Lebenserfahrung hineinspielen, können Sie sich auch vorstellen, daß eine Anämie nicht immer leicht zu heilen ist. Häufig muß man an verschiedenen Ecken ansetzen: Diese Einstellung zu Familie und Beruf ändern, die Ernährung und den Lebensstil anpassen sowie Energiereserven und -kreislauf stärken.

Der einfach Bluttest beim Arzt zur Diagnose eines Hämoglobin- oder Eisenmangels ist nur ein kleiner Bestandteil eines großen Programms. Allerdings ist der Bluttest wichtig, da er die Rolle der richtigen, eisenreichen Ernährung betont.

(Weiterführende Literatur zu Ernährungsfragen siehe Seite 186).

Versuchen Sie auch einmal, tiefsitzende Gefühle aufzuspüren und auszudrücken, die Sie vielleicht wegen Verpflichtungen in Familie und Beruf oder gesellschaftlicher Konventionen unter Kontrolle halten.

HEILMITTEL FÜR ANÄMIE INFOLGE SCHWACHEN STOFFWECHSELS

Ziele der Behandlung

Bei diesem Muster spielen körperliche und gefühlsmäßige Probleme zusammen, daher muß die Behandlung auf beide abzielen. Wie bei allen Anämietypen zunächst die Ursache feststellen, dann das körperliche Gleichgewicht wieder herstellen, damit der Körper genug Eisen aus der Nahrung aufnehmen kann. Auf emotionaler Ebene Traurigkeit und Unmut überwinden, damit die emotionale Energie frei fließen kann und nicht durch negative Gefühle verbraucht wird.

Ernährung

Die Ernährung auf eisenreiche Lebensmittel umstellen.

Heilkräuter und Heilpflanzen

Allgemeine Angaben zu Dosis und Gegenanzeigen siehe Seite 38.

● Kanadische Gelbwurzel (Hydrastis canadensis), Virginischer Ehrenpreis (Leptandra virginica), Schneeflockenbaum (Chionanthus virginica)

Fortsetzung nächste Seite

Fortsetzung von Seite 101

und Kleiner Odermennig *(Agrimonia eupatorium)*. Gelbwurzel ist ein Tonikum und regt die Verdauung an, Schleim auszuscheiden; Ehrenpreis belebt, besonders die Leber; Schneeflockenbaum stärkt den Gallenfluß, und Odermennig ist ein allgemeines Anregungs- und Stärkungsmittel.

● Verstopfung: zusätzlich Kalifornischer Kreuzdorn *(Rhamnus purshiana)*.

Homöopathie

Allgemeine Angaben zu Dosis und Gegenanzeigen siehe Seite 54.

Das ausgewählte Mittel 3mal täglich für 2-3 Monate einnehmen. Mit einer D6-Potenz beginnen. Falls sich nach 2 Wochen keine Änderung einstellt, ein anderes Mittel wählen. Wenn das Mittel hilft, die Wirkung aber langsam nachläßt, eine höhere Potenz unter Aufsicht eines Homöopathen einnehmen.

● Neigung zu Tränenausbrüchen, grünliche Absonderungen: Pulsatilla.

● Allgemeine Reizbarkeit, wäßriger Nasenschleim: Natrium muriaticum.

● Furcht vor Alleinsein, Verstopfung mit aufgeblähtem Unterbauch: Lycopodium.

● Andere Mittel: Apis mellifera, Chamomilla, Cyclamen, Graphites, Helonias, Mercurius solubilis und Silicea.

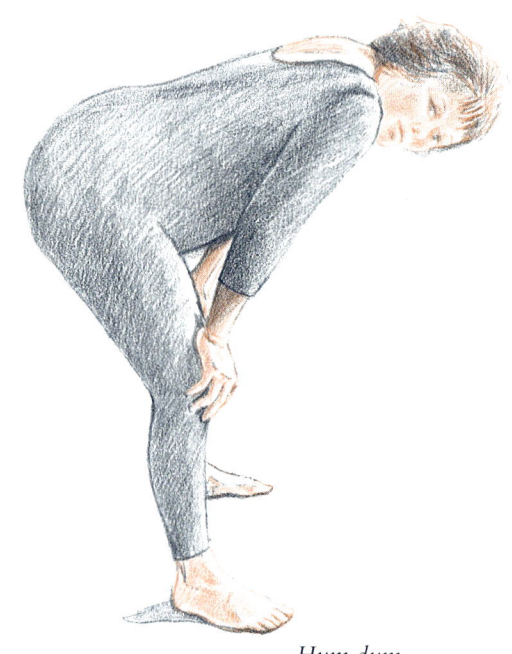

Hum dum

Übungen

Ausführliche Informationen zu den Übungen auf Seite 70.

● Täglich zwischen schwerem und dynamischem Programm wechseln.

● Kerze und Pflug täglich üben, nur während der Menstruation durch folgende Übung ersetzen:

● Nackendrehung (engl. Hum dum): Entspannt stehen, Knie leicht gebeugt, Handflächen auf die Knie legen. Nacken und Kopf gerade in Verlängerung der Wirbelsäule. Langsam den Nacken nach links drehen, dabei »hum« sagen, dann nach rechts drehen, dabei »dum« sagen. Übung 2-3 Minuten lang wiederholen. Dann den Körper gerade aufrichten, Handflächen auf die Hüften legen und den Nacken drehen. Übung 2-3 Minuten wiederholen. Diese sanfte Übung unterstützt über die Schilddrüse den Stoffwechsel. Das Resultat ist ein wohliges Gefühl der Ruhe.

VAGINALAUSFLUSS UND JUCKREIZ

Leichter Vaginalausfluß ist nicht ungewöhnlich, besonders während der Zeit des Eisprungs (siehe Seite 89). Manche Frauen leiden jedoch unter ständigem und heftigem Ausfluß. Abgesehen davon, daß dies recht unangenehm ist, kann Ausfluß auch die Vermehrung von Bakterien und damit Entzündungen begünstigen. Manchmal verursacht Ausfluß auch heftigen Juckreiz.

Ursachen

Die natürliche Medizin kennt zwei Hauptmuster für Vaginalausfluß: »zuviel Schleim« und »Schwäche«. Das erste ist ein Ausdruck dafür, daß sich im Körper zuviel Schleim angesammelt hat. Das zweite Muster ist auf körperliche Schwäche, insbesondere in der unteren Körperhälfte, zurückzuführen, wodurch der Flüssigkeitskreislauf gestört wird. Die Flüssigkeiten »nehmen den falschen Weg«: statt über die Nieren ausgeschieden zu werden, sammeln sie sich im Unterleib und suchen den einfachsten Weg nach draußen.

Sexuelle Faktoren Möglicherweise besteht ein gewisser Zusammenhang zwischen einer zu starken Schleimproduktion und einer bestimmten seelischen Verfassung. Wer die normalen Funktionen des Körpers als unangenehm oder »schmutzig« betrachtet, verdrängt unter Umstanden seine Gefuhle aus tiefverborgener Scham vor Unreinheit und Sexualität.
Viele Menschen haben eine ambivalente Einstellung zum Sex. Sie mögen Sex und halten ihn für ein Lebensziel. Aber sie verhalten sich trotzdem sehr zurückhaltend und machen ein Geheimnis daraus. Sex ist natürlich, und wer rational denkt, stimmt dem zu. Trotzdem kann es vorkommen, daß alles, was mit Sex zu tun hat, gedanklich weggeschoben und schließlich verdrängt wird. Wenn Sie sexuelle Dinge als »unrein« oder »schmutzig« betrachten, sollten Sie vielleicht professionelle psychologische Hilfe suchen. Ein Mittel aus der Naturheilkunde, das auch helfen kann, ist das Bach-Blüten-Mittel »Crab Apple« (siehe Seite 186).

Das »schwache« Muster

Symptome Zusätzlich zu den auf Seite 98 aufgelisteteten Hauptsymptomen dieses Musters gehören folgende Anzeichen:
- dünner und wäßriger Ausfluß, stärker bei Erschöpfung
- allgemeine Müdigkeit, blaßes Gesicht und leichte Anämie
- Rückenschmerzen, besonders bei Müdigkeit, möchte lieber sitzen
- schlechte Gefühle nach der Menstruation
- Gefühl des Nach-unten-Drängens im Unterbauch

Natürliche Heilmittel sind bei diesem Muster sehr wirksam. Zusätzlich müssen Sie eventuell Ihr Tagespensum etwas reduzieren, wobei Ihnen die Heilmittel ebenfalls gut helfen (wie unter dem Stichwort »Menstruationsbeschwerden« auf Seite 106 ausführlich erläutert).

ALARMSIGNALE

Vaginaler Ausfluß und/oder Juckreiz kann unbehandelt ernsthafte Beschwerden verursachen. Bevor Sie mit der Selbstbehandlung beginnen, müssen Sie die Diagnose von einem Frauenarzt/-ärztin (gleichgültig, ob schulmedizinisch oder naturheilkundlich orientiert) abklären lassen. Das gilt besonders, wenn Sie
- eine sexuell übertragbare Krankheit vermuten,
- weitere Symptome, wie geschwollene Drüsen, Hautausschlag oder hohes Fieber hinzukommen oder
- sich die Beschwerden auch nach drei Monaten nicht gebessert haben oder sich plötzlich verschlimmern.

Das »Zuviel-Schleim«-Muster

Symptome Typischerweise zeigen sich folgende Symptome:
- Eher dicker, weißer oder gelber Ausfluß
- Juckreiz im Genitalbereich
- eine Infektion mit dickem gelbem Ausfluß
- andere Anzeichen für eine Überproduktion von Schleim einschließlich fettiger Haare, glänzender und eventuell verstopfter Nase, retronasales Schleimtröpfeln oder -ansammlungen im Hals.

Allgemeine Hinweise Das Symptom schleimiger Ausfluß ist fast immer mit körperlichen Gleichgewichtsstörungen verbunden und reagiert daher meist sehr schnell auf Einflüsse, die die Schleimansammlungen im gesamten Körper verringern. Meiden Sie also schleimproduzierende Lebensmittel wie Milch, Käse, Erdnüsse und zuckerhaltige Speisen. Reduzieren Sie Ihren Alkoholkonsum, und essen Sie schleimreduzierende Lebensmittel wie Knoblauch, Zwiebeln, Brunnenkresse und Gewürze wie Senf und Kardamom.

Bei manchen Frauen ist die übermäßige Schleimproduktion auf eine leichte Unverträglichkeit von Gluten (siehe Seite 34) oder hefehaltige Lebensmittel zurückzuführen.

HEILMITTEL FÜR VAGINALAUSFLUSS NACH DEM SCHWACHEN MUSTER

Heilkräuter und Heilpflanzen

Allgemeine Angaben zu Dosis und Gegenanzeigen siehe Seite 38.
- Frauenblume *(Trillium pendulum)*, Wurzel vom Falschen Einkorn *(Helonias dioica)*, Espe *(Populus tremuloides)* und Gefleckter Storchschnabel *(Geranium maculatum)*.
- Alternative zu Storchschnabel: Blutwurz *(Tormentilla potentilla)*.

Die Mittel mindestens 3 Monate lang einnehmen, 2 Monate sind das Minimum, um die Beckenregion zu stärken.

Homöopathie

Allgemeine Angaben zu Dosis und Gegenanzeigen siehe Seite 54.
- Kann Gefühle nicht ausdrücken, Gefühl des Nach-unten-Drängens im Unterleib, gelber oder grüner Ausfluß, eventuell Juckreiz: Sepia.
- Neigung zu Erkältungen, wäßriger Ausfluß: Natrium muriaticum.
- Hitzegefühle, insbesondere im Kopf, Nasenschleim und Schwäche: Calcium carbonicum.
- Häufiges Frösteln, Nervosität und Angstgefühle: Arsenicum album.

Übungen

Ausführliche Informationen zu den Übungen auf Seite 70.
- Leichtes Programm oder Programm für Schwächezustände
- Motte (Seite 6): Bauchlage, Arme nach hinten über den Rücken gestreckt. Ausatmen, dabei Arme, Beine und Brust vom Boden heben, 30-60 Sekunden in dieser Position verharren, ausatmen und wieder die Ausgangsposition einnehmen. Diese Übung trainiert und stärkt das Kreuzbein.
- Beckentraining: Rückenlage, gestreckt, Knie geschlossen. Die Übung besteht aus drei Schritten. Zuerst machen Sie sich den Muskelring (Schließmuskel) um Ihren Analsphinkter bewußt. Diesen Ring jeweils für 3-4 Sekunden an- und entspannen. Spüren Sie ein Kribbeln in der Beckenregion? Im zweiten Schritt den gesamten Beckenboden an- und entspannen. Im dritten Schritt den inneren Analsphinkter, der direkt hinter dem äußeren liegt, bewußt machen und beide zusammen mit dem gesamten Unterleib an- und entspannen. Diese Übung stärkt die Energieversorgung der Beckenregion.

HEILMITTEL FÜR VAGINALAUSFLUSS NACH DEM SCHLEIMMUSTER

Heilkräuter und Heilpflanzen

Allgemeine Angaben zu Dosis und Gegenanzeigen siehe Seite 38.

● Kanadische Gelbwurzel *(Hydrastis canadensis)*, Glatte Schildblume *(Chelone glabra)* und Gefleckter Storchschnabel *(Geranium maculatum)*. Gelbwurzel und Schildblume reduzieren die Schleimbildung, beide wirken auch besonders auf die Fortpflanzungsorgane. Storchschnabel wirkt allgemein austrocknend.

Zu Beginn der Behandlung mit Gelbwurzel und Schildblume kann die Schleimproduktion für etwa eine Woche zunehmen. Danach verschwindet der Schleim langsam. Die Behandlung noch etwa einen Monat nach Verschwinden des Schleims weiterführen.

● Starkes sexuelles Verlangen: zusätzlich Weiße Wasserlilie *(Nymphaea alba)*.

● Gelbgrüner Ausfluß: zusätzlich Johanniskraut *(Hypericum perforatum)*

Homöopathie

Allgemeine Angaben zu Dosis und Gegenanzeigen siehe Seite 54.

● Verletzte Gefühle, geschwollene Drüsen, Taubheitsgefühle: Conium.

● Cremeartiger Ausfluß: Pulsatilla.

● Beißender und brennender Ausfluß: Nitricum acidum.

● Ausfluß verursacht Juckreiz: Graphites.

● Dicker, gelber Ausfluß verursacht Juckreiz: Sulfur.

● Ausfluß verursacht stechende Schmerzen: Kreasotum.

Übungen

Ausführliche Informationen zu den Übungen auf Seite 70.

● Dynamisches Programm.

● Kamel: In aufrechter Position knien, Hüfte und Oberschenkel im rechten Winkel zum Boden. Beim Ausatmen rückwärts lehnen, Hände auf die Fußsohlen. Dabei das Becken so weit wie möglich nach vorn bewegen.

● Blasebalg: Bequeme Sitzposition, 3 Minuten lang normal atmen. Dann tief und langsam einatmen, kräftig und schnell ausatmen. 10- bis 15mal wiederholen. Manchmal stellt sich während der Übung ein leichtes Schwindelgefühl ein oder ein merkwürdiges Muskelzucken: Das ist völlig normal. Zum Schluß wieder langsam ein- und ausatmen. Spüren Sie, wie erfrischt Sie sind und Ihre Aufmerksamkeit gestärkt ist?

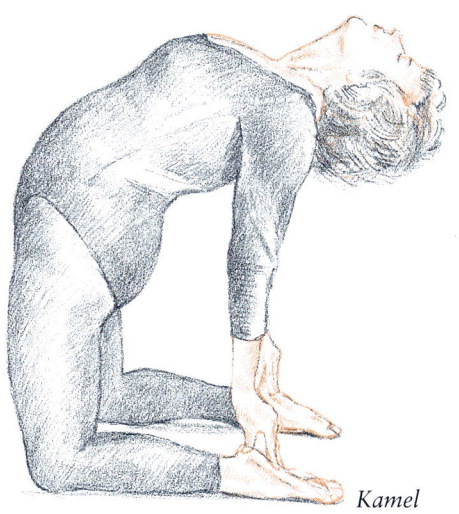

Kamel

MENSTRUATIONSBESCHWERDEN

Schmerzen während der Menstruation sind so häufig und weit verbreitet, daß die meisten Frauen sie für völlig normal halten. Die Schmerzen können aber so stark sein, daß die Frau mehrere Tage im Monat völlig ausfällt. In den meisten Fällen sind Menstruationsschmerzen funktioneller Natur (siehe Seite 12), das bedeutet: Es liegt keine organische oder seelische Störung vor, daher helfen auch schulmedizinische Medikamente – außer möglicherweise Hormonpräparate und entzündungshemmende Mittel – nur wenig. Viele Frauen lehnen jedoch instinktiv eine »chemische Lösung« ab. Und richtig, funktionelle Beschwerden wie eben Menstruationsschmerzen sprechen gut auf Naturheilmittel an.

Ursachen

Organische Ursachen für Menstruationsbeschwerden sind Krämpfe, Spannungen und Schmerzen im Muskelgewebe der Gebärmutter (Uterus) und des Gebärmutterhalses (Zervix) sowie dem damit verbundenen Muskelgewebe im unteren Rückenbereich und in den Oberschenkeln. Schulmedizinische Forschungen haben nachgewiesen, daß diese Krämpfe auch mit Hormonstörungen oder einer falschen Ernährung zusammenhängen können; die Behandlung besteht dann in der Verordnung von Hormonpräparaten, entzündungshemmenden Wirkstoffen und meist auch Mineralstoffmitteln zur

Vorsicht

Menstruationsbeschwerden können sehr heftig und unangenehm sein, doch sie zeigen nur selten eine lebensbedrohliche Erkrankung an. Wenn Sie Naturheilmittel anwenden, sich die Beschwerden aber auch nach drei Monaten noch nicht gebessert haben, sollten Sie einen schulmedizinisch orientierten Arzt aufsuchen.

Nahrungsergänzung (zum Beispiel Kalziumpräparate).

Doch Hormonstörungen sind oft nur eine Facette eines komplizierten Störungsmusters. Um langfristige Heilung zu erzielen, statt kurzfristiger Linderung der Symptome, muß man die gesamte gesundheitliche Konstitution mit einbeziehen. Das bedeutet, jede Frau muß herausfinden, welches der vier häufigsten Muster auf sie zutrifft.

Das Müdigkeitsmuster

In organischer Hinsicht sind die Menstruationsbeschwerden meist Ergebnis von Müdigkeit oder Schwäche. Genauso wie die Beinmuskulatur nach einem ungewohnten Training oder wenn Sie sehr müde sind schmerzt, genauso schmerzt auch die Gebärmuttermuskulatur, wenn sie überanstrengt ist oder arbeiten muß, obwohl der gesamte Körper völlig erschöpft ist. Müdigkeit hat viele Ursachen. Der Erfolg der Behandlung hängt davon ab, wie weit die Müdigkeit reicht: ob sie nur die Gebärmutter betrifft oder den ganzen Körper erfaßt hat. Zu den häufigsten Ursachen gehören:

● Überarbeitung: Wenn Sie sich stets zu viele Aufgaben und Ziele setzen, so daß schließlich alle Ihre Energiereserven erschöpft sind. Das kann im Beruf passieren, aber auch im privaten Bereich, wenn Sie etwa mehrere Kinder und ein großes Haus zu versorgen haben. Die Anstrengungen können dann einfach zu viel für Sie sein.

● Überstimulierung: Wenn Sie all Ihre Energie in einem extrem aufreibenden Lebensstil verbrauchen; für die Menstruation ist dann nicht mehr genügend Energie vorhanden.

● Anämie (siehe Seite 93): Infolge der Anämie ist nicht genügend sauerstoffreiches Blut vorhanden, um das Gebärmuttergewebe richtig zu ernähren.

● Zu kurze Erholungsphase nach einer Geburt: Die Folge kann sehr große Erschöpfung sein, besonders für die Energiereserven der Gebärmutter.

HEILMITTEL FÜR »MÜDE« MENSTRUATIONSBESCHWERDEN

Naturheilmittel können hier sehr hilfreich sein, erwarten Sie jedoch keine Wunder! Pflanzliche und homöopathische Mittel steigern die Energieversorgung; sie können aber weder zwischenmenschliche Unterstützung ersetzen noch genug Energie für ein übertriebenes Arbeitspensum bereitstellen.

Heilkräuter und Heilpflanzen

Allgemeine Angaben zu Dosis und Gegenanzeigen siehe Seite 38.
- Stärkungsmittel sind Frauenblume *(Trillium pendulum)*. Wurzel vom Falschen Einkorn *(Helonias dioica)*, Kanadische Grießwurzel *(Collinsonia canadensis)*, Rhataniawurzel *(Krameria triandra)* und Ginseng *(Panax ginseng)*.
2-3 Mittel auswählen und mit einem bewegenden Mittel wie Espe *(Populus tremuloides)* oder Gelber Enzian *(Gentiana lutea)* kombinieren.
Diese beiden Mittel nicht allein einnehmen, da sie die Muskulatur zusammenziehen und dadurch Krämpfe verschlimmern können.
Nach 1-2 Wochen sollte eine Besserung eintreten, obwohl die Mittel in Einzelfällen bis zu einem Jahr lang eingenommen werden müssen, um völlig erschöpfte Energiereserven wieder aufzufüllen.
- Hausmittel zu gleichen Teilen aus Tinkturen von Frauenblume, Falschem Einkorn und Espe mischen.

Homöopathie

Allgemeine Angaben zu Dosis und Gegenanzeigen siehe Seite 54.
- Verzweiflung, Schwierigkeiten, Gefühle zu zeigen, und Gefühl des Nach-unten-Drängens im Unterleib: Sepia.
- Mangel an Unterstützung, Nasenschleim und Verdauungsstörungen nach Milchgenuß: Calcium carbonicum.
- Müdigkeit nach geistiger Überarbeitung, Neigung zu Kopf- und Nervenschmerzen: Actea racemosa *(Cimicifuga racemosa).*

Übungen

Ausführliche Informationen zu den Übungen auf Seite 70.
- Programm für Schwächezustände plus

- Beckenheben: Rückenlage, Finger unter dem Kopf ineinander verschränken. Knie geschlossen, Fußsohlen flach auf dem Boden. Ein Knie nach außen beugen. Tief einatmen, beim Ausatmen die Hüften so weit wie möglich anheben; einige Sekunden verharren; mit dem Ausatmen die Hüften wieder auf den Boden senken. Übung mehrmals wiederholen. Dann das andere Knie nach außen legen und die Übung mehrmals wiederholen. Zum Schluß die Übung nochmals mit der einfacheren Seite wiederholen. Die Übung vertreibt die Müdigkeit in den unteren Bauchorganen und stellt das Gleichgewicht in der Beckenregion wieder her.

Nahrungsergänzung

Bei starker Müdigkeit: eventuell Vitamin-, Mineralstoff- und Aminosäurepräparate einnehmen.

Beckenheben

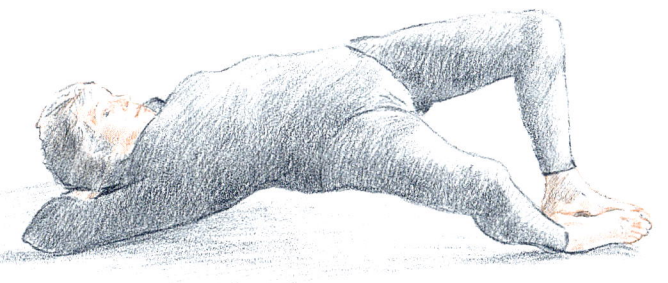

Emotionale Ebene Menstruationsbeschwerden nach dem Müdigkeitsmuster sind vor allem dann zu erwarten, wenn die emotionalen Energiereserven erschöpft sind (siehe Seite 14). Diese Schwäche ist oft Folge einer emotional sehr anstrengenden Zeit, zum Beispiel die Pflege eines kranken Kindes oder die Auseinandersetzung mit einem schwierigen Partner. Zwar zeigt Ihr Körper keine Müdigkeitssymptome, Sie haben aber einfach keine Lust mehr auszugehen und die Welt zu sehen; diese Gefühle werden durch die Menstruation noch verstärkt.

Eine andere emotionale Ursache für Menstruationsschmerzen ist die Ablehnung der Menstruation (siehe Seite 114). Vielleicht halten Sie die Menstruation für etwas Krankhaftes, lehnen Sie ab, weil Sie es so von Ihren Eltern gelernt haben. Dadurch entziehen Sie Ihrer Gebärmuttermuskulatur unwillkürlich Energie, so daß sie während der Menstruation nicht mehr richtig arbeiten kann.

Symptome Zu den typischen Symptomen des Müdigkeitsmusters gehören:
● Die Schmerzen beginnen gleich zu Anfang der Menstruation und halten einige Tage bis zum Ende an.
● Die Schmerzen sind eher dumpf, mit dem Gefühl des Nach-unten-Drängens, verstärkt bei allgemeiner Müdigkeit.
● Rückenschmerzen und Müdigkeit, schlimmer im Verlauf der Menstruation und
● blaßes Gesicht, Gefühl des Ausgelaugtseins nach Ende der Menstruation.
Zusätzlich können noch Anämiesymptome (siehe Seite 96) oder Beschwerden aufgrund eines Mangels an kreativer Energie (siehe Seite 18) auftreten.

Das »Blockade«muster

Die organische Ursache für das Blockademuster sind Störungen der Leberfunktion. Da auch der Hormonstoffwechsel in der Leber stattfindet, kann eine Leberschwäche das hormonelle Gleichgewicht stören. Le-

---

ERSTE HILFE BEI MENSTRUATIONSBESCHWERDEN

Wenn Sie häufig unter plötzlichen heftigen Menstruationskrämpfen zu leiden haben, sollten Sie eines der folgenden Mittel stets bei sich führen (zu Hause, im Büro, im Auto und auf Reisen).
● Das homöopathische Mittel Caulophyllum D6. Alle 15 Minuten 2 Globuli unter der Zunge zergehen lassen.
● Rinde vom Gemeinen Schneeball *(Viburnum opulus)* als Muttertinktur. 5 Tropfen in etwas warmem Wasser.

---

berprobleme können durch eine zu schwere und reichhaltige Ernährung, zuviel Kaffee, Alkohol und Schokolade, aber auch durch Bewegungsmangel hervorgerufen werden. Auch die Pille und andere Medikamente beeinträchtigen manchmal die Leberfunktion. Das Blockademuster macht sich meist durch Kopfschmerzen, leichte Verdauungsstörungen, Übergewicht und allgemeine Reizbarkeit bemerkbar. Auch die Funktion der Gebärmutter wird blockiert, so daß sich Menstruationsbeschwerden verschlimmern.

Emotionale Ebene Wenn Sie häufig verärgert oder frustriert sind und diese Gefühle »speichern«, dann wird der natürliche Energiekreislauf behindert. Frauen, die in einer Männerwelt leben und arbeiten, sich dort durch Kämpfe um Position und Einfluß behaupten müssen, können leicht dieses Muster entwickeln.
Eine eher subtile Ursache für emotional bedingte Energieblockaden ist die Überforderung. Unsere Gesellschaft betont die materiellen Dinge und übersieht den hohen Wert von Wärme und Ruhe, so daß viele Frauen (und auch Männer) ihren Selbstwert anhand der täglich sichtbaren »Erfolge« messen. Dadurch entsteht ein ständiger Druck nach immer mehr Erfolg, wodurch auch der Ener-

HEILMITTEL FÜR BLOCKIERTE MENSTRUATIONSBESCHWERDEN

Heilkräuter und Heilpflanzen

Allgemeine Angaben zu Dosis und Gegenanzeigen siehe Seite 38.

● Echte Kamille *(Chamomilla matricaria)* als mildes Entspannungsmittel für die Gebärmutter, leicht erhältlich. Andere Entspannungsmittel sind Blauer Hahnenfuß *(Caulophyllum thalactroides)*, Rinde des Gemeinen Schneeballs *(Viburnum opulus)* und Katzenminze *(Nepeta cataria)*.

● Baldrian *(Valeriana officinalis)* zur allgemeinen Entspannung.

● Hausmittel aus Tinkturen von Blauem Hahnenfuß, Katzenminze und Baldrian mischen.

Mit der Einnahme der Mittel 10-14 Tage vor der Menstruation beginnen (ideal: vom Tag des Eisprungs an).

Homöopathie

Allgemeine Angaben zu Dosis und Gegenanzeigen siehe Seite 54.

● Temperamentvoller Charakter, dicker Nasenschleim, fühlt sich in feuchtwarmem Wetter nicht wohl: Gelsemium.

● Häufig reizbar und verärgert, stechende Schmerzen in den Hüften, besser bei Bewegung: Chamomilla.

● Neigung zu Tränenausbrüchen, grüne Absonderungen aus Nase und anderen

Körperöffnungen: Pulsatilla.

● Schmerzen beginnen mit der Menstruation, starke Blutungen mit Blutklumpen, innerer Unmut: Ignatia.

● Kolik- und krampfartige Schmerzen ein bis zwei Tage vor der Menstruation, schlimmer bei Nacht, besser, wenn die Blutungen beginnen: Mag.phos.

● Stechende Schmerzen: Actea racemosa *(Cimicifuga racemosa)*. Ein Mittel auswählen, 8-10 Tage vor der Menstruation mit der Einnahme beginnen oder eine Hochpotenz als Konstitutionsmittel.

Strecktanz

Übungen

Ausführliche Informationen zu den Übungen auf Seite 70.

● Dynamisches Programm plus

● Strecktanz: Bequeme Knieposition, Hände über dem Kopf verschränken. Beim Ausatmen den Körper zur einen Seite drehen, beim Einatmen wieder in die Ausgangsposition. Beim nächsten Ausatmen zur anderen Seite drehen, beim Einatmen wieder in die Ausgangsposition. Übung wiederholen, dabei den Körper in der Seitenposition so weit wie möglich in die Höhe strecken. Alle vier Übungsteile 10-20 Minuten lang wiederholen. Diese Übung löst Zwangshaltungen.

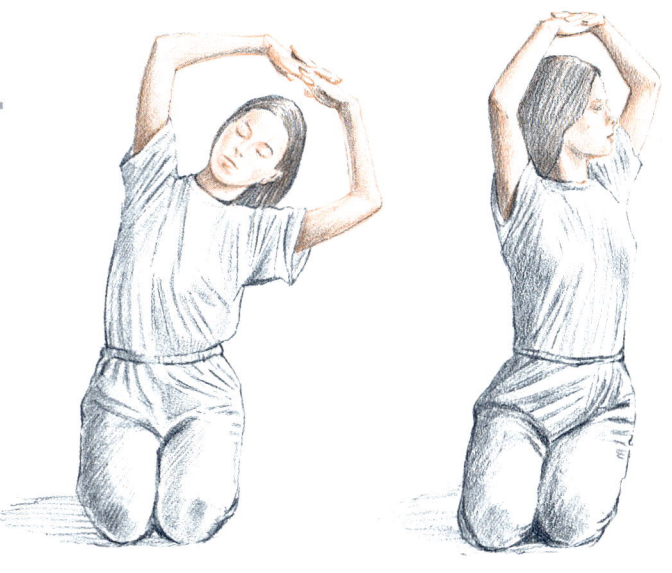

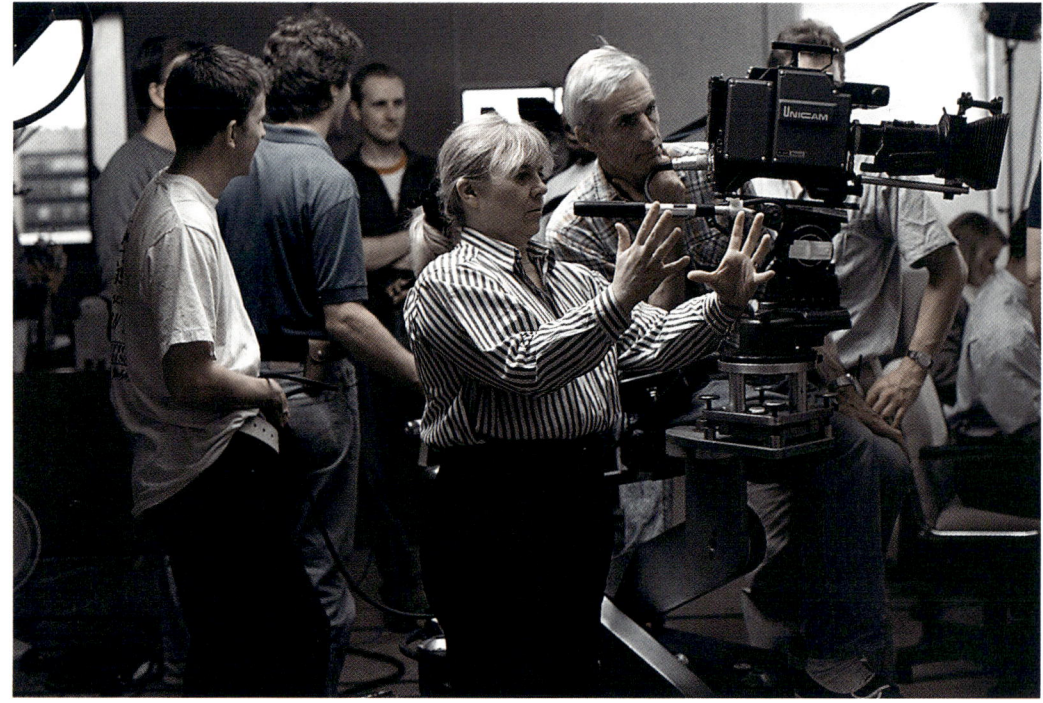

Die Belastungen durch eine anstrengende Berufstätigkeit können sich über die emotionale und geistige bis zur körperlichen Ebene fortsetzen und dort Menstruationsbeschwerden verursachen.

giekreislauf im Körper beschleunigt wird. Der ganze Körper ist extrem angespannt. Daher ist es kein Wunder, wenn auch die Menstruation mit starken Krämpfen einhergeht.

Symptome Typische Symptome des Blockademusters sind:

- Krampfartige Schmerzen, die oft erst nach ein, zwei Tagen nachlassen.
- Brüste und Unterbauch sind vor Beginn der Menstruation geschwollen und empfindlich.
- Starke Reizbarkeit vor Beginn der Menstruation, läßt dann schnell nach.

Außerdem können sich noch Kopfschmerzen, Verlangen nach Süßigkeiten, eine pelzi-

ge Zunge, Erschöpfung am Morgen durch Schlaflosigkeit in der Nacht einstellen.

Das »kalte« Muster

Physisch gesehen wird das »kalte« Muster meist durch eine Verkühlung hervorgerufen. Während der Menstruation ist der Körper besonders kälteempfindlich. Auch direkt nach dem Sex kann er sich kaum gegen die aggressiven Umwelteinflüsse wehren. Falls Kälte wirklich die Ursache für das »kalte«

VORSICHT

Schwere Blutungen aus der Gebärmutter können eine organische Ursache haben, wie etwa Myome.
Bevor Sie mit der Selbstbehandlung beginnen, müssen Sie einen Arzt aufsuchen.

Muster ist, läßt sie sich meist eindeutig lokalisieren. Häufig war es wirklich nur ein kurzer Moment im kalten Wind ohne angemessene Kleidung. Da sich die Muskulatur grundsätzlich bei Kälte zusammenzieht, kann kalter Wind leicht schmerzhafte Gebärmutterkrämpfe verursachen.

In unserer modernen westlichen Welt, wo die Menschen nur noch selten schutzlos der Kälte ausgesetzt sind, spielen emotionale oder seelische Faktoren eine größere Rolle. Denken wir bloß an sogenannte »kalte« Gefühle, wie etwa Abneigung gegen alles, was mit Sex zu tun hat. Andere Faktoren sind geistige Überarbeitung. Außerdem kann auch ein Mangel an spiritueller Energie vorliegen (siehe Seite 18), wenn beispielsweise Ausdrucksmöglichkeiten für Kreativität fehlen oder kreative Bedürfnisse unterdrückt werden. Zum Beispiel kann eine eifersüchti-

HEILMITTEL FÜR »KALTE« MENSTRUATIONSBESCHWERDEN

Wenn die Ursache organischer Art ist, wird die Therapie fast immer helfen. Mit der Einnahme der Mittel etwa 10 Tage vor der Menstruation beginnen.

Heilkräuter und Heilpflanzen

Allgemeine Angaben zu Dosis und Gegenanzeigen siehe Seite 38.

● Schafgarbe (Achillea millefolium), Ingwer (Zingiber officinale) und Rinde vom Gemeinen Schneeball (Viburnum opulus). Auf 1 Tasse warmes Wasser 5 Teelöffel Tee aus getrockneter Schafgarbe, 1 Prise frischer, geriebener Ingwer und 10 Tropfen Schneeballrindentinktur. Vor der Menstruation 3mal täglich 1 Tasse dieser Mischung trinken, während der Menstruation alle 2 Stunden 1 Tasse. Wenn vorhanden 1 Teelöffel Molasse hinzufügen.

Äußerliche Mittel

Obige Mittel sind auch zur äußerlichen Anwendung geeignet. 1 Teelöffel Tinktur auf eine Kompresse geben und auf die Bauchdecke oberhalb der Gebärmutter legen, 3- bis 4mal täglich wechseln.

Homöopathie

Allgemeine Angaben zu Dosis und Gegenanzeigen siehe Seite 54.

● Furchtsamkeit ohne Schweißausbrüche, starkes Frösteln aus bekannter Ursache (Nahrungsmittel, Verkühlung): Aconitum.

● Weniger starkes Frösteln, aber länger andauernd, Nervosität und Furchtsamkeit mit Schweißausbrüchen: Arsenicum album.
(Die Furcht ist nicht so stark wie bei Aconitum, eher beständiger Natur.)

● Krampfartige Schmerzen mit Blähungen: Colocynthis.

● Schmerzen, begleitet von Durchfall und Kälte, schweißnasse Stirn und Ohnmachtsgefühle bis hin zum Kollaps: Veratrum album. Mittel bei Beginn oder Rückkehr der Beschwerden einneh-

men. Versuchen Sie es auch mit einer Konstitutionsbehandlung (siehe Seite 56).

Übungen

Ausführliche Informationen zu den Übungen auf Seite 70.

● Der große Zug: Ausgangsposition: Auf dem Boden sitzen, Beine parallel ausgestreckt. Ein Knie nach außen, Fußsohle gegen die andere Hüfte stellen. So weit wie möglich vorwärts zu den Zehen des gestreckten Beins lehnen. Kinn dabei auf die Brust, Unterbauch gegen die Wirbelsäule drücken. Tief und gleichmäßig atmen. Spüren Sie, wie die Energie in Ihren Unterleib fließt? 30-60 Sekunden in der Position verharren, langsam ausatmen und Ausgangsposition einnehmen. Übung zur anderen Seite hin wiederholen.

ge Mutter verhindern, daß ihre Tochter der Kinderrolle entwächst und ihre kreative Kraft voll entwickelt. Oder eine Frau hat das starke Bedürfnis nach einer kreativen Tätigkeit, findet aber wegen Beruf und Familie keine Zeit dafür.

Symptome Zu den typischen Symptomen des »kalten« Musters gehören:

- spärliche Menstruation, häufig verspätet
- sehr starke und krampfartige Schmerzen, die eine Art Agonie hervorrufen
- Frösteln oder Frieren, besser durch Wärmflasche auf dem Unterbauch.

Häufig ist die ganze Person und ihre äußere Erscheinung betroffen durch ständiges Frieren, blasses Gesicht, blaße Lippen und Zurückhaltung.

HEILMITTEL FÜR MENSTRUATIONSBESCHWERDEN DES TYPS »VOLLE HITZE«

Dieses Muster läßt sich recht einfach heilen – wenn die Ursache für die Hitze bekannt ist. Heiße Nahrungsmittel meiden (siehe Seite 33); weil dazu fast alles Fleisch gehört, eventuell Vegetarier werden. Dann aber auf genügend Vitamin-B12-Zufuhr achten, um eine Anämie zu verhindern (siehe Seite 93).

Heilkräuter und Heilpflanzen

Allgemeine Angaben zu Dosis und Gegenanzeigen siehe Seite 38.
- Hirtentäschelkraut *(Capsella bursa-pastoris)*, Blütenblätter der Ringelblume *(Calendula officinalis)* und Salbei *(Salvia officinalis)*. Hirtentäschel reguliert die Blutungen; Ringelblume lindert die Hitze, und Salbei wirkt als Ausgleich der beiden Mittel.

Homöopathie

Allgemeine Angaben zu Dosis und Gegenanzeigen siehe Seite 54.

- Schmerzen am Morgen, hohe Empfindsamkeit, Hitzegefühl und Kopfschmerzen: Belladonna.
- Reizbarkeit, Urinverhaltung mit stechenden Schmerzen: Apis mellifera.
- Starke Schmerzen, sehr empfindliche Vagina und Vulva: Coffea.
- Schmerzen im Kreuzbein, Gefühl von Belastung: Nux vomica.

Übungen

Ausführliche Informationen zu den Übungen auf Seite 70.

Bogen

- Schweres Programm, mit Beckenheben (Seite 107) plus
- Bogen: Bauchlage, Hände hinter dem Rücken strecken und Fußknöckel umfassen. Knie zusammendrücken, ausatmen, Oberschenkel und Brust so weit wie möglich nach oben heben, auf dem Nabel schaukeln. Knie für einige Sekunden auseinanderspreizen, dabei noch höher gehen. Knie wieder zusammendrücken und für 30 bis 60 Sekunden verharren. Beim Ausatmen langsam entspannen, Knöchel loslassen.

Das »heiße« Muster

Im Gegensatz zum »kalten« Muster ist hier der Körper zu »warm« oder zu »heiß« geworden. Das kann an zu heißen Nahrungsmitteln liegen (siehe Seite 33). Genauso wichtig ist aber auch die emotionale Verfassung. Entspricht Ihre Persönlichkeit einem der beiden folgenden Typen?

Sind Sie stark, energisch und energiegeladen und können ohne Schwierigkeiten Ihre Gefühle ausdrücken? Sind Ihre Gefühle trotzdem häufig sehr heftig? Sind Sie häufig frustriert und haben ein rotes Gesicht? Dann gehören Sie zum Typ »volle Hitze«, wie die Chinesen sagen.

Den zweiten Hitzetyp nennen die Chinesen »leere Hitze«. Sind Sie gewöhnlich angespannt? Finden Sie es schwierig, Ihre Gefühle auszudrücken, und versuchen Sie, sie zu verbergen? Diesen Faktoren entspricht die Ansammlung von Hitze in der Gebärmutter.

Obwohl Sie sich innerlich heiß fühlen, haben Sie kalte Hände und Füße.

Symptome Zu dem Typ »volle Hitze« gehören folgende Symptome:
- rotes Gesicht und Hitzewallungen
- zu frühe und starke Menstruation
- kleine Verletzungen bluten leicht (Schnitte, Nasenbluten)
- fühlt sich im allgemeinen heiß und energiegeladen

Die Symptome des Typs »leere Hitze« ähneln stark den Symptomen des Musters »Mangels an kühler Energie« (siehe Seite 98), abgesehen von folgenden Symptomen:
- nur gerötete Wangen
- starke Menstruationsblutungen
- Füße fühlen sich kalt an
- Körper ist grundsätzlich angespannt, die Muskeln sind »hart«

HEILMITTEL FÜR MENSTRUATIONSBESCHWERDEN DES TYPS »LEERE HITZE«

Die Heilung dieses Musters ist sehr schwierig, sie erfordert auch Arbeit auf emotionaler Ebene. Die folgenden Mittel können helfen. Um Gefühle ausdrücken zu lernen, sollten Sie die Hilfe eines Arztes für Naturheilkunde in Anspruch nehmen.

Übungen

Siehe Muster »volle Hitze« (Seite 112).

Heilkräuter und Heilpflanzen

Allgemeine Angaben zu Dosis und Gegenanzeigen siehe Seite 38.
- Frauenschuh *(Cypripedium pubescens)*, Passionsblume *(Passiflora incarnata)* und Wanzenkraut *(Cimicifuga racemosa)*. Diese Entspannungsmittel beruhigen und fördern das Einschlafen.
- Ein anderes hilfreiches Mittel ist Brasilianischer Ginseng *(Pfaffia paniculata)*, der in manchen Reformhäusern und Gesundheitsläden erhältlich ist.

Homöopathie

Allgemeine Angaben zu Dosis und Gegenanzeigen siehe Seite 54.
- Leicht zu beeindrucken, fühlt sich unsicher: Phosphorus.
- Neigung zu Pickeln, Suchtverhalten, wie endloses Reden, Geldspiele: Lachesis.

STARKE MENSTRUATIONSBLUTUNGEN

Der Blutverlust während der Menstruation wird durch die Ablösung und Ausscheidung des Gewebes aus der Gebärmutter (Uterus) verursacht. Manchmal verlieren Frauen mehr Blut als eigentlich notwendig. In diesen Fällen spricht die Medizin von einer starken Menstruation. Bei leichter Ausprägung fühlen sich die Frauen unwohl und müde. Bei schweren Blutverlusten kann sich eine Anämie (siehe Seite 93) entwickeln, manchmal ist auch sofortige medizinische Hilfe, wie etwa eine Bluttransfusion, notwendig.

Wenn Ihre Menstruation über längere Zeit sehr stark ist und die wiederholten Blutverluste Ihre Gesundheit bedrohen, muß unter Umständen eine Ausschabung der Gebärmutter erfolgen, in schweren Fällen muß sogar die Gebärmutter entfernt werden (Hysterektomie, siehe Seite 174). Zu einer Hysterektomie raten Ärzte vor allem dann, wenn die Frau keine Kinder (mehr) haben möchte oder bereits die Wechseljahre (Menopause) erreicht hat. Trotzdem, nicht immer ist der chirurgische Eingriff notwendig. Natürliche Heilmittel können starke Menstruationen durchaus wieder ins Lot bringen – vorausgesetzt, das Problem ist funktioneller Natur und ohne Komplikationen (wie weiter unten erläutert). Um das passende Mittel zu finden, dürfen wir die Symptome nicht isoliert betrachten, sondern müssen alle Einflüsse auf die Gesundheit berücksichtigen.

Auch bei der starken Menstruation unterscheiden wir vier Hauptmuster. Sie können sich in der Praxis überschneiden, so daß eventuell mehr als nur ein Heilmittel zur Anwendung kommen muß.

Das »schwache« Muster

Das »schwache« Muster entwickelt sich, wenn die Energieversorgung vor allem der Gebärmutter nachläßt. Die Hauptursachen sind immer zuviel Energieverbrauch durch Überarbeitung, lang andauernde starke Belastung, Überforderung, zuviel körperliche Arbeit und Schlafmangel.

Vorsicht

Starke Menstruationsblutungen können auch eine ernsthafte Ursache haben, wie
- Myome in der Gebärmutter
- eine Endometriose (Schleimhautwucherung)
- Störungen der Blutgerinnung
- Gewebeablösungen im Gebärmutterhals
- Gebärmutter- oder Gebärmutterhalskrebs
- Lassen Sie sich vor jeder Selbstbehandlung von einer Frauenärztin bzw. einem Frauenarzt die Diagnose stellen!

In emotionaler Hinsicht spielt die zu anstrengende Versorgung von anderen – Partnern, Kindern und Eltern – die Hauptrolle für zu hohen Energieverlust. Wenn Sie derart überbeansprucht sind oder von Ihren Mitmenschen zu wenig Unterstützung erhalten, können Ihre Energiereserven zur Neige gehen.

Auf einer etwas höheren Ebene gesehen können auch alle Ursachen für eine Anämie den Vorrat an verfügbarer Energie verringern. Vor allem eine negative Einstellung zu Menstruation und Sexualität können die Energieversorgung der Gebärmutter schwächen und einen Teufelskreis in Gang setzen. Starke Blutungen sind dann Folge von Energiemangel und negativen Menstruationserfahrungen, was wiederum die Energiereserven verringert, so daß die nächste Menstruation noch schwieriger verläuft.

Symptome Folgende Symptome sind typisch für das »schwache« Muster:
- starke Blutungen verursachen Schwäche
- schlimmer bei Müdigkeit und besser im Liegen und bei Ruhe
- besser auch durch Wärme, wie etwa eine Wärmflasche auf dem Bauch
- hellrotes Blut oder blaßrot bei Anämie

- regelmäßige oder nur leicht verspätete Blutungen
- wenn Schmerzen, dann eher dumpf, schlimmer gegen Ende der Menstruation
- andere Symptome, wie blaße, stumpfe Gesichtsfarbe, glanzloses Haar und müde, trübe Augen.

»Mangel-an-kühler-Energie«-Muster

Bei diesem Muster ist die »kühle« oder »ruhige« Energie heiß geworden. Aus der Perspektive der natürlichen Medizin wird überhitztes Blut »wild«, »kocht über« und versucht mit allen Mitteln, aus dem Körper auszutreten. Das Ergebnis kann eine heftige Menstruation oder auch Nasenbluten sein.

HEILMITTEL FÜR STARKE BLUTUNGEN NACH DEM SCHWACHEN MUSTER

Heilkräuter und Heilpflanzen

Allgemeine Angaben zu Dosis und Gegenanzeigen siehe Seite 38.
- Während der Menstruation: Hirtentäschelkraut (Capsella bursa-pastoris), Gefleckter Storchschnabel (Geranium maculatum), Wurzel vom Falschen Einkorn (Helonias dioica) und Frauenblume (Trillium pendulum) zusammen einnehmen.
- Zu anderen Zeiten: zusätzlich Süßholz (Glycyrrhiza glabra) und Gelber Enzian (Gentiana lutea). Hirtentäschelkraut stillt Blutungen; Storchschnabel wirkt allgemein astringierend; Falsches Einkorn und Frauenblume stärken die Gebärmutter.
- Alternative zu Hirtentäschelkraut: Frauenmantel (Alchemilla vulgaris).

Homöopathie

Allgemeine Angaben zu Dosis und Gegenanzeigen siehe Seite 54.

- Kann die Gefühle nicht ausdrücken, Gefühl des Nach-unten-Drängens im Unterleib: Sepia.
- Mangel an emotionaler Unterstützung, allgemein ängstlich, Nasenschleim und Vaginalausfluß zwischen den Menstruationen: Calc. carb.

Übungen

Ausführliche Informationen zu den Übungen auf Seite 70.
- Programm für Schwächezustände. Zusätzlich:
- Schwimmender Frosch: Rückenlage, Hände wie zum

Schwimmender Frosch

Beten über der Brust falten, Knie nach außen spreizen und Fußsohlen gegeneinanderstellen. Ausatmen, dabei Arme und Beine in entgegengesetzte Richtung strecken, dabei die Füße vom Boden heben. Kräftig strecken und die Zehen nach vorn drücken, wie ein Frosch, der mit kräftigen Stößen durch einen Teich schwimmt. Einatmen und in die Ausgangsposition zurückkehren. Übung rhythmisch 2-3 Minuten wiederholen, bis der Körper müde ist. Ausstrecken und entspannen.

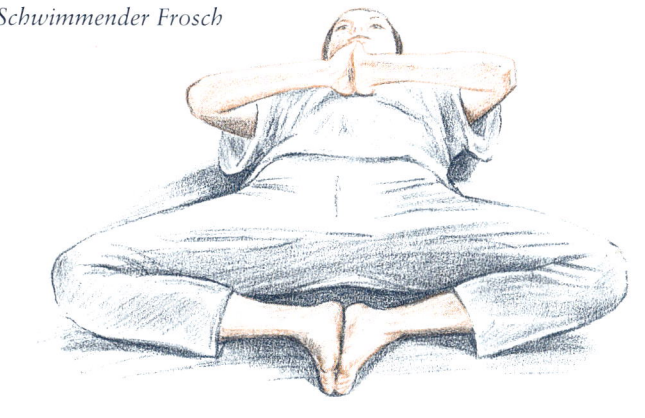

Nasenbluten läßt sich leicht durch Auflage einer kalten Kompresse stillen. Bei starken Menstruationsblutungen funktioniert das leider nicht (obwohl manche pflanzlichen Umschläge durchaus helfen können), weil nicht nur die übermäßige Hitze entweichen muß, sondern der Körper auch neue »ruhige« und positive Energie braucht.

Ursachen für dieses Muster sind alle Faktoren, die die Reserven an kühler Energie erschöpfen. Sehr häufig versuchen Frauen, noch mehr Anforderungen gerecht zu werden, obwohl ihr Alltag schon restlos überlastet ist. In solchen Situationen greifen sie dann häufig zu Aufputschmitteln wie Kaffee, Tee und Alkohol, um über die Runden zu kommen – anstatt ihre Energiereserven zu stärken und zu schonen. Dieses Muster zeigt sich oft auch in der Menopause und bei schmerzhafter Menstruation.

Symptome Zu den typischen Symptomen des Musters »Mangel an kühler Energie« gehören:

- leuchtend rotes Blut
- Blutungen schlimmer bei Aufregung und Erregung
- besser durch Wärmflasche auf dem Bauch
- schlimmer nach heißen Getränken, Alkohol oder anderen Aufputschmitteln
- regelmäßige Menstruation, häufig zu früh
- energetische Verfassung ist Ergebnis von Aufputschmitteln; sobald die Wirkung nachläßt oder Ruhe eintritt, stellt sich extreme Müdigkeit ein

ALLGEMEINE HINWEISE FÜR STARKE BLUTUNGEN

- Bei starken Blutverlusten bringt das homöopathische Mittel China das körperliche Gleichgewicht wieder ins Lot. Umschlag aus Hirtentäschelkraut *(Capsella bursa-pastoris)*. Gefleckter Storchschnabel *(Geranium maculatum)* und Blutwurz *(Tormentilla potentilla)*. Die getrockneten Kräuter mit warmem Wasser anfeuchten und auf ein Tuch geben oder Tinkturen mischen und auf eine Baumwollkompresse träufeln. 3mal täglich 5-10 Minuten auf die Bauchdecke über der Gebärmutter legen. Einige Tage vor Beginn und während der Menstruation anwenden.
- Vor allem, gönnen Sie sich während der Menstruation Ruhe, zum Beispiel eine Stunde Mittagsruhe; die Bedürfnisse des Körpers beachten. Ruhepausen zur rechten Zeit machen Sie doppelt fit, auch für die nächsten Monate.
- Bis die Blutungen dauerhaft nachlassen, können mehrere Zyklen vergehen. Wenn Sie bereits jahrelang schwere Blutungen hatten, dauert die Umstellung sogar bis zu einem Jahr.

Das »heiße« Muster

Bei diesem Muster treten heftige Blutungen auf, weil der Körper zuviel Hitze gespeichert hat. Wenn einem bei hohem Fieber das Blut zu Kopf steigt, entstehen starke pochende oder hämmernde Kopfschmerzen. Sackt die Hitze in die Gebärmutter, entwickeln sich vergleichbare Beschwerden, es kommt zu starken Blutungen.

Eine Vielzahl von Faktoren ist für dieses Muster verantwortlich (siehe Seite 27). In körperlicher Hinsicht sind dies heißes Wetter, besonders bei Problemen mit dem Schwitzen, heiße Nahrungsmittel (siehe Seite 33), Alkohol und Langzeitfolgen von Infektionen. In emotionaler Hinsicht zählen »heiße« Gefühle wie Ärger, Frustration und sexuelle Anregung zu den Ursachen.

Symptome Zu den typischen Symptomen für das »heiße« Muster gehören:

- plötzliche und starke Blutungen
- oft dunkles und klumpiges Blut
- Blutungen lassen sich weder durch Liegen noch durch eine Wärmflasche lindern

- kann nur schwer ruhig bleiben
- Menstruation kommt mehrere Tage zu früh (Zyklus ist kürzer als 28 Tage)
- dynamisches, unruhiges Temperament, vermeidet aber Aufputschmittel und bevorzugt manchmal vegetarische Ernährung (Heilmittel für dieses Muster auf Seite 118)

Das »Blockade«muster

Bei diesem Muster wird der natürliche Energiekreislauf im Körper behindert. Gewöhnlich ist diese Blockade eher allgemeiner Natur (siehe Seite 25) und verursacht Schmerzen, Unwohlsein und andere Symptome, die den ganzen Körper betreffen und anzeigen, daß die Energie nicht frei fließt.

Wenn die Energieversorgung der Gebärmutter geschwächt oder völlig blockiert ist, kann die Menstruation unregelmäßig und sehr schmerzhaft sein.

Zu den körperlichen Ursachen für dieses Muster zählt die intensive geistige Arbeit ohne entsprechenden Ausgleich durch körperliche Tätigkeiten und Sport. Besonders wichtig ist die emotionale Verfassung. Das gilt vor allem dann, wenn Sie Ihre Gefühle gewohnheitsmäßig unterdrücken oder keine Möglichkeit haben, sie auszudrücken.

Symptome Zu den typischen Symptomen für das »Blockade«muster gehören:
- Stärke der Blutungen schwankt
- Farbe des Blutes schwankt von hell- zu dunkelrot, häufig klumpiges Blut

---

HEILMITTEL FÜR STARKE BLUTUNGEN NACH DEM MANGELMUSTER

Heilkräuter und Heilpflanzen

Allgemeine Angaben zu Dosis und Gegenanzeigen siehe Seite 38.
- Frauenschuh *(Cypripedium pubescens)*, Schafgarbe *(Achillea millefolium)* und Herzgespann *(Leonurus cardiaca)* zusammen einnehmen.
Frauenschuh beruhigt; Schafgarbe stärkt, belebt und kann auch Blutungen stoppen; Herzgespann gleicht die Kombination aus.
Andere hilfreiche Mittel sind
- Weiße Wasserlilie *(Nymphaea alba)*.
- Passionsblume *(Passiflora incarnata)*.
- Weinraute *(Ruta graveolens)*.

Homöopathie

Allgemeine Angaben zu Dosis und Gegenanzeigen siehe Seite 54.
Die folgenden Mittel können zu Beginn der Behandlung vorübergehend Niedergeschlagenheit und Kopfschmerzen verursachen; diese Beschwerden verschwinden aber schnell zugunsten einer ruhigen Ausgeglichenheit.
- Extreme Empfindlichkeit der Ohren, Augen und anderer Sinnesorgane, Neigung zu Sprunghaftigkeit: Phophorus*
- Schiebt das Zubettgehen hinaus, Unreinheit der Haut, redet ständig: Lachesis.
- Der ganze Körper ist empfindlich und zerschlagen, Beschwerden nach der Geburt, kultiviert Ärger: Nit. ac.*

- Bläße und Schwäche, nervöse Verfassung, errötet leicht: Ferrum metallicum.
- Flüssigkeitsverlust, sehr dunkles Blut, chronische Beschwerden nach der Geburt, läßt sich leicht von anderen völlig vereinnahmen und ausnutzen: China.
*Vorsicht: Niemals Phosphorus und Nit. ac. zur selben Zeit einnehmen, weil sie durch Wechselwirkungen die Beschwerden verschlimmern können.

Übungen

Ausführliche Informationen zu den Übungen auf Seite 70.
- Leichtes Programm
- Wasserballvisualisierung (Seite 126).

HEILMITTEL FÜR STARKE BLUTUNGEN NACH DEM HEISSEN MUSTER

Heilkräuter und Heilpflanzen

Allgemeine Angaben zu Dosis und Gegenanzeigen siehe Seite 38.
- Hirtentäschelkraut *(Capsella bursa-pastoris)*, Blütenblätter der Ringelblume *(Calendula officinalis)*, Salbei *(Salvia officinalis)* und Bärentraube *(Arctostaphylos uva-ursi)*.
Hirtentäschelkraut stillt Blutungen; Ringelblume und Salbei lindern die Hitze; Bärentraube kühlt die Harnwege, so daß die Gefahr einer Blasenentzündung sinkt (siehe Seite 179).

- Alternative zu Hirtentäschelkraut: Frauenmantel *(Alchemilla vulgaris)*.

Homöopathie

Allgemeine Angaben zu Dosis und Gegenanzeigen siehe Seite 54.
- Dumpfe, klopfende Kopschmerzen, fühlt sich körperlich und geistig eingeengt, ganzes Gesicht gerötet: Belladonna.
- Schmerzhafte Zwischenblutungen, Gesicht zum Teil gerötet: Borax.

Übungen

Ausführliche Informationen zu den Übungen auf Seite 70.
- Schweres Programm, um die Hitze auszutreiben.
- Schlangenatmung (siehe Seite 7): Bequeme Sitzhaltung, Rücken gerade gestreckt. Mund öffnen, Zunge zusammenrollen und wie eine Schlange in den offenen Mund legen. Tief und lang einatmen. Atemrhythmus beibehalten und dabei an eine tickende Uhr denken. Übung 5-10 Minuten lang wiederholen.

- schlimmer im Sitzen, besser bei Bewegung
- eventuell Schmerzen
- Wärmflasche lindert
- unregelmäßige Menstruation, in der Zwischenzeit Vaginalausfluß
- der Bereich über der Galle (rechte Seite unter den Rippen, siehe Abbildung) ist manchmal empfindlich.

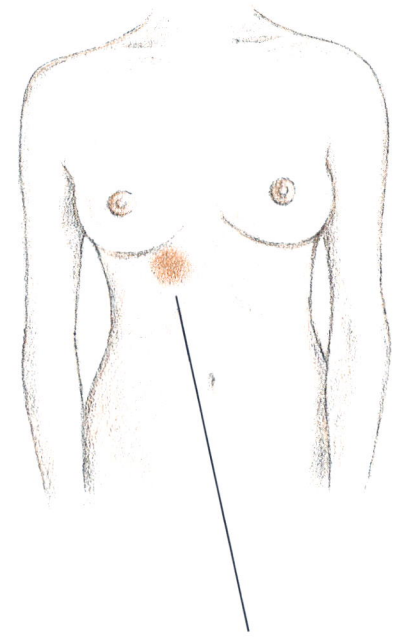

Zu den typischen Symptomen für starke Menstruationsblutungen nach dem »Blockade«muster gehört die (Berührungs-)Empfindlichkeit der Bauchdecke über der Gallenblase. Das hat mit der »galligen« Unterdrückung von Gefühlen zu tun.

Berührungsempfindlicher Punkt

HEILMITTEL FÜR STARKE BLUTUNGEN NACH DEM BLOCKADEMUSTER

Ernährung

Kaffee meiden und durch Kräutertee (zum Beispiel Kamille) ersetzen.

Heilkräuter und Heilpflanzen

Allgemeine Angaben zu Dosis und Gegenanzeigen siehe Seite 38.

● Hirtentäschelkraut *(Capsella bursa-pastoris)*, Herzgespann *(Leonurus cardiaca)*, Mutterkraut *(Chrysanthemum parthenium)* und Lobelie *(Lobelia inflata)*.

● Verdauungsstörungen nach Fett: zusätzlich Schneeflockenbaum *(Chionanthus virginica)* und Glatte Schildblume *(Chelone glabra)*. Hirtentäschelkraut stillt Blutungen; Herzgespann entspannt und reguliert die Energieversorgung; Mutterkraut bringt den Energiekreislauf in Schwung und kühlt Hitze, und Lobelie ist ein allgemeines Blutreinigungsmittel.

Homöopathie

Allgemeine Angaben zu Dosis und Gegenanzeigen siehe Seite 58.

● Starke Reizbarkeit, krampfartige Schmerzen: Chamomilla.

● Dunkelrotes, klumpiges oder klebriges Blut: Crocus.

● Gerötetes Gesicht, Neigung zu Überarbeitung um der Karriere willen, unregelmäßige Menstruation mit dunklem, klumpigem Blut, Übelkeit, Verstopfung und Reizbarkeit: Nux vomica.

● Neigung zu Tränenausbrüchen, sehr warme, einnehmende Persönlichkeit: Pulsatilla.

● Flüssigkeitsverlust, sehr dunkles Blut, chronische Beschwerden nach der Geburt und Neigung, sich von anderen ausnutzen zu lassen: China.

Übungen

Ausführliche Informationen zu den Übungen auf Seite 70.

● Schweres und dynamisches Programm im täglichen Wechsel.

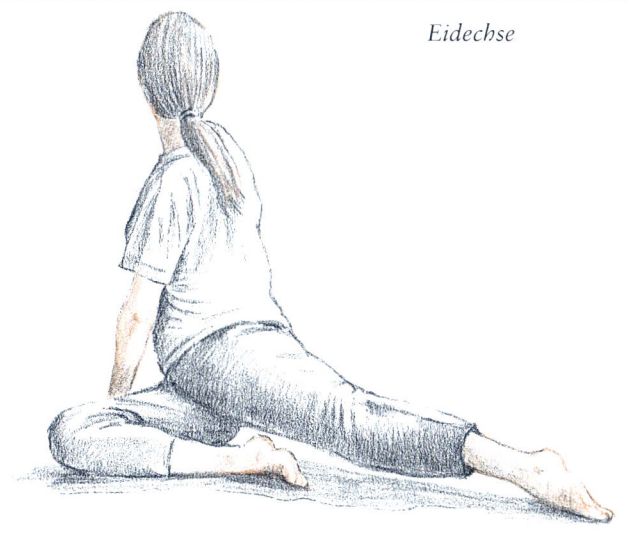

Eidechse

Zusätzlich:

● Eidechse: Die Drehbewegung langsam angehen und schrittweise beschleunigen. Bequeme Sitzhaltung auf dem Boden, Beine gespreizt, beide Hände neben den Hüften auf den Boden gestützt. Knie auf derselben Seite beugen, bis die Fußspitze die Leistengegend erreicht. Auf den Händen abstützen, das andere Bein lang strecken, dabei die Fußsohle nach oben drehen. Bei jedem Ausatmen etwas weiter strecken, um Flanken und Innenseiten der Beine zu dehnen. 60-90 Sekunden wiederholen. Ausatmen und in die Ausgangsposition zurückkehren. Übung mit dem anderen Bein ausführen.

119

UNREGELMÄSSIGE MENSTRUATION

Bei der idealen Zykluslänge kommt die Menstruation alle 28 Tage. Häufig entsprechen die Zyklen nicht dem Ideal, sie sind immer ein, zwei Tage länger oder kürzer als 28 Tage. Von problematisch unregelmäßigen Zyklen spricht die Medizin dann, wenn sich eins der folgenden drei Muster zeigt: Die Zykluslänge ist völlig unbestimmt und läßt sich nicht vorhersagen, sie ist manchmal deutlich länger, manchmal deutlich kürzer als 28 Tage. Die Menstruation kommt immer zu spät, das heißt, die Zyklen sind immer deutlich länger als 28 Tage, und die Menstruation kommt immer zu früh, die Zyklen sind stets deutlich kürzer als 28 Tage.

Unregelmäßige Menstruation

Bei manchen Frauen kommt die Menstruation wirklich sehr unregelmäßig, manchmal etliche Tage zu früh, manchmal ein paar Tage zu spät. In extremen Fällen vergehen zwischen den einzelnen Blutungen nur 14 Tage, dann wieder drei Monate. Diese Unregelmäßigkeiten kommen häufig in der Menopause vor (siehe Seite 168).

Gewöhnlich spielen zwei Faktoren eine zentrale Rolle: zum einen eine schlechte Energieversorgung der Fortpflanzungsorgane

VORSICHT

Die Menstruation kann auch aus folgenden Gründen ausbleiben oder sich verschieben:
- Absetzen der Pille
- extremes Trainingspensum (Leistungssportlerinnen, Ballettänzerinnen)
- Magersucht (Anorexia nervosa)
- Funktionsstörungen der Schilddrüse
- Eierstockzysten

Bevor Sie mit der Selbstbehandlung beginnen, immer überprüfen lassen, ob eine der genannten Ursachen vorliegt.

(und oft der gesamten Beckenregion) – zwar nicht so schlecht, daß sich ernsthafte Gesundheitsstörungen entwickeln, sondern eher eine konstitutionelle Schwäche. Genauso wie manche Menschen kräftige, andere eher schwache Muskeln haben, sind bei manchen Frauen die Fortpflanzungsorgane besser oder schlechter mit Energie versorgt. Zum anderen starke Gefühle, die mit einer ausgeprägten Empfindsamkeit, aber auch mit durchaus heftigen Stimmungsschwankungen gepaart sind. Eine entmutigende Erfahrung läßt die Stimmung in den Keller sinken, ein freudiges Erlebnis beschert himmelhochjauchzende Freude. Diese starken Gefühle bringen die Energieversorgung der Fortpflanzungsorgane durcheinander, weil sie Schwankungen im Hormonhaushalt verursachen. Ist die Frau begeistert oder angeregt, kommt die Menstruation früher, ist sie genervt oder niedergeschlagen läßt die Blutung auf sich warten.

Frauen, die vor allem geistig arbeiten, scheinen von dieser Störung besonders häufig betroffen zu sein. Aufgrund der geistigen Arbeit konzentriert sich die Energie im Kopf, so daß sie dann in der unteren Körperhälfte fehlt. Die Folge sind die charakteristischen Probleme oder gar die Unfähigkeit, sich mit der materiellen Welt auseinanderzusetzen. Zwar können Naturheilmittel kurzfristig helfen, langfristig ist jedoch ein körperlicher Ausgleich durch Bewegung notwendig, um die Energie zu den Fortpflanzungsorganen zu lenken. Besonders zu empfehlen sind Reiten, Tennis, Gartenarbeit und vergleichbare Aktivitäten.

Verfrühte Menstruation

Hier sind wieder zwei verschiedene Muster zu beobachten. Falls Sie nicht entscheiden können, welches auf Sie zutrifft, fragen Sie einen Arzt für Naturheilkunde.

Das »Volle-Hitze«-Muster Die zu frühe Blutung ist Folge von zuviel Hitze im Körper, die auch das Blut zu »heiß« macht. Das

HEILMITTEL FÜR UNREGELMÄSSIGE MENSTRUATION

Ernährung

Viel rohes Obst und Gemüse essen, zwei, drei Rohkostmahlzeiten am Tag können eine beachtliche Verbesserung bewirken. Aber: Darauf achten, daß sich keine Anämie entwickelt (siehe Seite 93).

Heilkräuter und Heilpflanzen

Allgemeine Angaben zu Dosis und Gegenanzeigen siehe Seite 38.
● Keuschlamm *(Vitex agnuscastum)* ist das Mittel der Wahl. 20 Tropfen der Tinktur 3mal täglich oder in Tablettenform.
● Auch hilfreich: Beifuß *(Artemisia vulgaris)*, Herzgespann *(Leonurus cardiaca)* oder Weinraute *(Ruta graveolens)*

zusammen oder einzeln einnehmen.

Homöopathie

Allgemeine Angaben zu Dosis und Gegenanzeigen siehe Seite 54.
● Neigung zu Tränenausbrüchen, Abneigung gegen fette Speisen: Pulsatilla.
● Interesse größer für geistige als für materielle Dinge: Sulfur.
● Neigung zu Niedergeschlagenheit, Trauer und Traurigkeit, wäßrigem Ausfluß und Erkältungen: Nat. mur.
● Müdigkeit nach geistiger Überarbeitung: Acteae.
● Verlangen nach Süßigkeiten, Schmerzen beim Sex, Durchfälle und allgemeine Ängstlichkeit: Arg. nit.

● Häufig schläfrig, Schmerzen im Kreuzbein: Nux moschata.
Homöopathische Mittel 3mal täglich in niedriger (D6) Potenz oder wenige Male als Konstitutionsmittel in hoher Potenz (siehe Seite 56).

Mineralstoffe

● Der Mineralstoff Selenium hilft in einigen Fällen. Mineralstoffe haben eine ähnliche Wirkung wie das jeweils entsprechende homöopathische Mittel, sie werden aber anders hergestellt. (In der Bunderepublik Deutschland sind sie unter dem Namen »Mineralstoffe nach Dr. Schüßler« oder »Schüßler-Salze« in Apotheken erhältlich. Anm. d. Übers.)

Blut »kocht« wie in einem imaginären Kessel, der Druck führt zur Ausscheidung aus dem Körper.
Dieses Muster hat viele Ursachen. In körperlicher Hinsicht kann es eine Überhitzung infolge zu hoher Außen- oder Innentemperatur sein, aber auch hohes Fieber (manche Frauen bekommen jedesmal, wenn sie Grippe haben, auch ihre Menstruation) oder eine ererbte Anlage zu »heißen« Krankheiten (siehe Seite 27).
Zu den typischen Symptomen gehören:
● Die Menstruation dauert bis zu sieben Tage, starke, klumpige Blutungen
● Zwischenblutungen, wenn überarbeitet oder sehr müde
● Neigung zu Nasenbluten
● rotes Gesicht
● fühlt sich schlechter bei sehr heißem Wetter, bevorzugt »kühlende« Nahrungsmittel
● allgemeine Ruhelosigkeit, Schlafstörungen und leicht verargert (Heilmittel siehe Seite 122)

Das »Mangel-an-kühler-Energie«-Muster
Dieses Muster kommt im Westen häufiger vor als im Osten und ist typisch für eine nervöse Erschöpfung. Wiederum gilt zu »heißes« Blut als Ursache für die verfrühte Blutung. In diesem Fall kommt die Erhitzung aber durch restlose Erschöpfung aller »kühlender« Energie im Körper zustande. Wir können diesen Zustand mit einem Auto vergleichen, das ohne Kühlflüssigkeit fährt und mit kochendem Motor stehenbleibt. Im Gegensatz zum vorherigen Muster läßt sich die Entwicklung dieses Mangelmusters

nicht eindeutig zurückverfolgen, weil der Beginn des Mangels anfangs nicht spürbar ist. Oft verbraucht der Körper seine Energiereserven schrittweise, fast unmerklich. Der häufigste Grund für diesen Mangel ist Überanstrengung aufgrund eines aufreibenden Lebensstils oder einer inneren Erregung. In beiden Fällen zwingt der Wille den Körper, über die normale Belastung hinaus zu funktionieren.

Typische Symptome für dieses Muster sind:

- rote Wangen, ansonsten sehr blaß
- heiße Stirn
- trockene Haut

- Menstruation ist bis zu sieben Tagen verfrüht und kommt auch bei Müdigkeit früher
- hellrotes Blut
- starke oder leichte Blutungen

Allgemeiner Hinweis Dieser Hinweis gilt für beide Muster, obwohl das Mangelmuster im allgemeinen nicht so stark auf Ernährungsänderungen reagiert (siehe Heilmittel auf Seite 124). Das beste Heilmittel ist die Umstellung des Lebensstils, so daß Sie nicht länger auf Aufputschmittel wie Kaffee oder Alkohol angewiesen sind. Eine Änderung scheint zunächst oft einfach, erweist sich dann

HEILMITTEL FÜR VERFRÜHTE BLUTUNGEN NACH DEM HITZEMUSTER

Dieses Muster läßt sich oft durch Änderungen des Lebensstils heilen, ohne daß Medikamente notwendig sind. Alle »heißen« Nahrungsmittel (siehe Seite 33) meiden, wie rotes Fleisch, Alkohol, starke Gewürze und Aufputschmittel wie Tee und Kaffee. Regelmäßig Sport treiben und/oder in die Sauna gehen, um die Hitze auszutreiben.

Einnahme der pflanzlichen Mittel etwa 10 Tage vor der erwarteten Blutung beginnen, idealerweise vom Tag des Eisprungs an. Homöopathische Mittel in D6-Potenz ebenfalls vom Tag des Eisprungs an nehmen oder höhere Potenzen wenige Male als Konstitutionsmittel (siehe Seite 56).

Heilkräuter und Heilpflanzen

Allgemeine Angaben zu Dosis und Gegenanzeigen siehe Seite 38.

- Ringelblume (*Calendula officinalis*), Salbei (*Salvia officinalis*) und Hirtentäschelkraut (*Capsella bursa-pastoris*). Ringelblume treibt die Hitze aus dem Körper; Salbei reguliert das gesamte System, und Hirtentäschelkraut verringert starke Blutungen.
- Bei Schwäche: zusätzlich Schafgarbe (*Achillea millefolium*).
- Während der Menstruation: Umschlag aus Ringelblumen und Hirtentäschelkraut auf die Bauchdecke über der Gebärmutter legen.

Homöopathie

Allgemeine Angaben zu Dosis und Gegenanzeigen siehe Seite 54.

- Reizbar, stark belastet, leicht verärgert, mit rotem Gesicht, eventuell Übelkeit und PMS: Nux vomica.
- Furcht vorm Fallen,

schmerzhafte Menstruation, schlimmer durch Wein und Essig: Borax.

- Alle Sinne stark empfindlich, ganzer Körper erhitzt, Neigung zu Bauchkrämpfen vor Beginn der Menstruation, pochende Kopfschmerzen: Belladonna.
- Leicht reizbar und eifersüchtig, Schmerzen beim Eisprung, Harnverhaltung mit stechenden Schmerzen: Apis mel.
- Dunkles, klumpiges Blut, stärker im Liegen: Cactus.

Übungen

Ausführliche Informationen zu den Übungen auf Seite 70.

- Schweres Programm plus Bogen (Seite 112), Schlangenatmung (Seite 7) und Beckenübung (Seite 107).

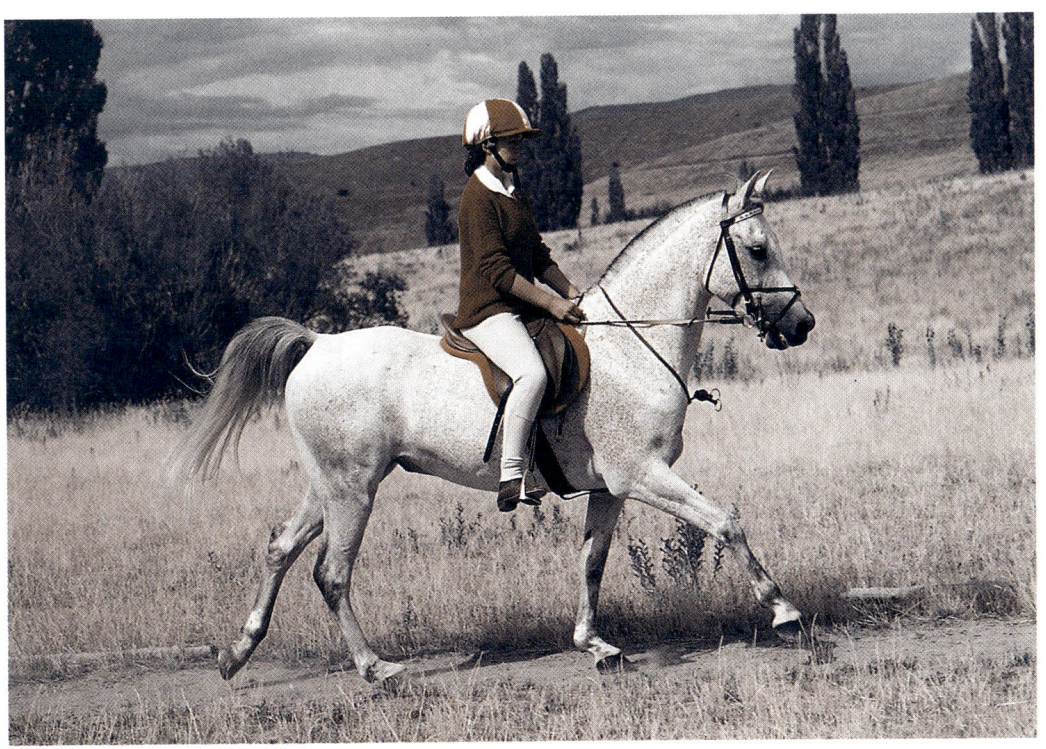

aber in der Durchführung als schwierig, vor allem wenn Partner oder Kinder mitbetroffen sind. Nehmen Sie sich mehr Zeit für sich, schaffen Sie sich einen Freiraum, wo Sie Ruhe und Ausgeglichenheit finden.

Verspätete und ausbleibende Menstruation

Auch bei der verspäteten oder gar ausbleibenden Menstruation unterscheiden wir wieder zwei Hauptmuster.

Wenn die Menstruation ständig verspätet ist, aber sonst nichts auf eines der beiden Muster hindeutet – und Sie sich die meiste Zeit über auch wohl fühlen – liegt das Problem wahrscheinlich auf höherer Ebene (siehe Seite 15) und spricht kaum auf natürliche Medikamente an. In solchen Fällen ist meist psychologische und spirituelle Hilfe angezeigt.

Alles, was den Energiekreislauf schwächt, kann auch den natürlichen Verlauf der Menstruation beeinträchtigen. Ein sehr verbreitetes Beispiel ist der Bewegungsmangel. Aktivitäten wie Reiten unterstützen die Körperhaltung und damit die Energieversorgung der unteren Körperhälfte.

Das »Blockade«muster Frauen, deren Menstruation sich nach diesem Muster verspätet, sind gewöhnlich sehr gesund und kräftig. Die Verspätung wird durch eine Energieblockade verursacht, die den ganzen Körper erfaßt oder sich auf einen lokalen Engpaß im Bereich der Gebärmutter beschränkt.

In körperlicher Hinsicht kann jede Blockade des Energiekreislaufs die Menstruation beeinträchtigen. Häufige Ursachen sind übermäßiges Essen (vor allem »heiße« Nah-

HEILMITTEL FÜR VERFRÜHTE BLUTUNGEN NACH DEM MANGELMUSTER

Allgemeine Hinweise siehe Seite 122

Heilkräuter und Heilpflanzen

Allgemeine Angaben zu Dosis und Gegenanzeigen siehe Seite 38.

● Frauenschuh *(Cypripedium pubescens)*, Schafgarbe *(Achillea millefolium)* und Frauenblume *(Trillium pendulum)*. Frauenschuh löst Spannungen und beruhigt; Schafgarbe stärkt und treibt Hitze und Schweiß aus, und Frauenblume stärkt die Gebärmutter. Alle drei Mittel den ganzen Monat über einnehmen.

● Bei Gefühlsschwankungen: zusätzlich Herzgespann *(Leonurus cardiaca)*.

● Auch die chinesischen Mittel »8 Schätze« oder »Frauen spezial« können helfen.

Homöopathie

Allgemeine Angaben zu Dosis und Gegenanzeigen siehe Seite 54.

● Starke Erregung, lange und starke Menstruation mit hellrotem Blut: Phosphorus.*

● Fühlt sich zerschlagen und empfindlich, Beschwerden begannen nach einer Geburt oder Fehlgeburt: Nit. ac.*

● Starke Reizbarkeit und Nervosität: Bryonia.

● Dunkles, klumpiges Blut, allgemeine Schwäche und Zittrigkeit: China.

● Lange und starke Blutungen, schnelles Erröten, läßt sich leicht begeistern: Ferrum metallicum. Homöopathische Mittel in niedriger Potenz 3mal täglich, in hoher Potenz wenige Male als Konstitutionsmittel (siehe Seite 56).

*Vorsicht: Niemals Nit. ac. und Phosphorus gleichzeitig einnehmen, da ihre Wechselwirkungen die Beschwerden noch verschlimmern können.

Übungen

Ausführliche Informationen zu den Übungen auf Seite 70.

● Wasserballvisualisierung (Seite 126).

● Zusätzlich: Tief atmen: Im Rhythmus einer tickenden Uhr ein- und ausatmen.

---

rungsmittel), zuviel Alkohol und zu wenig Ausgleich durch körperliche Bewegung. Eine weitere Ursache ist die wiederholte Verstopfung, die die Energieversorgung des Unterbauchs behindert und damit auch die Menstruation. Manchmal verspätet sich die Periode auch durch eine Verkühlung des Körpers infolge kalten Wetters oder einer Erkältung. So wie Hitze die Menstruation beschleunigt, blockiert Kälte die Blutung.

Auch Sex kann die Energieversorgung der Gebärmutter verlangsamen (siehe Seite 127). Das ist völlig normal; denn ein kräftiger Energiefluß würde ein befruchtetes Ei aus der Gebärmutter ausschwemmen, bevor es sich an der Gebärmutterwand festsetzen könnte. Daher kommt es sehr häufig vor, daß sich die Menstruation nach intensivem und innigem Sex verspätet.

In emotionaler Hinsicht sind es vor allem Frustrationen und Ärger, die den Energiefluß hemmen. Allgemein gilt: Alle Emotionen, die nicht ausgelebt werden können, verursachen Stillstand. Wenn Sie also frustriert oder gereizt sind, diese Gefühle aber nicht ausdrücken und ausleben (können), stauen sie sich in Ihrem Innern auf – genauso wie die Menstruation.

Zu den typischen Symptomen für das »Blockade«muster gehören:

● die Menstruation verspätet sich um Tage oder sogar Wochen

● Völlegefühl im Unterbauch, geblähter Bauch und geschwollene, empfindliche Brüste wie kurz vor der Menstruation

● fühlt sich vor Beginn der Menstruation gereizt und aufgebracht

● fühlt sich nach Beginn der Menstruation erleichtert, obwohl sie anfangs schmerzhaft verläuft

Das »schwache« Muster Bei diesem Muster verspätet sich die Menstruation wegen allgemeiner Schwäche oder einer Anämie; der Körper hält seine Flüssigkeiten so lange wie möglich zurück, um einen weiteren Energieverlust zu verhindern.

Dieses weitverbreitete Muster wird häufig durch eine lange Erschöpfungsperiode verursacht; dem Körper fehlt die Energie, um neues Blut zu bilden. Dies ist eng verbunden mit Blutmangel und einer Anämie. Die emotionalen Ursachen ähneln den auf Seite 96 erläuterten Faktoren. Die Energie verflüchtigt sich so schnell, wie Wasser im Sand versickert. Oft wurden die spirituellen Energiereserven durch zu starkes Engagement in materiellen Dingen verbraucht, so daß die Kraft fehlt, um die Seele zu ernähren und neue Stufen zu erklimmen. Die typischen Symptome bestätigen das Bild:

- fast ständige Müdigkeit
- blaße Gesichtsfarbe und dunkle Augenringe
- Menstruation verspätet sich um Wochen
- wenn die Menstruation endlich beginnt, verstärken sich Müdigkeit und Schwäche

HEILMITTEL FÜR VERSPÄTETE BLUTUNGEN NACH DEM BLOCKADEMUSTER

Dieses Muster spricht gewöhnlich gut auf Naturheilmittel an. Mit der Einnahme der pflanzlichen Mittel etwa 10 Tage vor der erwarteten Menstruation beginnen, idealerweise am Tag des Eisprungs. Das gilt auch für homöopathische Mittel in niedrigen Potenzen (D6), hohe Potenzen dagegen nur wenige Male zur Konstitutionsbehandlung einnehmen (siehe Seite 56).

Heilkräuter und Heilpflanzen

Allgemeine Angaben zu Dosis und Gegenanzeigen siehe Seite 38.
- Blauer Hahnenfuß *(Caulophyllum thalactroides)* oder Wanzenkraut *(Cimicifuga racemosa)*. Vorsicht: Diese beiden Mittel nicht einnehmen, wenn Sie schwanger werden wollen, weil sie die Einnistung des Eis in der Gebärmutter verhindern können.
- Rinde vom Gemeinen Schneeball *(Viburnum opulus)* und Baldrian *(Valeriana officinalis)*. Schneeball lenkt die Energie in die Gebärmutter und löst Krämpfe; Baldrian bringt den Energiefluß in Schwung.
- Bei Aufregung und PMS: zusätzlich Katzenminze *(Nepeta cataria)*.
- Leichte Fälle sprechen gut auf Kamille *(Chamomilla matricaria)* an. 1 Tasse täglich.

Homöopathie

Allgemeine Angaben zu Dosis und Gegenanzeigen siehe Seite 54.
- Juckreiz, Hautreizungen und Ausfluß, Frösteln und Übergewicht, anhänglich und launenhaft: Graphites.
- Häufiger Ärger, Reizbarkeit und Unruhe: Chamomilla.
- Neigung zu Tränenausbrüchen, schwere Beine und cremiger Vaginalausfluß: Pulsatilla.
- Verbirgt die Gefühle, geschwollener Unterbauch, häufig gleichzeitig Verstopfung und Blähungen: Lycopodium.
- Menstruation offenbar durch Furcht oder Kälte verschoben: Aconitum.
- Blutungen nur tagsüber: Causticum.

Übungen

Ausführliche Informationen zu den Übungen auf Seite 70.
- Schweres oder dynamisches Programm – täglich!

HEILMITTEL FÜR VERSPÄTETE BLUTUNGEN NACH DEM SCHWACHEN MUSTER

Der Behandlungserfolg stellt sich nur dann ein, wenn die Ursache für die Erschöpfung bekannt ist und abgestellt werden kann. Dabei helfen Naturheilmittel, indem sie den Mut zur Veränderung stärken. Wenn nicht anders angegeben, die Mittel nicht während der Menstruation einnehmen.

Heilkräuter und Heilpflanzen

Allgemeine Angaben zu Dosis und Gegenanzeigen siehe Seite 38.

● Wurzel vom Falschen Einkorn (Helonias dioica), Frauenblume (Trillium pendulum), Schafgarbe (Achillea millefolium) und Herzgespann (Leonurus cardiaca). Die beiden ersten stärken die Gebärmutter; Schafgarbe ist ein allgemeines Stärkungsmittel, und Herzgespann reguliert die Menstruation. Diese Mittel den ganzen Monat über einnehmen.

Homöopathie

Allgemeine Angaben zu Dosis und Gegenanzeigen siehe Seite 54.

● Sehr starke Erschöpfung, Gefühl des Nach-unten-Drängens, kann Gefühle nicht ausdrücken: Sepia.
● Wille überfordert den Körper: Silicea.
● Völlig von geistigen Aktivitäten und Ideen gefangen genommen, Hautunreinheiten und Juckreiz: Sulfur.
● Blaße Hautfarbe, lethargisch, schwache Verdauung und Angst vor der Dunkelheit: Carbo veg. oder Alumina. Die Mittel in D6-Potenz 3mal täglich einnehmen oder in höheren Potenzen wenige Male als Konstitutionsmittel (siehe Seite 56).

Übungen

Ausführliche Informationen zu den Übungen auf Seite 70.
● Programm für Schwächezustände oder leichtes Programm. Zusätzlich:
● Wasserballvisualisierung: Entspannte Rückenlage, Aufmerksamkeit auf den Bauchbereich, den Bereich zwischen Bauchnabel und Wirbelsäule lenken. Stellen Sie sich dort einen mit lauwarmem Wasser gefüllten Ball vor; einige Sekunden verweilen. Dann stellen Sie sich vor, wie sich der Ball in zwei Hälften teilt, die über Hüften und Beine zu den Fußspitzen wandern. Dann wandern sie zurück zum Kreuzbein und von dort die Wirbelsäule entlang über Schultern und Arme bis in die Hände und wieder zurück zum Nacken. Im Nacken vereinigen sich die beiden Hälften wieder und wandern vorsichtig über die Halswirbelsäule in den Kopf und anschließend über die Stirn, das Gesicht und den Hals wieder zur Ausgangsposition zurück. Zum Schluß das Wasser aus dem Ball entweichen und den Körper von einer warmen Welle durchfluten lassen. Zeit für die Übung: 3-5 Minuten

Die imaginäre Reise des Wasserballs.

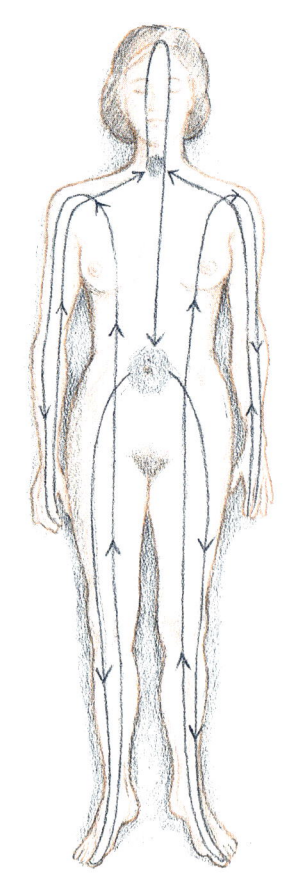

Beschwerden im Zusammenhang mit der Schwangerschaft

Die große Menge an Energie, die (liebevoller) Sex freisetzt, ist Voraussetzung dafür, daß neues Leben entstehen kann. In den ersten Wochen nach der Empfängnis fällt es uns häufig noch sehr schwer, das undifferenzierte Zellgebilde in der Gebärmutter als Leben zu bezeichnen, obwohl es ein großes Potential besitzt. Trotzdem wissen viele Frauen schon im Moment der Empfängnis, daß eine neue Seele in die Welt gekommen ist.

Die ersten drei Monate Zu Beginn der Schwangerschaft verändert sich der Energiekreislauf im Körper und in der Gebärmutter. In den späteren Schwangerschaftswochen holt sich der Fetus für seine Entwicklung und sein Wachstum fast die gesamte Energie aus der Gebärmutter und viele Nährstoffe aus dem Blut seiner Mutter. Doch im Frühstadium ist der Embryo körperlich zu schwach, um Energie und Nährstoffe aus seiner Umgebung aufzunehmen. Und um zu verhindern, daß der kleine Embryo mit der nächsten Menstruationsblutung ausgeschwemmt wird, stagniert die Energieversorgung der Gebärmutter, oder die Energie wird wieder in die obere Körperhälfte geleitet. Wenn der Gesamtenergiekreislauf des Körpers nicht gut funktioniert, können Nebeneffekte auftreten, weil die Energie in die Verdauungsorgane eindringt. Oft haben Frauen das Gefühl, als verlängere sich ihr Zyklus, manchmal kommt es auch noch zu einer schwachen Blutung.

Dieses Energiemuster mit Stagnation oder Umkehrung des Energieflusses hält etwa die ersten drei Monate nach der Empfängnis an. Danach ist der Fetus kräftig genug, um größere Mengen an Energie und Nährstoffen aufzunehmen. Und daher ändert sich auch die Richtung der Energieversorgung, die Gebärmutter wird jetzt kräftig unterstützt. Zu diesem Zeitpunkt kann es bei Frauen mit einem schwachen Energiemuster zu Fehlgeburten kommen (siehe Seite 131). Weil der schnell wachsende Fetus jetzt fast alle Energie verbraucht, bleibt nur wenig für Änderungen im Zyklus übrig, die Menstruation bleibt völlig aus, die Schwangerschaft ist jetzt stabil.

Während der ersten Monate entwickeln sich die Organe und Gefäßstrukturen des Embryos, der in dieser Zeit extrem empfindlich auf die schädlichen Wirkungen von Medikamenten, Drogen und anderen Schadstoffen reagiert. Genauso empfänglich ist er in dieser Zeit aber auch für positive Einflüsse. Viele Frauen spüren dies instinktiv und verzichten sofort nach der Empfängnis auf Alkohol, Nikotin und schlecht zubereitete Nahrungsmittel.

Nach den ersten drei Monaten Mit zunehmendem Wachstum des Embryos wird immer mehr Energie zur Gebärmutter geleitet, aus der sich das Ungeborene bedient. Daß sich viele Frauen in dieser Zeit sehr erschöpft fühlen, ist also kein Wunder. Wenn Sie bei guter Gesundheit sind, ist die Müdigkeit vielleicht nicht so stark ausgeprägt, aber andere Probleme wie Anämie und Energiedefizite machen sich im Laufe der Schwangerschaft stärker bemerkbar.

Nehmen Sie sich wichtig

Im alten China galt für Schwangere die Regel: soviel Ruhe und Freude wie möglich. Die Frauen sollten sich mit schönen Dingen umgeben, schöne Musik hören und nur positive Gedanken hegen. Die Frauen in unserer modernen Welt können sich solch einen Luxus selten leisten. Daher müssen wir fragen: Was ist wirklich wichtig? Was sollten wir tun, was sollen wir lassen?

Aus dem Wissen über den Energiekreislauf während der Schwangerschaft folgen zwei wichtige Vorsichtsmaßregeln: Ruhen Sie sich genug aus, und versuchen Sie ein ruhiges Leben zu führen. So viele Pausen wie möglich, lautet der wichtigste Rat für alle Schwangeren. Das bedeutet ganz einfach:

UNGEEIGNETE NAHRUNGS-MITTEL

● Nach Ansicht der Chinesen enthalten Orangen ein »Gift«, das Überaktivität verursacht – eine Beobachtung, die wir in unseren Kinderkliniken bestätigen konnten. Daher: Nicht mehr als eine Orange oder die entsprechende Menge Orangensaft pro Woche.

● Einige Früchte des Meeres, wie Krabben, Krebse und Muscheln, fördern die Giftablagerung während der Schwangerschaft und machen das Baby anfällig für Allergien und Hautausschläge.

● Alle Nahrungsmittel meiden, auf die Sie allergisch reagieren. Sonst überträgt sich die Allergie auf das Baby.

● Sehr scharfe oder intensive Gewürze wie Senf, Chili und Curry meiden, weil sie die Leber der Mutter und des Babys überanstrengen.

● Viele Bestandteile von Curry, vor allem Safran, wirken stark auf die Gebärmutter.

● Die schädliche Wirkung von Alkohol (und Nikotin) sind allseits bekannt.

Aufhören, wenn Sie sich müde fühlen. Viele Menschen glauben, sie könnten sich bis zur Erschöpfung in Beruf und Privatleben engagieren. Diese Einstellung ist Gift für Schwangere.

Der zweite wichtige Rat lautet: Aufregung vermeiden. Während der zweiten Hälfte der Schwangerschaft reift das Nervensystem des Babys heran. Wenn die Mutter in dieser Zeit ruhig und ausgeglichen ist, wird sich das positiv auf das Kind auswirken. Regt sich die Mutter dagegen zu oft auf, kann das Kind nach der Geburt unruhig sein. Das ist natürlich keine absolut gültige Regel, weil jede Schwangerschaft anders verläuft. Doch unsere Erfahrung aus Kinderkliniken zeigt, daß sich die seelische Verfassung der Mutter

während der Schwangerschaft auf das Baby übertragen kann.

Ernährung

Während der Schwangerschaft sind die Instinkte der Frau stärker ausgeprägt. Wahrscheinlich wird sie genau wissen, welche Nahrungsmittel sie jetzt braucht. Doch manchmal entziehen sich einige Aspekte der richtigen Ernährung dem Instinkt.

Soviel organische Nahrung wie möglich essen. Die Extraausgaben lohnen sich; besonders während der ersten drei Schwangerschaftsmonate, wenn der heranwachsende Embryo besonders empfindlich auf Unkraut- und Schädlingsvernichtungsmittel sowie andere Chemikalien – selbst nur Spuren – reagiert, die sich manchmal in der nicht organisch angebauten Nahrung finden. Außerdem braucht das Ungeborene ziemlich große Mengen an Spurenelementen. Nahrungsmittel, die auf künstlich gedüngten Böden gezogen werden, enthalten aber nicht genügend Mineralien.

Falls organische Nahrung nicht verfügbar ist, sollten Sie Vitamin- und Mineralstoffe einnehmen. Sprechen Sie mit Ihrem Arzt oder einem Arzt für Naturheilkunde. Und überprüfen Sie stets die Packungsaufschrift oder -beilage, ob das Präparat auch während der Schwangerschaft erlaubt ist.

Nehmen Sie auch viel eisenhaltige (wichtig: verfügbares Eisen) Nahrung zu sich. Die ausreichende Eisenzufuhr spielt vor allem in der zweiten Schwangerschaftshälfte eine zentrale Rolle, doch die Reserven müssen bereits in der ersten Schwangerschaftshälfte aufgefüllt werden – und zwar nicht nur mit Eisen, sondern auch mit Vitamin B_{12}, Folsäure und andere Substanzen.

Viele Frauen sind sich während der Schwangerschaft ihrer Gefühle stärker bewußt. Auch ihr Vertrauen in die Fähigkeit ihres Körpers wächst.

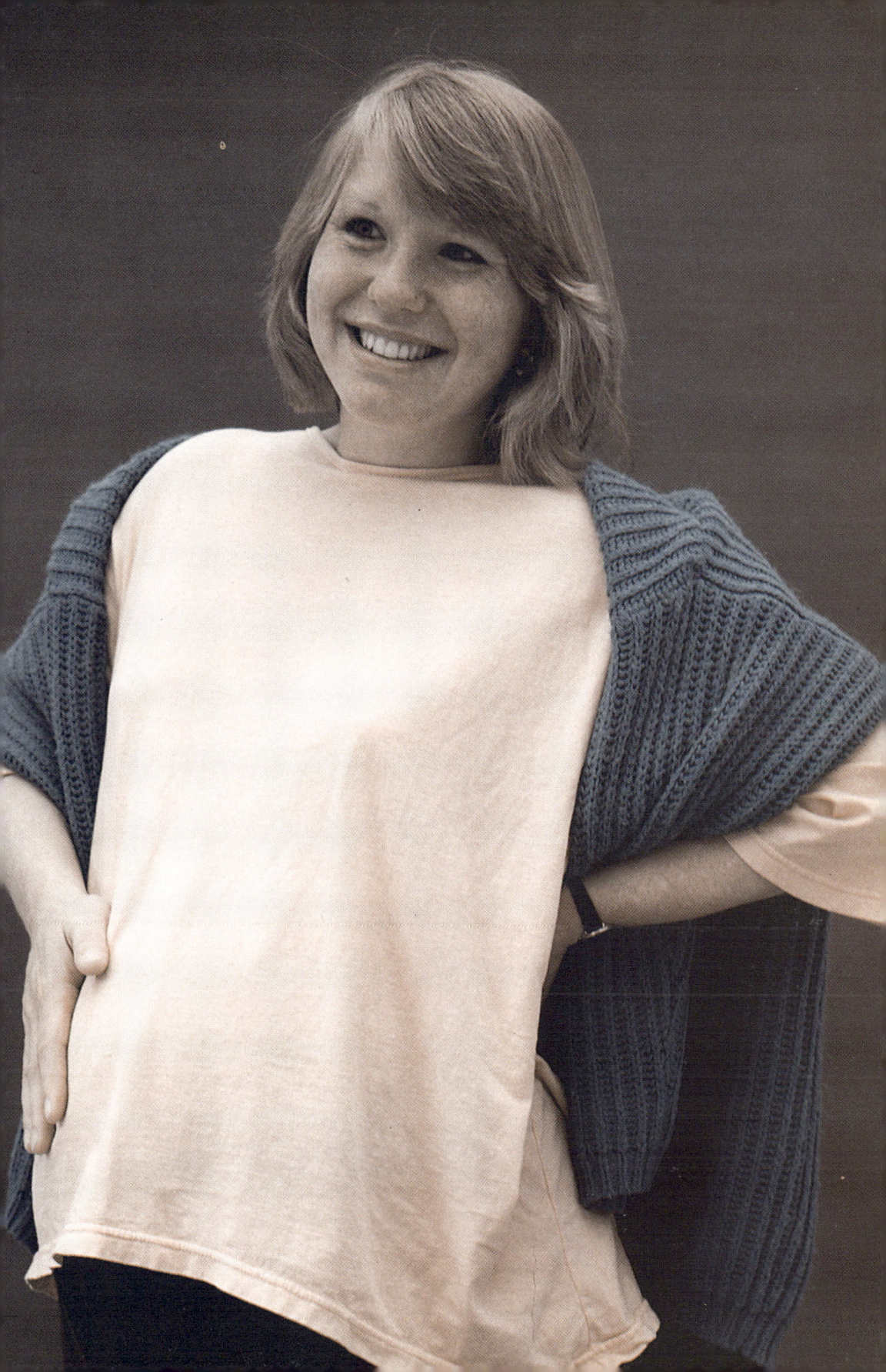

UNFRUCHTBARKEIT (EMPFÄNGNISPROBLEME)

Während sich viele Frauen um zuverlässige Empfängnisverhütung sorgen, wünschen sich andere sehnlichst ein Baby – aber können es nicht empfangen. Dieses Problem wird meist als Unfruchtbarkeit (Infertilität) bezeichnet, besser wäre aber der Begriff Empfängnisstörung oder Subfertilität, weil sich diese Störung oft erfolgreich behandeln läßt. Manchmal ist die Ursache organischer Art, zum Beispiel undurchlässige Eileiter infolge einer Entzündung, eine Zyste oder eine problematische Form der Gebärmutter. Andere Ursachen sind funktioneller oder energetischer Natur, die häufig mit Naturheilmitteln zu beheben sind.

Organische Ursachen

Organische Empfängnisstörungen sind manchmal Folge einer Erkrankung oder Mißbildung der Fortpflanzungsorgane, und zwar bei der Frau oder beim Mann. Denken Sie zunächst immer an diese Möglichkeit, und lassen Sie sich stets beide ärztlich untersuchen (Gynäkologe für die Frau / Androloge für den Mann). Aber auch unregelmäßige oder ausbleibende Menstruationsblutungen können Empfängnisprobleme zur Folge haben.

Funktionelle oder energetische Ursachen

Wenn Ihre Menstruation völlig normal verläuft, Ihr Eisprung nach ärztlichem Urteil ebenfalls zur rechten Zeit stattfindet und auch sonst keine organischen Empfängnishindernisse festzustellen sind, sollten Sie an funktionelle oder energetische Ursachen denken. Im folgenden werden wir drei Muster erläutern.

Das »Schwache-Energie«-Muster Das Hauptproblem bei diesem Muster ist eine mangelhafte Energieversorgung der Fortpflanzungsorgane. Vielleicht reicht die Energie aus, um nach schulmedizinischen Kriterien funktionieren zu können, doch um Leben zu

ES SIND IMMER ZWEI

Zur Befruchtung eines Eis sind immer funktionsfähige Spermien notwendig. Es könnte sein, daß Ihr Partner zu wenige oder zu viele unfruchtbare Spermien produziert. Oder Sie beide haben eine unterdurchschnittliche Empfängnisfähigkeit, und dieses Zusammentreffen verursacht die Probleme. Betrachten Sie Empfängnisstörungen stets als Ihr gemeinsames Problem, und gehen Sie stets gemeinsam zum Arzt.

geben, durchströmt zu wenig Energie die Gebärmutter. Ursache kann ein genereller Energiemangel sein, was sich durch häufige Müdigkeit ausdrückt, oder eine lokale Unterversorgung im Unterbauch.

Diesem Muster können sehr verschiedene Faktoren zugrunde liegen, wie vorangegangene schwierige Geburt, Schwangerschaftsabbruch, Verletzung, Krankheit etc. Eine sehr verbreitete Ursache ist langes Stehen über den ganzen Tag. Zu den typischen Symptomen gehören:

- fast ständige Müdigkeit, schlimmer am späten Nachmittag
- empfindlicher und schwacher Rücken
- Gefühl der »Leere« nach der Menstruation
- zeitweilige Schwäche der Vaginal- und Analmuskulatur mit leichter Inkontinenz und Prolaps (siehe Seite 154),
- wäßriger Vaginalausfluß
- trübe Augen mit dunklen Ringen
- unregelmäßiger Schlaf

Das »Zuviel-Schleim«-Muster Bei diesem Muster ist wieder entweder der ganze Körper oder nur der Unterleib betroffen: Stets aber ist zuviel Schleim vorhanden. Eine gewisse Schleimproduktion ist für die Reinigung und Ausscheidung unerwünschter Substanzen und damit für die Gesundheit notwendig. Doch manchmal produzieren die

Schleimhäute im Körper zuviel Schleim – so, als ob die Nase ständig tropfte. Zuviel Schleim kann den Eileiter verstopfen, so daß das Ei nicht mehr in die Gebärmutter gelangen kann. Oder der Schleim verdickt das Gewebe an der Gebärmutterwand so stark, daß sich das befruchtete Ei nicht mehr einnisten kann.

Mögliche Ursachen für diese Muster wurden ausführlich auf Seite 31 und 103 erläutert, daher hier nur noch die typischen Symptome dieses Musters:

- fettige Haut und Haare
- Neigung zu Übergewicht
- cremiger Vaginalausfluß
- retronasales Schleimtröpfeln oder Schleim in den Lungen
- Schmerzen während des Eisprungs, gewöhnlich in den Eierstöcken

»*Schwacher-Energiekreislauf*«-Muster Die Energie zirkuliert nicht richtig, die Folge sind unterversorgte Bereiche und Stillstand. Von den Fortpflanzungsorganen werden vor allem Eileiter und Eierstöcke betroffen.

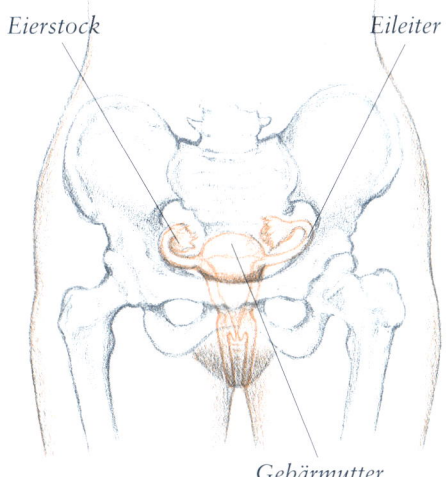

Eierstock   *Eileiter*

Gebärmutter

Das »Zuviel-Schleim«-Muster macht sich häufig durch Schmerzen im Eierstock während des Eisprungs bemerkbar. Dieser Schmerz wird auch als Mittelschmerz bezeichnet. Die Eierstöcke befinden sich in der rechten und linken Hüftbiegung etwas oberhalb der Gebärmutter.

FEHLGEBURT

In den ersten drei Schwangerschaftsmonaten kommt es sehr häufig zu einer Fehlgeburt. Oft sind die typischen Anzeichen für eine Schwangerschaft noch nicht ausgeprägt, so daß die Frau die Fehlgeburt manchmal gar nicht bemerkt.

Ein, zwei Fehlgeburten in den ersten drei Monaten (so sie überhaupt bemerkt wurden) gelten als normal. Mit dieser frühen Fehlgeburt, medizinisch spontaner Abort genannt, scheidet der Körper häufig fehlerhafte Zellstrukturen aus. Die Natur hilft sich sozusagen selbst.

Wenn aber jede Schwangerschaft in den ersten drei Monaten durch eine Fehlgeburt zu Ende geht (habitueller Abort) oder in den späteren Schwangerschaftsmonaten

eine Fehlgeburt droht, kann die Ursache in einer Störung der Energieversorgung liegen. Meist deutet alles auf das Muster »schwache Energie« bei Empfängnisstörungen hin. Vorsichtsmaßregeln und Behandlung sind identisch. Nochmals die wichtigsten Regeln:

- Ruhepausen sind äußerst wichtig: Täglich eine Stunde Mittagsruhe; auf den Rücken legen, die Beine erhöht.
- Keine großen körperlichen Anstrengungen, besonders Kreuzbein und unteren Rücken schonen.
- Nicht lange stehen.
- Auf jeden Fall auf Kaffee, Tee, Alkohol und Nikotin verzichten.

(Übrigens kann auch die Spirale derartige Störungen verursachen, siehe Seite 182).

Eine schlechte Energieversorgung der Eierstöcke behindert deren Hormonsekretion, was wiederum einen unregelmäßigen Zyklus verursacht – oft ohne Eisprung. Die Muskulatur in den Eileitern, die normalerweise das Ei durch wellenförmige Bewegungen in die Gebärmutter transportieren, wird ebenfalls durch die schlechte Energieversorgung geschwächt. Das Ei kann nicht in die Gebärmutter gelangen.

Zu den Ursachen für diesen gestörten Energiekreislauf zählen unterdrückte Gefühle wie Ärger, Frustration und Verbitterung. Hinzu kommen etliche Streßfaktoren unseres modernen Lebens einschließlich großer Arbeitspensen, überfüllte Straßen, Streß beim Autofahren, Forderungen von Partnern, Kindern und Kollegen – ohne den Ausgleich durch entsprechende ruhige, rhythmische körperliche Bewegung.

Zu den typischen Symptomen dieses Musters gehören:

- unregelmäßige und schmerzhafte Menstruation
- Gereiztheit und Frustration besonders vor Beginn der Menstruation, mehr noch danach
- Besserung nach starker körperlicher Bewegung

Emotionale und spirituelle Ursachen

Manche Frauen haben keine organischen Probleme, ihr Energiekreislauf ist völlig in Ordnung, doch sie können kein Kind empfangen – auch nach schulmedizinischer und naturheilkundlicher Therapie. Die Ursache für diese Empfängnisstörung liegt eventuell auf höherer Ebene, wo irgendein Hindernis den freien Fluß von Energie und Nährstoffen blockiert.

Kreative Arbeit Ein Baby zu empfangen ist die wohl kreativste Sache der Welt. Allerdings sind die Reserven an kreativer Energie (siehe Seite 18) begrenzt. Und in gewissem Maß läßt sie sich in andere Richtungen lenken und für andere Aufgaben nutzen. Wenn Sie also in Ihrem Beruf sehr gefordert sind, Ihr Familien- oder soziales Leben täglich kreative Energie verbraucht, reicht der Rest vielleicht nicht aus, um ein neues Leben zu ernähren.

Blockade der kreativen Energie Manche Paare, die sich bislang vergeblich ein Kind wünschten, versuchen es immer verbissener. Sie notieren sorgfältig den Zeitpunkt des Eisprungs und reduzieren Sex häufig auf diese besonders fruchtbare Zeit. Doch diese Konzentration auf nur dies eine Ziel kann so große Belastung und Druck erzeugen, daß die Energieversorgung der Gebärmutter gehemmt oder völlig blockiert wird. Die Situation läßt sich mit der Angst vor einer öffentlichen Rede vergleichen, wo wir uns verkrampfen und unseren Text vergessen.

Der Schlüssel zur Lösung des Problems heißt Entspannung. Versuchen Sie Ihr jetziges Leben zu genießen und anzunehmen. Konzentrieren Sie sich auf das, was Sie »haben«, und nicht auf das, was Ihnen fehlt. Dadurch löst sich der körperliche und seelische Druck, Ihr Körper kann sich entspannen.

Andere emotionale Probleme Genauso wie die ausschließliche Konzentration auf ein Kind den Energiekreislauf stören kann, so schwächen auch andere Belastungen die Empfängnisfähigkeit. Zum Beispiel können tiefverwurzelte Schuldgefühle und Ängste die Energieversorgung der Fortpflanzungsorgane behindern. Im Rahmen dieses Buches können wir diese Aspekte nicht ausführlich erläutern, nur soviel: Wenn natürliche Mittel nicht helfen, suchen Sie professionelle Unterstützung durch Ärzte, Psychologen oder auch Selbsthilfegruppen.

HEILMITTEL FÜR EMPFÄNGNISSTÖRUNGEN

Manche Menschen wollen kaum glauben, daß pflanzliche oder homöopathische Mittel verbunden mit gymnastischen Übungen und Änderungen der Lebensgewohnheiten und Einstellungen zum Leben den Weg für neues Leben frei machen können. Aber es ist so: Wenn die Ursache der Probleme identifiziert ist, sind häufig schon einfache Hilfen erfolgreich.

Allgemeine Hinweise

Die empfohlenen Mittel mindestens 3 Monate und bis zu einem Jahr anwenden. Achten Sie in dieser Zeit auf eine sichere Empfängnisverhütung, weil eine Schwangerschaft in dieser Zeit der Umstellung leicht mit einer Fehlgeburt enden kann. Aber nicht die Pille, Spirale und spermizide Cremes verwenden, sondern bessere Methoden (Kondom, Diaphragma, Basaltemperatur-Schleim-Methode).

Heilkräuter und Heilpflanzen

Allgemeine Angaben zu Dosis und Gegenanzeigen siehe Seite 38.
● Keuschlamm *(Vitex agnus-castus)* kann eine gute Ergänzung der folgenden Mittel sein (siehe auch Seite 53).
Für das »schwache« Muster:
● Frauenblume *(Trillium pendulum)*, Wurzel vom Falschen Einkorn *(Helonias dioica)*, Schafgarbe *(Achillea millefolium)* und Süßholz *(Glycyrrhiza glabra)*. Frauenblume und Falsches Einkorn stärken Beckenregion und Fortpflanzungsorgane; Schafgarbe ist ein allgemeines Stärkungsmittel und reguliert die Menstruation, und Süßholz bringt den Energiekreislauf in Schwung.

Für das »Zuviel-Schleim«-Muster:
● Herzgespann *(Leonurus cardiaca)*, Kanadische Gelbwurzel *(Hydrastis canadensis)*, Berberitze *(Berberis vulgaris)* und Glatte Schildblume *(Chelone glabra)*. Gelbwurzel und Berberitze entfernen den Schleim aus den Fortpflanzungsorganen; Schildblume regt die Verdauung an und befreit die Gebärmutter von stagnierender Energie; Herzgespann öffnet den Weg für andere Mittel.
● Bei Verdauungsstörungen: zusätzlich Schneeflockenbaum *(Chionanthus virginica)* und Virginischer Ehrenpreis *(Leptandra virginica)*.
Für das »Blockade«muster:
● Blauer Hahnenfuß *(Caulophyllum thalactroides)*, Herzgespann *(Leonurus cardiaca)* und Katzenminze *(Nepeta cataria)*. Hahnenfuß dirigiert Energie in die Fortpflanzungsorgane; Herzgespann reguliert die Menstruation, und Katzenminze wärmt sanft die Fortpflanzungsorgane.

Homöopathie

Allgemeine Angaben zu Dosis und Gegenanzeigen siehe Seite 54.
Bei Empfängnisstörungen empfiehlt sich vor allem die Konstitutionsbehandlung unter Aufsicht eines Arztes für Homöopathie (siehe Seite 56).
Für das »schwache« Muster:
● Gefühl des Nach-unten-Drängens im Unterleib, kann Gefühle nicht ausdrücken, Vaginalausfluß vor der Menstruation: Sepia.
● Mangel an Unterstützung durch andere, Verdauungsprobleme bei Milch, Abneigung gegen kaltes und naßes Wetter: Calc. carb.
● Negative Einstellungen, wäßriger Ausfluß, Flüssigkeitsverhaltung und Abneigung gegen Sex: Nat. mur.
● Angst vor dem Fallen, geringes sexuelles Interesse, starker Vaginalausfluß: Borax.
Zusätzlich zur Konstitutionsdosis 2 Tabletten der D3-Potenz vor dem Sex.
Für das »Zuviel-Schleim«-Muster:
● Geschwollene Schleimhäute, übelriechender gelber Vaginalausfluß, blaße Gesichtsfarbe mit Neigung zu Hautunreinheiten, ständige geistige

Fortsetzung nächste Seite

Fortsetzung von Seite 133

Erschöpfung: Mercurius.
- Frösteln, Trägheit, ständige Hautinfektionen, weißer Vaginalausfluß: Graphites.
- Emotionale Verletzungen, rotes Gesicht, gelber, brennender Ausfluß: Kreasotum.

Für das »Schwacher-Energiekreislauf«-Muster:
- Großzügig, aber ungeduldig und Neigung zu Wutausbrüchen: Chamomilla.
- Kommt mit eigener Weiblichkeit nicht zurecht, Muskelkrämpfe: Viburnum.
- Nervenschmerzen (Neuralgien): Cimicifuga.
- Starke Enttäuschung nach dem Sex: Ignatia.
- Starkes sexuelles Interesse, aber müde und empfindlich mit Neigung zu Kopfschmerzen: Lilium tigrinum.

Übungen

Detaillierte Darstellung der Übungen siehe Seite 70.
Für das »schwache« Muster:
- Übungen bevorzugen, die die Nierenfunktion anregen, wie Pflug (Seite 77), Rücken strecken (Seite 76) und Beckenheben (Seite 104).

Zusätzlich:
- Schuster: Diese Haltung ist nach dem traditionellen indischen Schuster benannt, der seine Arbeit mit den Füßen hielt. Auf dem Boden sitzen, Knie nach außen, Fußsohlen gegeneinandergestellt. Beim Ausatmen die Füße fest mit den Händen nach unten drücken, dabei die Hände in

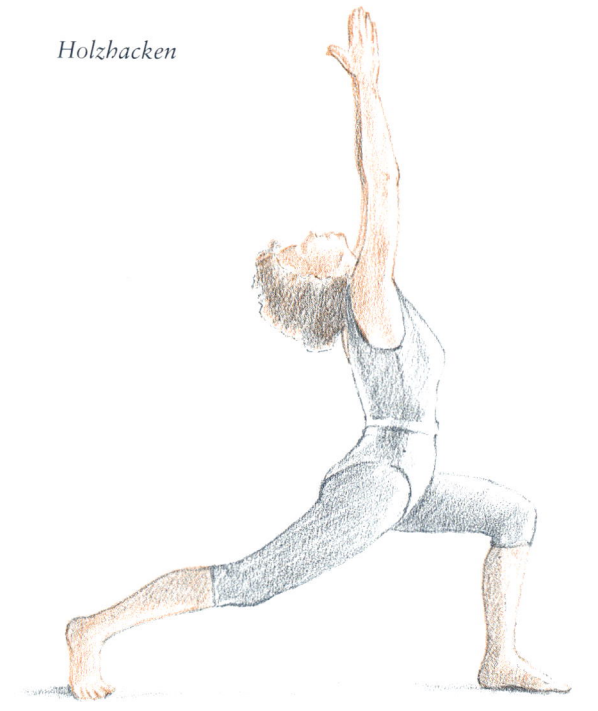

Holzhacken

die Waden stemmen. Mit jedem weiteren Ausatmen etwas mehr drücken. Spüren Sie, wie sich Ihre Oberschenkel und Hüften öffnen und es im Kreuzbein zieht? Übung 1-2 Minuten wiederholen. Langsam ausatmen und entspannen.
- Die Kerze (Seite 77) bringt den Energiekreislauf in Schwung. Während der Menstruation auf diese Übung verzichten.

Für das »Zuviel-Schleim«-Muster und das »Schwacher-Energiekreislauf«-Muster:
- Dynamisches Programm.
- Zusätzlich: Holzhacken: Füße im Stand weit grätschen, Arme über den Kopf strecken, Handflächen gegeneinanderlegen. Linken Fuß im rechten Winkel nach außen stellen, rechten Fuß im 45-Grad-Winkel nach innen. Ausatmen und dabei den Oberkörper nach links drehen. Rechten Fuß weiter nach hinten stellen, Ferse anheben. Erneut ausatmen. Linkes Bein beugen, den Oberschenkel parallel zum Boden ausrichten. Kopf nach hinten legen und auf die Daumen schauen. 30-40 Sekunden in dieser Position verharren. Langsam ausatmen, Ausgangsposition einnehmen und entspannen. Übung zur anderen Seite wiederholen. Spüren Sie die Dehnung entlang Ihrer Beine und die Drehung in den Seiten und im Rücken?

NACH EINEM SCHWANGERSCHAFTSABBRUCH

Eine ungewollt schwangere Frau kann sich aufgrund ihrer gesundheitlichen und sozialen Situation nicht in der Lage sehen, ein Kind zu bekommen. Die Entscheidung für einen Schwangerschaftsabbruch ist eine extrem schwierige Entscheidung. Gerade in Deutschland wird in der Öffentlichkeit vehement um den Schwangerschaftsabbruch dis-

Ein Gespräch mit einer guten Freundin kann einer ungewollt schwangeren Frau helfen, ihre innersten Gefühle zu erkennen und die für sie richtige Entscheidung zu treffen.

kutiert, gesundheitliche, moralische, religiöse und strafrechtliche Argumente werden ins Feld geführt. Die meisten Frauen sind sich bewußt, daß ein Schwangerschaftsabbruch einer gerade entstandenen Seele die Möglichkeit zu leben nimmt. Gewöhnlich sind es schwerwiegende Gründe, einschließlich Gesundheitsrisiken, finanzielle Probleme und Fehlen einer stabilen Beziehung, die den Ausschlag für die Entscheidung zum Abbruch der Schwangerschaft geben – Faktoren, die es einer Frau unmöglich machen, einem Kind die Umgebung und Liebe zu

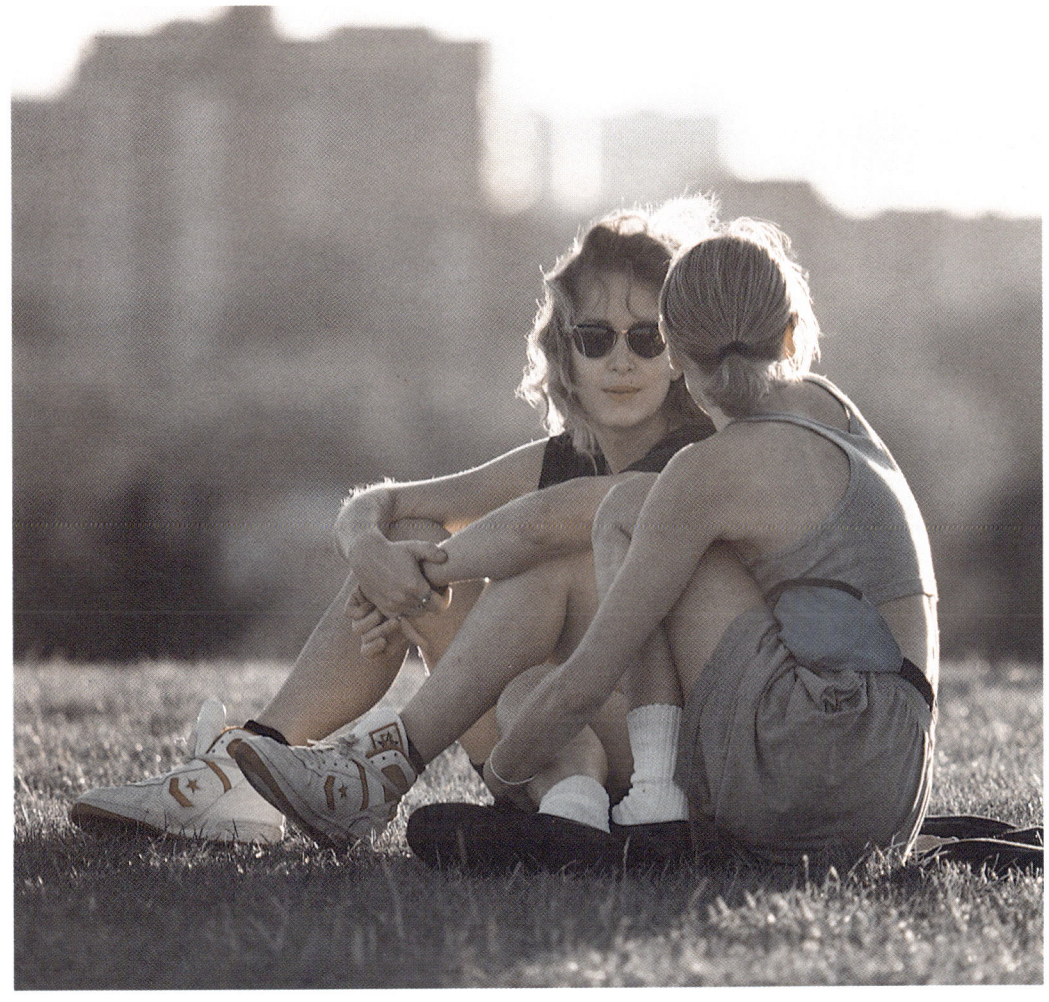

HEILMITTEL NACH EINEM SCHWANGERSCHAFTSABBRUCH

Die ersten Behandlungsschritte müssen auf die spirituelle Ebene gerichtet sein. Ist die Konzentrationsfähigkeit beeinträchtigt: die Ansprüche an sich selbst einstweilen zurückschrauben. Bei andauerndem schlechten Befinden in spiritueller Hinsicht kann die Hilfe eines Arztes für Naturheilkunde oder die einer Beratungsstelle notwendig werden. Sobald die spirituelle Unterstützung greift, lassen sich auch Probleme auf anderen Ebenen lösen.

Viele der am häufigsten auftretenden organischen Nachwirkungen werden unter dem entsprechenden Stichwort erläutert. Zum Beispiel ähneln Depressionen nach einem Abbruch den postnatalen Depressionen (siehe Seite 158), Menstruationsbeschwerden werden auf Seite 106-126 besprochen. Die dort empfohlenen Mittel wirken auch auf emotionaler Ebene.

Tiefsitzende emotionale Probleme erfordern ebenfalls professionelle Hilfe durch in Psychosomatik ausgebildete Ärzte oder Psychologen. Verfahren wie die Psychoanalyse oder die Gesprächstherapie sind hilfreich. In manchen Regionen existieren auch Selbsthilfegruppen von Frauen, die versuchen, gemeinsam die Erfahrung des Schwangerschaftsabbruchs oder anderer traumatischer Verlusterfahrungen zu bewältigen. (Erkundigen Sie sich aber genau, welche Zielrichtung die Gruppe verfolgt. In Deutschland sind einzelne Gruppen bekannt geworden, denen es nicht um die Überwindung von Trauer und Schmerz geht, sondern um Selbstanklage und Vertiefung von Schuldgefühlen. Anm. d. Übers.)

Übungen

Detaillierte Darstellung der Übungen siehe Seite 70. Die Funktionen unseres Körpers hängen alle von der Atmung ab. Kein anderes Gefühl beeinträchtigt die Atmung so sehr wie die Trauer. Versuchen Sie daher folgende Übungen:

● Regelmäßig tief und lange ein- und ausatmen, um Ruhe und Klarheit zu finden. Siehe auch die ersten Übungen des dynamischen Programms auf Seite 80.

● Manchmal helfen kräftigere Übungen besser, etwa Blasebalg (Seite 105) und Spitze (Seite 81).

Warnung

Auch hohe Dosen bestimmter Pflanzen können eine Fehlgeburt und damit einen Schwangerschaftsabbruch bewirken. Abgesehen davon, daß ein solches Verfahren in vielen Ländern verboten ist, sind solche Versuche für die Frau extrem gefährlich, sie können tödlich enden!

geben, die es für seine Entwicklung braucht. Schwangerschaftsabbrüche werden in der Bundesrepublik Deutschland je nach Bundesland ambulant oder stationär durchgeführt. Beim ambulanten Abbruch wird meist eine örtliche Betäubung gegeben, beim stationären gewöhnlich eine Vollnarkose. Immer aber ist der Abbruch ein traumatischer Eingriff, und zwar in mehrfacher Hinsicht. Organisch bedeutet er eine Störung des Hormonhaushalts, was erhebliche Beschwerden verursachen kann. In Einzelfällen besteht das Risiko einer Infektion der Eierstöcke und späterer Empfängnisprobleme.

Auf emotionaler Ebene verursacht ein Schwangerschaftsabbruch fast immer ein Gefühlschaos. Erleichterung, Trauer, Schuldgefühle und Wut über die körperlichen und seelischen Verletzungen wechseln einander ab. Einige Frauen finden nicht die Kraft, diese Gefühle zu überwinden, obwohl sie ihre Entscheidung für richtig halten. In solchen Fällen ist professionelle Hilfe notwendig.

ÜBELKEIT UND ERBRECHEN

In den ersten Schwangerschaftswochen sind Übelkeit und Erbrechen eine so häufige Erscheinung, daß sie viele Frauen überhaupt erst als sicheres Anzeichen für eine Schwangerschaft betrachten. Die Übelkeit beginnt oft, nachdem die Menstruationsblutung zum erstenmal ausgeblieben ist. Meist ist sie morgens am stärksten, daher die Bezeichnung Morgenübelkeit, verschwindet aber fast immer nach etwa drei Monaten. Einige Frauen sind aber stärker betroffen, die Übelkeit hält den ganzen Tag und manchmal sogar die ganze Schwangerschaft über an. Frauen, die unter starker Übelkeit oder häufigem Erbrechen leiden, fürchten oft, daß dies ihrem Baby schaden könnte. Tatsächlich wird das Ungeborene aber nur in sehr seltenen Fällen in Mitleidenschaft gezogen.

Ursachen

Aus der Sicht der natürlichen Medizin werden Übelkeit und Erbrechen durch die körperliche Umstellung auf die Schwangerschaft verursacht. Zunächst verringert sich die Energieversorgung der Gebärmutter (siehe Seite 127), später nimmt sie extrem zu. Um zu verhindern, daß der Embryo bei der nächsten Menstruationsblutung nach der Empfängnis ausgeschwemmt wird, wird die Energie von der Gebärmutter nach oben zu den Verdauungsorganen umgeleitet. Die Entwicklung hängt dann vom Zustand des allgemeinen Energiekreislaufs ab. Ist er gut, fühlt sich die Frau sehr wohl, weil ihr Körper die Energie, die sonst durch die Menstruationsblutung verlorengegangen wäre, für sich nutzen kann. Ist der Energiekreislauf aber geschwächt, verlangsamen sich die Verdauungsfunktionen. In leichten Fällen folgt Übelkeit, in schweren Erbrechen. Typischerweise sind die Symptome am Morgen schlimmer, weil die Energie dann ohnehin langsamer fließt. Die Beschwerden verschwinden nach drei Monaten, weil das Baby jetzt so kräftig ist, daß es selbst genug Energie und Nährstoffe aufnehmen kann.

Emotionale Faktoren

Wenn eine Frau feststellt, daß sie schwanger ist, wird sie meist von sehr starken Gefühlen überwältigt: Stolz und Begeisterung über das zukünftige Leben mit einem Kind, aber auch Ärger über den Partner oder die Welt im allgemeinen, Angst vor der unbekannten Zukunft, Sorgen über die Reaktionen der Verwandten und Freunde, Verzweiflung über die Zukunft und Sorge, den Anforderungen der Erziehung nicht gerecht werden zu können. All diese Gefühle sind völlig normal und recht häufig.

Das Zusammenspiel dieser widersprüchlichen Gefühle verursacht eine vorübergehende Beeinträchtigung der Sinne, die Folge ist Übelkeit.

Muster der Morgenübelkeit

Die Morgenübelkeit folgt gewöhnlich einem der folgenden drei Muster, die von der Ursache des Energiestillstands im Verdauungssystem abhängen.

Das »Schwache-Magen«Muster Zu den typischen Symptomen gehören:
- blaßes Gesicht
- schlechter Appetit
- Müdigkeit und Neigung zu Anämie
- Erbrechen, vor allem unverdauter Nahrung
- allgemeine Ängstlichkeit und Furchtsamkeit

Das »Blockade«muster Zu den typischen Symptomen gehören:
- PMS vor Beginn der Schwangerschaft und Vorliebe für Kaffee und Alkohol
- gelbliche Gesichtsfarbe
- Neigung zu Kopfschmerzen
- Erbrechen gelber oder grüner Flüssigkeit im Anschluß an die Nahrung
- leicht verärgert oder frustriert

Das »Zuviel-Schleim«-Muster Zu den typischen Symptomen gehören:

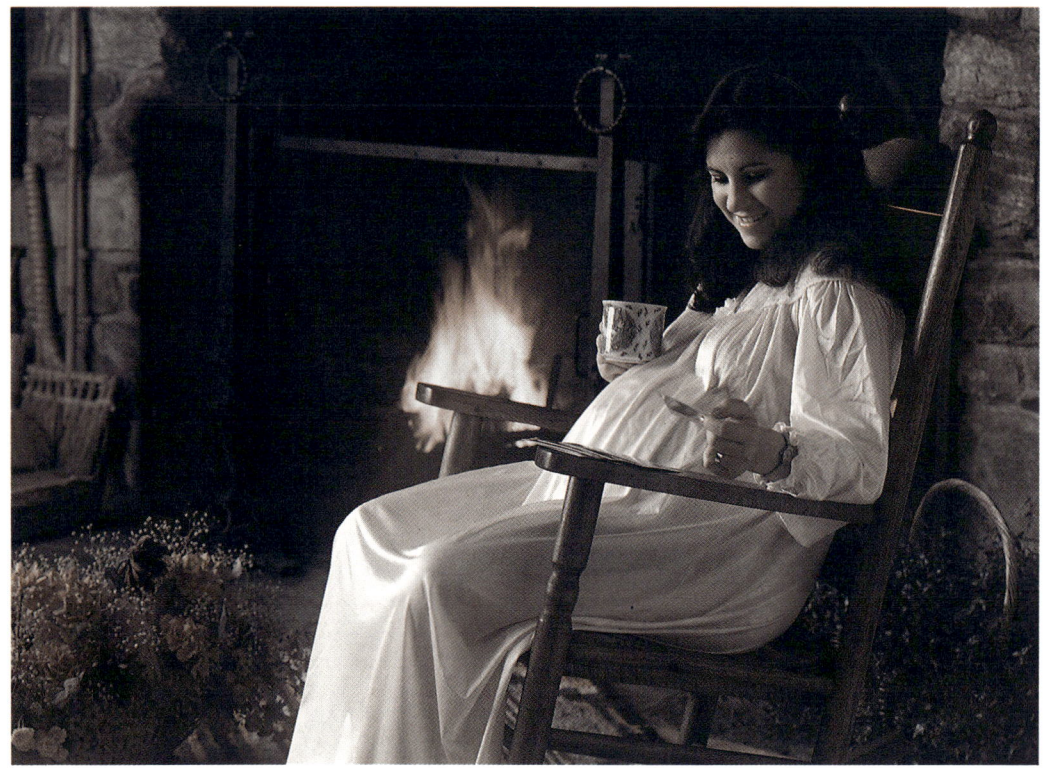

Zeiten der Ruhe sorgen für eine gute allgemeine Energieversorgung und verhindern so Übelkeit aufgrund eines Energiestillstands.

- Gefühl der Lethargie und Schwere
- eventuell Übergewicht
- fettige Haut, Haare müssen ständig gewaschen werden
- Erbrechen wäßriger Flüssigkeit
- weitere Anzeichen für zuviel Schleim, wie etwa eine ständig laufende Nase.

Allgemeine Hinweise

Da alle Symptome durch eine Schwäche des Energiekreislaufs verursacht sind, werden sie geringer, wenn die Energie wieder frei fließt. Die folgenden Tips helfen, den Energiekreislauf wieder in Schwung zu bringen.

Ein niedriger Blutzuckerspiegel kann eben- falls die Morgenübelkeit verstärken. Daher vor dem Schlafengehen eine sehr energierei- che Mahlzeit zu sich nehmen, damit der Blutzuckerspiegel bis zum Morgen stabil bleibt.

- Am Morgen nicht eher essen, bis der Energiekreislauf in Schwung gekommen ist. Sofort nach dem Aufstehen die auf Seite 72 bis 81 beschriebenen Übungen oder einen kleinen Spaziergang machen.
- Anschließend ein warmes Getränk schlürfen, entweder einfach heißes Wasser oder einen milden Tee, etwa mit Honig ge- süßter Fencheltee. Jetzt ist auch die beste Einnahmezeit für natürliche Heilmittel.
- Leicht verdauliche Nahrung essen, fri- sches Obst und Gemüse mit viel verfügba- rem Eisen (siehe Seite 93). Vor jeder an- strengenden Tätigkeit eine leichte Mahlzeit zu sich nehmen, um den Blutzuckerspiegel stabil zu halten.

● Stickige Luft fördert Übelkeit. Tagsüber kräftig lüften, am besten die Fenster Tag und Nacht offen halten (so Sie nicht an einer Hauptverkehrsstraße, neben einer stinkenden Fabrik oder im Erdgeschoß wohnen!)

● Angstgefühle, die oft die Übelkeit begleiten, werden durch das Bach-Blüten-Mittel Mimulus gelindert (siehe Seite 186).

HEILMITTEL FÜR DIE MORGENÜBELKEIT IN DER SCHWANGERSCHAFT

In den ersten drei Schwangerschaftsmonaten reagiert der Embryo auf jede Störung der Körperchemie besonders empfindlich. Viele Mütter spüren das instinktiv und achten darauf, was sie essen und trinken. Diese Vorsicht gilt auch für jede Art von Medikamenten, auch für Naturheilmittel. Die hier empfohlenen Heilmittel werden seit Jahrhunderten von Schwangeren verwendet. Sollten sich trotzdem irgendwelche Nebenwirkungen zeigen, sofort die Behandlung abbrechen und einen Arzt aufsuchen.

Heilkräuter und Heilpflanzen

Allgemeine Angaben zu Dosis und Gegenanzeigen siehe Seite 38. Vor Beginn der Selbstbehandlung stets einen naturheilkundlich versierten Arzt aufsuchen.
● Allgemeines Mittel: Gelber Enzian (Gentiana lutea), Berberitze (Berberis vulgaris) und Yamswurzel (Dioscorea villosa). Diese Kombination hilft bei allen Typen der Morgenübelkeit.
Für das Muster »schwacher« Magen:
● Zusätzlich Wurzel vom Falschen Einkorn (Helonias dioica). Als Gewürz der Nahrung: Ingwer und Fenchelsamen. Lindenblütentee trinken (Tilia europaea).
Für das »Blockade«-Muster:
● Zusätzlich Glatte Schildblume (Chelone glabra), Schneeflockenbaum (Chionanthus virginica) und Baldrian (Valeriana officinalis). Kamillentee trinken (Anthemis nobilis).
Für das »Zuviel-Schleim«-Muster:
● Zusätzlich Mahonie (Berberis aquifolium). Milch, Käse, Erdnußbutter meiden.

Homöopathie

Allgemeine Angaben zu Dosis und Gegenanzeigen siehe Seite 54. Vor Beginn der Selbstbehandlung stets einen homöopathisch versierten Arzt aufsuchen.

Für das »Schwacher-Magen«-Muster:
● Gefühl des Nach-unten-Drängens im Bauch, Abneigung gegen Essensgerüche und den Anblick von Essen, kann Gefühle nicht ausdrücken: Sepia.
● Brennende Beschwerden, möchte vor der aktuellen Situation fliehen: Causticum.
● Übelkeit schlimmer in der Nacht, saures Gefühl im Mund, Sodbrennen: Carbo animalis.
Für das »Blockade«muster:
● Energiegeladen, frisches Gesicht und starker Tatendrang, Speichel schmeckt schlecht: Nux vomica.
● Viel unterdrückter Ärger, vergrößerte Drüsen, empfindliche, brennende Brüste: Conium.
● Verlangen nach Süßigkeiten, kann sie aber nicht verdauen: Sulfur.
● Warmherzig, leicht zu ärgern, Krämpfe: Chamomilla
● Neigung zu Tränenaus-

Fortsetzung nächste Seite

139

Fortsetzung von Seite 139

brüchen, gelber Ausfluß, Übelkeit tags und nachts, Abneigung gegen fette Speisen und Fleisch: Pulsatilla.

Für das »Zuviel-Schleim«-Muster:

● Trägheit, geschwollener Bauch, schwacher Magen und Schleim aus allen Körperöffnungen: Hydrastis.

● Benommenheit, Kopfschmerzen und Depressionen, schon der Gedanke an Essen verursacht Übelkeit: Cocculus.

● Ständiges Erbrechen, starker Speichelfluß, besser nach dem Essen: Lobelia.

● Neigung zu gelbem, brennendem Ausfluß, häufiges Erbrechen, fühlt sich danach nicht besser: Kreasotum.

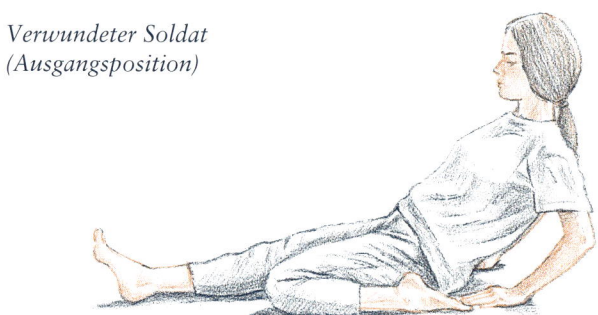

*Verwundeter Soldat
(Ausgangsposition)*

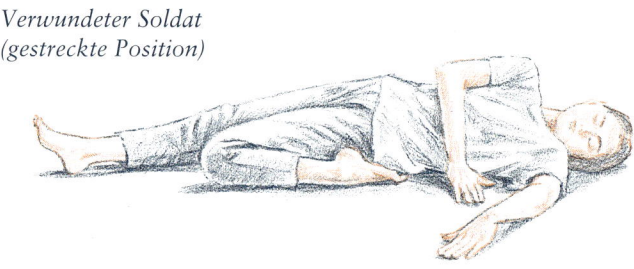

*Verwundeter Soldat
(gestreckte Position)*

Übungen

Detaillierte Darstellung der Übungen siehe Seite 70.

Für das »Schwacher-Magen«-Muster:

● <u>Gondel</u>: Sitzen, Beine parallel nach vorn gestreckt. Finger im Nacken ineinander verschränken. Beim Ausatmen soweit wie möglich nach hinten lehnen, dabei die Beine etwas vom Boden heben. Die Übung massiert den Magen.

Für das »Blockade«muster:

● Schweres oder dynamisches Programm. Zusätzlich:

● <u>Tanzender Engel</u>: Sitzen, Beine nach vorn, weit auseinandergestreckt. Beim Ausatmen die rechte Schulter zur Innenseite des rechten Knies beugen. Den linken Arm über das linke Ohr in den Nacken legen. Dann wenn möglich den rechten Fuß mit beiden Händen umfassen, um die Dehnung zu verstärken. 30-60 Sekunden verharren. Tief einatmen und Ausgangsposition einnehmen. Übung zur anderen Seite wiederholen.

Für das »Zuviel-Schleim«-Muster:

● Dynamisches oder schweres Programm, zusätzlich die folgenden beiden Übungen:

● <u>Sitzrolle</u>: Bequem sitzen, die Hände über den Bauch direkt unterhalb der Rippen legen, Handflächen nach oben. Ausatmen und den Oberkörper nach vorn beugen, bis die Handrücken die Oberschenkel berühren. Weiter beugen, bis die Oberschenkel die Hände auf Magen und Leberregion drücken. 30-60 Sekunden verharren, ausruhen und entspannen, die Übung noch 2- bis 3mal wiederholen.

● <u>Verwundeter Soldat</u>: Wer sehr biegsam ist, sitzt auf dem Boden, ein Bein ausgestreckt, das andere unter der Hüfte abgeknickt (erste Abbildung). Beim Ausatmen nach hinten auf den Ellbogen der gebeugten Seite lehnen, die andere Hand über den Körper zum Boden strecken. Mit jedem Atemzug innerhalb von 30-60 Sekunden langsam zur Seite lehnen (zweite Abbildung). Entspannen und die Übung zur anderen Seite wiederholen.

ANDERE SCHWANGERSCHAFTSBESCHWERDEN

Viele der kleineren Schwangerschaftsbeschwerden lassen sich mit sanften Naturheilmitteln erfolgreich behandeln. Manche Beschwerden werden durch die Lage des Babys in der Gebärmutter verursacht, andere weisen auf eine tiefersitzende Störung hin. Die Schwangerschaft ist allerdings nicht der richtige Zeitpunkt, um solche Probleme in Angriff zu nehmen. Besser ist es, die Symptome mit pflanzlichen und homöopathischen Mitteln oder leichten Bewegungsübungen zu lindern.

Einige dieser leichten Beschwerden werden durch Störungen verursacht, die aus der Zeit vor der Schwangerschaft resultieren; infolge der Belastungen durch die Schwangerschaft machen sie sich jetzt durch unangenehme Symptome bemerkbar. Zum Beispiel kann Nasenbluten während der Schwangerschaft auf ein Problem zurückgehen, das vorher starke Menstruationsblutungen verursachte. Der Körper bildet zuviel Blut, das während der Schwangerschaft nicht den üblichen Weg aus dem Körper nehmen kann und nun durch die Nase austritt.

Dieses Kapitel befaßt sich mit den häufigsten leichten Schwangerschaftsbeschwerden, ihren Ursachen, Mustern und Behandlungsmöglichkeiten. Ausführliche Darstellungen der häufigsten Muster finden Sie auf den jeweils angegebenen Seiten, Angaben zu Dosis und Gegenanzeigen der pflanzlichen und homöopathischen Mittel auf den Seiten 38

VORSICHT

Vor Beginn jeder Selbstbehandlung während der Schwangerschaft müssen Sie unbedingt einen Facharzt aufsuchen, damit ernste Erkrankungen ausgeschlossen werden. Naturheilmittel nur unter Anleitung von naturheilkundlich oder homöopathisch versierten Ärzten anwenden. Vor allem die Bestimmung der richtigen Dosis für Schwangere erfordert große Sorgfalt und Vorsicht.

bzw. 54. Seite 70 enthält die detaillierten Informationen zu den Übungen. Anhand des Stichwortverzeichnisses auf Seite 188 können Sie die einzelnen Übungen nachschlagen.

Herzklopfen und Schlafstörungen

Zunächst den Hausarzt aufsuchen, um eventuelle Herzerkrankungen auszuschließen.
Für das »Mangel-an-kühler-Energie«-Muster (siehe Seite 98):
● Heilpflanzen: Herzgespann (Leonurus cardiaca), Frauenblume (Trillium pendulum), Schafgarbe (Achillea millefolium) und Passionsblume (Passiflora incarnata).
● Homöopathische Mittel: Phosphorus und Coffea.
● Wichtig: Ruhe.
● Übungen: Wasserballvisualisierung sowie das leichte Programm oder das Programm für Schwächezustände.
Für das »Zuviel-Schleim«-Muster (siehe Seite 104):
● Heilpflanzen: Gelber Enzian (Gentiana lutea), Weißdorn (Crataegus oxycantha) und Mahonie (Berberis aquifolium).
● Homöopathische Mittel: Calc. carb. und Hydrastis.
● Auf Milch, Käse und Erdnuß(butter) verzichten.
● Übungen: Verwundeter Soldat, Hängender Bauch sowie Tanzende Brust, Tanzende Mitte, Bauchtanz aus dem dynamischen Programm.
Für das »Blockade«muster (siehe Seite 108):
● Heilpflanzen: Gelber Enzian (Gentiana lutea), Schneeflockenbaum (Chionanthus virginica), Virginischer Ehrenpreis (Leptandra virginica) und Weißdorn (Crataegus oxycantha).
● Homöopathische Mittel: Cimicifuga, Nux vomica und Pulsatilla.
● Auf schwere, fette Nahrung und Alkohol verzichten.
● Übungen: Das schwere oder dynamische Programm, zusätzlich Drehung, Tempelwächter und Tanzender Engel.

Bluthochdruck

Gehen Sie zum Hausarzt und zu einem Arzt für Naturheilkunde. Ruhe ist wichtig. Yoga und/oder Meditation sind gewöhnlich sehr wirksam, wie auch regelmäßige Atemübungen (siehe Seite 82). Versuchen Sie es zusätzlich mit allen Übungen aus diesem Buch, die Ihnen liegen, möglichst täglich – aber verzichten Sie auf Übungen, bei denen die Beine höher liegen als der Kopf.

Verdauungsstörungen

Siehe Übelkeit und Erbrechen in der Schwangerschaft, Ursachen, Muster und Behandlung auf Seite 137.
Für das Muster »schwacher« Magen:
● Gelber Enzian *(Gentiana lutea)*, Berberitze *(Berberis vulgaris)* und Yamswurzel *(Dioscorea villosa)*.
● Homöopathische Mittel: Calc. carb. und Causticum.
● Fencheltee *(Foeniculum vulgare)* trinken, Ingwer *(Zingiber officinale)* beim Kochen verwenden.
Für das »Blockade«muster:
● Heilpflanzen: Schneeflockenbaum *(Chionanthus virginica)*, Gelber Enzian *(Gentiana lutea)*, Berberitze *(Berberis vulgaris)* und Baldrian *(Valeriana officinalis)*.
● Homöopathische Mittel: Pulsatilla und Nux vomica.
● Kamillentee trinken *(Anthemis nobilis)*.

Nasenbluten

Siehe Menstruationsbeschwerden, Ursachen, Muster und allgemeine Hinweise auf Seite 106-126. Lassen Sie sich vom Hausarzt untersuchen, um Bluthochdruck auszuschließen.
Für das »Blockade«muster:
● Heilpflanzen: Hirtentäschelkraut *(Capsella bursa-pastoris)*, Mutterkraut *(Chrysanthemum parthenium)*, Herzgespann *(Leonurus cardiaca)* und Lobelie *(Lobelia inflata)*.
● Homöopathische Mittel: Nux vomica,

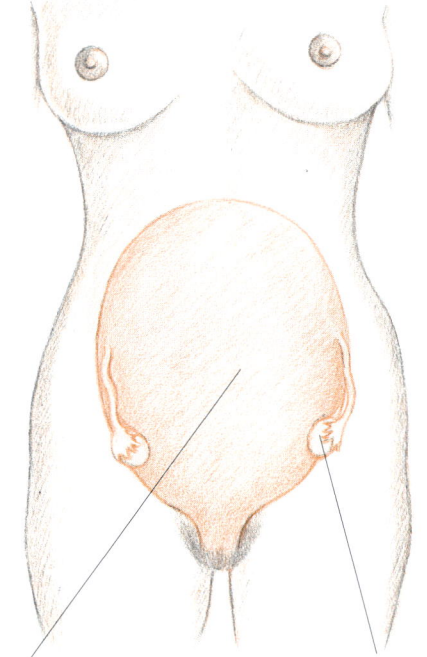

Größe der Gebärmutter kurz vor der Geburt   *Eierstock*

Während der Schwangerschaft dehnt sich die Gebärmutter enorm aus, bedrängt häufig andere Bauchorgane und verursacht dadurch Verdauungsstörungen und Sodbrennen.

Chamomilla und Crocus sativa.
Für das »heiße« Muster:
● Heilpflanzen: Hirtentäschelkraut *(Capsella bursa-pastoris)*, Ringelblumen-Blütenblätter *(Calendula officinalis)*, Salbei *(Salvia officinalis)* und Bärentraube *(Arctostaphylos uva-ursi)*.
● Homöopathische Mittel: Das Hauptmittel ist Belladonna.
Für das Muster »Mangel an Kühle«:
● Heilpflanzen: Frauenschuh *(Cypripedium pubescens)*, Herzgespann *(Leonurus cardiaca)* und Schafgarbe *(Achillea millefolium)*.
● Homöopathische Mittel: Das Hauptmittel ist Phosphorus.

Rückenschmerzen

Siehe Übelkeit und Erbrechen in der Schwangerschaft, Muster und allgemeine Hinweise auf Seite 137. Überprüfen Sie Ihre Körperhaltung, die Art, wie Sie sich bewegen und Ihr Kind tragen, und lassen Sie sich von einem Spezialisten über die Alexander-Technik (siehe Seite 85) beraten.
Für das »Schwäche«-Muster:
● Heilpflanzen: Gelber Enzian *(Gentiana lutea)*, Berberitze *(Berberis vulgaris)* und Frauenblume *(Trillium pendulum)*.
● Homöopathische Mittel: Kali carb., Helonias und Sepia.
● Fencheltee trinken *(Foeniculum vulgare)*.
● Übungen: Vorwärtsstrecken, Motte, Schuster, Schwingende Streckübung sowie Beine strecken aus dem Programm für Schwächezustände.
Für das »Blockade«muster:
● Heilpflanzen: Schneeflockenbaum *(Chionanthus virginica)*, Gelber Enzian *(Gentiana lutea)*, Berberitze *(Berberis vulgaris)* und Baldrian *(Valeriana officinalis)*.
● Homöopathische Mittel: Bellis, Rhus tox. und Aesculus.
● Übungen: Eidechse (Seite 119), Knie umarmen aus dem Programm für Schwächezustände und Schiefer Turm aus dem leichten Programm.

Hämorrhoiden

● Heilpflanzen: Frauenblume *(Trillium pendulum)*, Virginischer Ehrenpreis *(Leptandra virginica)* und Schneeflockenbaum *(Chionanthus virginica)*.
● Homöopathische Mittel: Lachesis, Sulfur und Collinsonia, wenn die Knoten vorfallen und Sie sich sehr schwach fühlen.

Urinverhaltung (Ödeme)

Wichtig: Lassen Sie vom Hausarzt abklären, ob den Beschwerden nicht eine ernste Ursache zugrunde liegt.
● Heilpflanzen: Baldrian *(Valeriana offi-*cinalis), Frauenblume *(Trillium pendulum)* und Bucco-Blätter *(Barosma betulina)*.
● Homöopathische Mittel: Eupatorium purp., Populus trem. und Sabal serrulata.
● Übungen: Der große Zug (Seite 111), Rücken strecken und Vorwärtsstrecken.

Verstopfung

Bei der Verwendung von Heilpflanzen zur Behandlung einer Verstopfung während der Schwangerschaft ist Vorsicht geboten, da ein leichtes Fehlgeburtsrisiko besteht. Die hier empfohlenen Mittel stärken die Energieversorgung des Unterbauchs. Fragen Sie aber stets vor jeder Selbstbehandlung auch mit diesen Mitteln Ihren Arzt um Rat. **Wichtig:** Niemals hohe Dosen einnehmen oder gar ein pflanzliches Abführmittel!
Für das »Schwäche«muster (siehe Seite 98):
● Gelber Enzian *(Gentiana lutea)* und Frauenblume *(Trillium pendulum)*.
● Homöopathische Mittel: Sepia, Causticum und Collinsonia.
Für das »Blockade«muster (siehe Seite 123):
● Heilpflanzen: Schneeflockenbaum *(Chionanthus virginica)*, Glatte Schildblume *(Chelone glabra)* und Butternuß *(Juglans cinerea)*. Auch Mutterkraut *(Chrysanthemum parthenium)* hilft manchmal.
● Homöopathische Mittel: Das Hauptmittel ist Hydrastis.
Für alle Muster:
● Übungen: Hüftschwung, Schuster, Kerze und Pflug.

Schmerzende Brüste

Siehe auch Probleme beim Stillen auf Seite 160. Falls die Schmerzen länger als ein paar Tage anhalten, müssen Sie unbedingt Ihre(n) Frauenärztin/Frauenarzt aufsuchen, da sich unter Umständen ein Abszeß im Drüsengewebe der Brust gebildet hat.
● Heilpflanzen: Lobelie *(Lobelia inflata)*, Yamswurzel *(Dioscorea villosa)*, Schneeflockenbaum *(Chionanthus virginica)*, Kermesbeerwurzel *(Phytolacca decandra)*.

Homöopathische Mittel: Belladonna, Conium, Bryonia und Pulsatilla.

● Übungen: Zurücklehnen, Kamel, Hängender Bauch und Tanzender Engel. Sollten sich die Schmerzen in den Brüsten verstärken, die jeweilige Übung abbrechen.

Hautausschläge

Lassen Sie die Ursache für die Hautausschläge von einem Facharzt abklären, bevor Sie sich selbst mit Naturheilmitteln behandeln. Bei manchen Frauen zeigen die Ausschläge eine durch die Schwangerschaft erhöhte allergische Reaktionsbereitschaft.

● Heilpflanzen: Butternuß *(Juglans cinerea)*, ein Viertel der Standarddosis oder Klette *(Arctium lappa)*.

● Verzichten Sie auf Käse, Milch, Erdnüsse, Apfelsinen, Kaffee, rotes Fleisch und künstlich gefärbte oder stark gewürzte Nahrungsmittel.

SPEZIELLE ÜBUNGEN FÜR LEICHTE

Ausführliche Informationen zu den Übungen auf Seite 70.

● <u>Hängender Bauch</u>: Stellen Sie sich vor eine Wand oder einen Türrahmen, Füße weit gespreizt, Hände etwa im 45-Grad-Winkel an der Wand oder am Rahmen. Ausatmen und vorwärts lehnen, dabei den Bauch so weit wie möglich nach vorn hängenlassen. Mit jedem Ausatmen ein wenig mehr nach vorn lehnen. Zum Abschluß kräftig ausatmen und gleichzeitig die Hände mit Schwung von der Wand lösen und aufrecht stehen. Die Übung 5- bis 10mal in 2-3 Minuten wiederholen.

● <u>Schwingende Streckübung</u>: Rückenlage auf dem Boden, Arme ausgestreckt hinter dem Kopf, Beine gerade ausgestreckt. Ausatmen, Hüfte vom Boden heben; das Gewicht liegt auf Fersen und Schultern. Fersen nach vorn drücken, die Zehen biegen sich nach hinten. Ausatmen, Hüfte zur linken Seite drehen. Beim Einatmen wieder zurück in die Mitte; ausatmen, Hüfte zur

rechten Seite drehen. Die Seitwärtsbewegungen 10- bis 20mal wiederholen. Zum Schluß beim Ausatmen die

Hängender Bauch

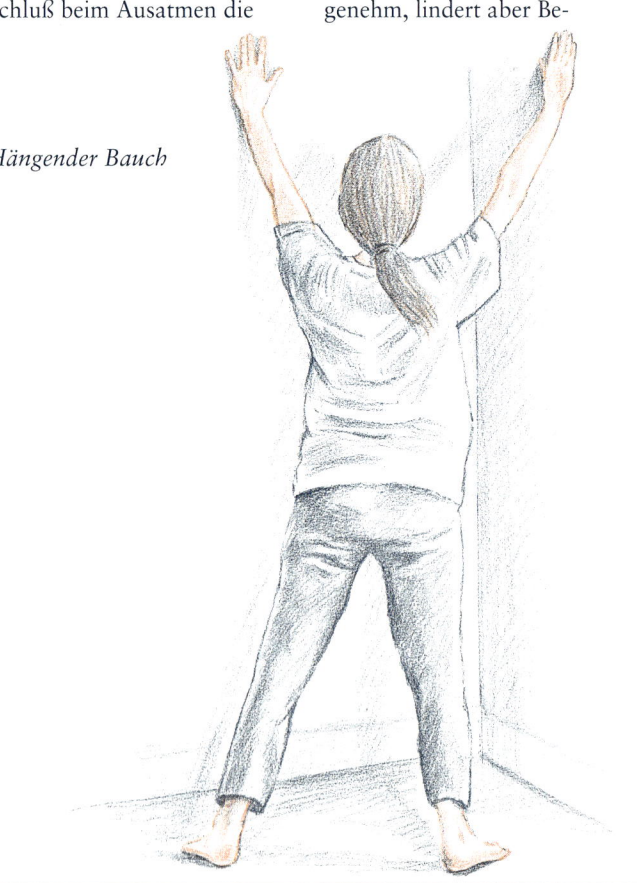

Hüfte wieder auf den Boden legen und ausruhen. Diese Übung ist nicht besonders angenehm, lindert aber Be-

SCHWANGERSCHAFTSBESCHWERDEN

schwerden in Hüften und unterem Rücken.

● Hüftschwung: Aufrecht stehen, Füße etwa schulterbreit gegrätscht, Hände auf den Hüften. Hüften mit sparsamen Bewegungen rotieren lassen, langsam den Radius der Bewegungen vergrößern, dann wieder langsam verrin-

gern und anhalten. Übung wiederholen, dabei in die andere Richtung rotieren. Spüren Sie, wie sich Hüften und unterer Rücken angenehm entspannen?

● Halbe Brücke: Auf dem Boden sitzen, Beine nach hinten, Gesäß auf den Füßen oder zwischen den Beinen. Beim Ausatmen den Körper langsam nach hinten lehnen, dabei mit den Händen abstützen (siehe Abbildung). Sobald sich ein starker Zug in Oberschenkeln oder Bauch bemerkbar macht, einige Sekunden ver-

harren. Vielleicht gelingt es Ihnen, sich in mehreren Stufen zurückzulehnen: Ellbogen auf dem Boden; Kopf nach hinten gebeugt; Oberkopf weist zum Boden, Augen blicken rückwärts; Rücken auf dem Boden, Arme hinter den Kopf gestreckt. Wichtig: In jeder Übungsphase die Knie so geschlossen wie möglich halten. In der angenehmsten Position 1/2 bis 5 Minuten verharren. Die Übung streckt den »Magenkanal« (Energiekanal) von den Zehen über Beine, Bauch und Brust bis zum Hals.

● Rückenlage: Gesäß an einer Wand, am besten durch ein Kissen unterstützt, Beine an die Wand lehnen und so weit wie möglich öffnen. Entspannen und warten, bis sich das Gewicht der Beine durch einen Zug auf den Innenseiten der Oberschenkel bemerkbar macht. 30-60 Sekunden in dieser Position ausharren. Beim Ausatmen die Beine von der Wand lösen, Knie beugen und den Körper auf die Seite rollen. Entspannen.

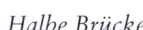

Halbe Brücke

Beschwerden im Zusammenhang mit der Geburt

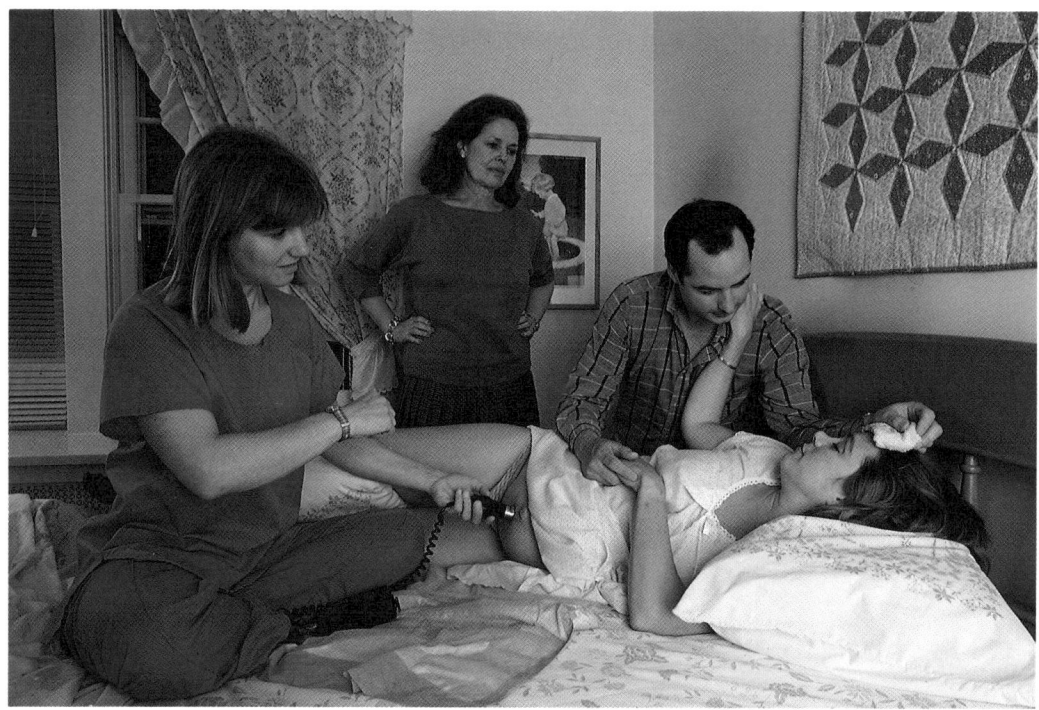

Für die Mutter ist die Geburt eines Kindes ein überwältigendes, aber auch ein sehr anstrengendes Erlebnis. Die großen körperlichen und emotionalen Veränderungen, die dafür notwendige Energie sowie die Freude und Begeisterung darüber, neues Leben zu geben, fordern Mutter und Kind.

Aufgrund der verbesserten Lebensbedingungen im Westen und der modernen Geburtshilfe haben sich die Risiken, die eine Geburt mit sich bringt, für die meisten Mütter und ihre Babys vermindert. Ein Nebeneffekt dieses Fortschritts aber ist, daß die Verantwortung für den Verlauf der Geburt fast ausschließlich in den Händen von Ärzten liegt. Viele Frauen empfinden dies als große Erleichterung, doch manche vermissen die intime häusliche Atmosphäre. Auch die Verwendung sanfter Naturheilmittel zur Unterstützung der Geburt ist häufig erschwert, da die Anwendung hochtechnisierter Methoden natürlichen Rhythmus und Verlauf der Geburt verändert. Glücklicherweise hat sich die

Bei einer Hausgeburt harmonieren die intime häusliche Atmosphäre und die sanften Mittel der Natur.

Situation in den vergangenen Jahren wieder geändert. Immer mehr Geburtskliniken berücksichtigen die Wünsche und Bedürfnisse der Schwangeren, soweit es die Sicherheit von Mutter und Kind erlaubt. Besprechen Sie daher frühzeitig mit Ihrer(m)Frauenärztin/-arzt und Ihrer Hebamme, wie und wo Sie Ihr Kind zur Welt bringen wollen.

Sollte absehbar sein, daß keine naturheilkundlich versierte Fachkraft (Hebamme/Ärztin/Arzt) bei der Geburt anwesend sein wird (vorher fragen!), sollten Sie sich und Ihre voraussichtliche Begleitung über hilfreiche natürliche Mittel informieren. Je früher Sie darüber Bescheid wissen und sich dieses Wissen einprägen, desto eher werden Sie und Ihre Begleitung während der Geburt auch daran denken.

MITTEL FÜR DIE GEBURT

Folgende Mittel griffbereit halten, wenn der Geburtstermin näher rückt.

● Heilpflanzen (Tinktur oder wäßriger Auszug): Frauenblume *(Trillium pendulum)*, Blauer Hahnenfuß *(Caulophyllum thalactroides)* und Schafgarbe *(Achillea millefolium)*.

● Homöopathische Mittel (als Globuli oder Tabletten): Arnica, Caulophyllum*, Cimcifuga*, Gelsemium*, Nux moschata, Pulsatilla* und Sepia*. Die mit * markierten Mittel helfen bei fast allen Problemen im Zusammenhang mit der Geburt. Die Mittel anhand der normalen Verfassung der Mutter auswählen (siehe Seite 54).

VORSICHT

Die empfohlenen Mittel sind zwar für Sie gedacht, die Beschreibung wendet sich aber vor allem an diejenigen, die Sie bei der Geburt begleiten. Während der Geburt wird es Ihnen vielleicht aufgrund der Anstrengung schwerfallen, Symptome richtig einzuordnen und die dafür richtigen Mittel auszuwählen.

Nehmen Sie die Mittel niemals ohne Zustimmung der anwesenden Hebamme oder des Arztes ein! Bei der Geburt kommt es auf die vertrauensvolle Zusammenarbeit aller Beteiligten an. Besprechen Sie daher alle Unklarheiten so früh wie möglich (nicht erst, wenn die Wehen begonnen haben!) mit Ihrer Hebamme und Ihrem Arzt.

HEILMITTEL ZUR UNTERSTÜTZUNG DER GEBURT

Allgemeine Angaben zu Dosis und Gegenanzeigen siehe Seite 38 für Heilpflanzen und Seite 54 für homöopathische Mittel.

Vorbereitung auf die Geburt

● Falsche Wehenschmerzen: Rinde vom Gemeinen Schneeball *(Viburnum opulus)*, Yamswurzel *(Dioscorea villosa)* oder das homöopathische Mittel Viburnum.

● Unruhiges Baby: Rinde vom Gemeinen Schneeball *(Viburnum opulus)*, Yamswurzel *(Dioscorea villosa)* oder Frauenblume *(Trillium pendulum)*.

● Verspätete Wehen, Überschreitung des Geburtstermins: Rizinusöl oder eines der im Kasten mit * markierten Mittel, anhand der normalen Verfassung der Mutter ausgewählt. Stets erst mit dem Arzt oder der Hebamme sprechen, bevor Sie 1 Teelöffel Rizinusöl einnehmen, das die Darmtätigkeit und damit auch die Wehen anregt. Oder: 1 Tablette des homöopathischen Mittels Ricinus D30, wenn nötig 3 Tage später nochmals.

Während der Geburt

Neben den hier beschriebenen Mitteln helfen auch alle die mit * markierten Mittel im Kasten. Das Mittel anhand der normalen Verfassung und nicht der aktuellen Symptome auswählen (siehe Seite 56).

● Schwache Wehen: Frauenblume *(Trillium pendulum)*, stündlich 10 Tropfen der Tinktur in warmem Wasser.

● Erschöpfung: Schafgarbe *(Achillea millefolium)*, alle 2 Stunden 1/2 Teelöffel der Tinktur in warmem Wasser.

● Linderung der Wehenschmerzen: Eines der im Kasten mit * markierten Mittel.

● Angstgefühle aus bekanntem Anlaß: das homöopathische Mittel Aconitum.

● Schnelle, heftige Wehen: Das homöopathische Mittel Aconitum.

● Verwirrung und Konfusion

Fortsetzung nächste Seite

Fortsetzung von Seite 147

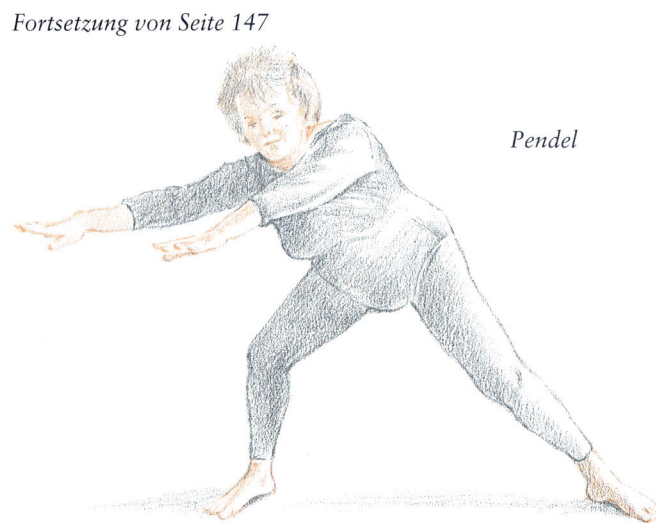

Pendel

der Gedanken: das homöopathische Mittel Nux moschata.

Nach der Geburt

● Das homöopathische Mittel Arnica D12, um das Nervensystem wieder ins Gleichgewicht zu bringen. Die erste Dosis 3 Stunden nach der Geburt, die zweite weitere 6 Stunden, die dritte 12 Stunden später.
Andere Mittel von Arzt oder Hebamme auswählen lassen.

Übungen

Ausführliche Informationen zu den Übungen siehe Seite 70. Üben Sie, so oft Sie mögen, aber bei ungewohnten Schmerzen sofort aufhören!
● Schuster (Seite 134).
● Geschlossene Knospe/Offene Blüte: Auf dem Boden sitzen, Knie jeweils nach außen gebeugt, Fußsohlen gegeneinander, Finger hinter dem Kopf verschränkt. Ausatmen und beide Knie in Richtung Ellbogen ziehen, diese dabei vor dem Gesicht »schließen«. Einatmen, dabei die Knie wieder senken, die Ellbogen so weit wie möglich auseinanderspreizen. Die Übung nach Belieben wiederholen.
● Hocke: In der Hockstellung das Gesäß auf und ab bewegen, dabei die Fersen auf dem Boden lassen.
● Pendel: Aufrecht stehen, Füße etwa 1 m grätschen. Ein Bein beugen, den Oberkörper zur selben Seite drehen, das andere Bein durchdrücken. Ausgangsposition einnehmen, Übung zur anderen Seite wiederholen. Mit den nach vorn gestreckten Armen das Gleichgewicht halten. Den Rücken stets so gerade wie möglich halten, im Rhythmus der Bewegungen atmen. Die Übung nach Belieben wiederholen, dabei den Oberkörper stärker nach unten beugen, um die Hüften zu öffnen.
● Schwimmender Frosch (Seite 115).
● Kaulquappe: Rückenlage, Beine gerade gestreckt. Ellbogen in den Boden graben. Unterarme senkrecht zum Boden. Ausatmen und dabei die Brust heben, den Hinterkopf auf dem Boden abstützen. Körper wieder senken und wenn möglich die Beine beim nächsten Ausatmen in die Höhe strecken. Beim Einatmen die Beine weit öffnen, beim Ausatmen schließen. 2-3 Minuten wiederholen.

Heilung des Damm(schnitt)s

Wenn der Damm während der Geburt gerissen ist oder ein Dammschnitt erfolgte, um ein Einreißen zu verhindern:
● Besonders auf die Hygiene achten. Regelmäßige Waschungen (besonders hilfreich: ein Bidet) verhindern Infektionen.
● Einige Tage nach der Geburt 2-3 Sitzbäder täglich. Tee aus 15 mg Ringelblumen-Blüten *(Calendula officinalis)* und 15 mg Johanniskraut *(Hypericum perforatum)* ins Wasser geben.
● Andere Heilmittel zur Unterstützung der Wundheilung: Schafgarbe *(Achillea millefolium)* und Rosmarin *(Rosmarinus officinalis)*.

VORBEREITUNG AUF EINEN KAISERSCHNITT

Manchmal muß das Baby aus Sicherheitsgründen durch einen Kaiserschnitt geholt werden (operative Öffnung der Gebärmutter durch die Bauchdecke = Schnittentbindung oder Sectio). Ein Kaiserschnitt ist für das Baby sicher eine traumatische Art der Geburt, aber häufig der einzige Weg, sein Leben und/oder das seiner Mutter zu retten; zum Beispiel wenn die Plazenta vor dem Muttermund liegt und den Weg in den Geburtskanal versperrt (Placenta praevia). Heutzutage ist der Kaiserschnitt eine relativ einfache Operation, trotzdem: Viele Frauen haben Angst, sie fürchten, ein Kaiserschnitt könnte ihrem Baby schaden. Wie können sie diese Vorbehalte überwinden?

In den ersten Stunden und Tagen nach der Geburt entwickelt sich die Mutter-Kind-Beziehung. Enger Körperkontakt, Stillen und einfach Zusammensein fördern diesen intensiven Prozeß, der durch einen Kaiserschnitt unterbrochen werden kann, doch höchstens für einige Stunden.

Folgen für die Mutter

Die körperlichen Folgen eines Kaiserschnitts unterscheiden sich kaum von denen einer anderen größeren Operation. Manche Frauen haben es bei einem Kaiserschnitt auch leichter als bei einer normalen Geburt. Aber häufig fühlen sie sich als »Versagerin« oder »Schwindlerin«, weil sie sich um die Geburt herumgemogelt hätten. Das Fehlen von Schmerzen vor der Geburt (beim Kaiserschnitt stellen sie sich als Wundschmerzen und manchmal heftige Nachwehen erst bei Nachlassen der OP-Betäubung ein) und das plötzliche Auftauchen des bereits gewaschenen und angezogenen Babys nach dem Aufwachen aus der Narkose, erscheint ihnen als unwirklich. Übrigens, die Schmerzen der Nachwehen direkt nach dem Kaiserschnitt, die meist einige Stunden andauern und wegen des Schnitts oft stärker sind als nach einer normalen Geburt, lassen sich mit den Atemtechniken für die normale Geburtsarbeit gut bewältigen.

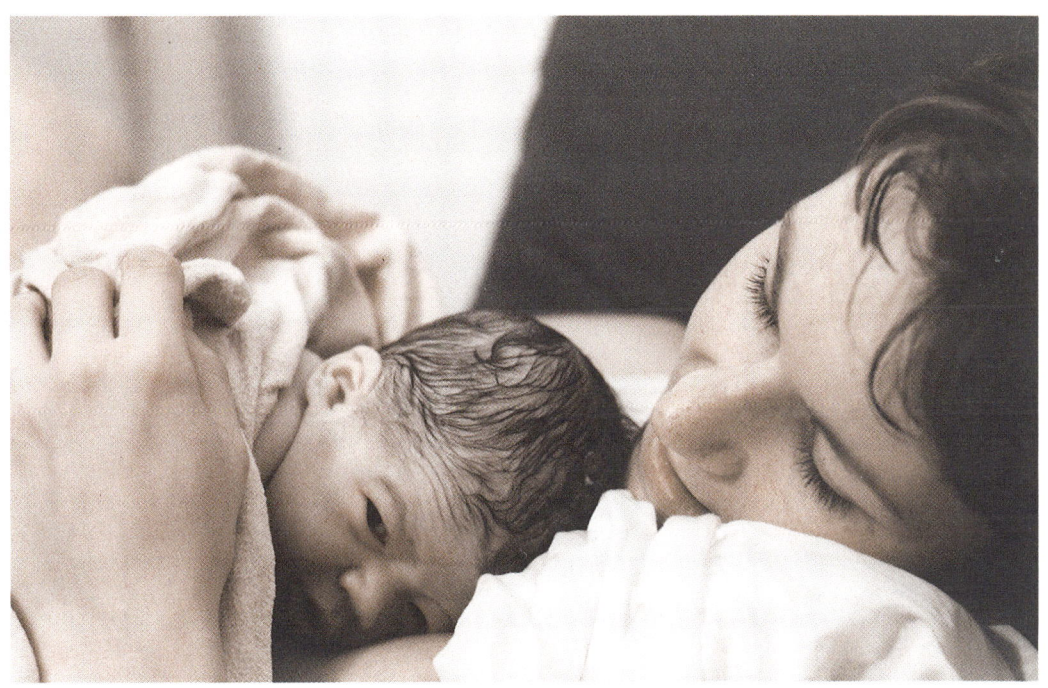

Bindung Bei einer normalen Geburt machen Mutter und Kind überwältigende Erfahrungen. Genauso wie wir uns einem Menschen sehr nahe fühlen, mit dem wir etwas Beeindruckendes erlebt haben, fühlt sich eine Mutter ihrem Baby sehr nahe. Wenn sie eine Kaiserschnittgeburt hatte, fühlt sie vielleicht eine kleine Distanz zu ihrem Kind, als ob es nicht wirklich »ihres« sei. Die Psychologie spricht hier von Bindungsproblemen. Doch wie die Erfahrung zeigt, entwickelt sich in den meisten Fällen die normale Bindung recht schnell meist innerhalb einer oder zwei Wochen nach der Geburt.

Mütter, die mit ihrem Baby viel Hautkontakt halten, können den Bindungsprozeß beschleunigen. Versuchen Sie deshalb soviel Zeit wie möglich mit Ihrem Kind zu verbringen, »drücken« Sie es an Ihre Brust, und lassen Sie es, wenn möglich, nackt auf Ihrem nackten Körper schlafen. So vertiefen Sie die natürliche und wunderbare Beziehung.

Folgen für das Baby

Die Folgen eines Kaiserschnitts können für das Baby schwerwiegender sein. Bei einer normalen Geburt hat es einen gewissen Einfluß auf den Zeitpunkt seiner Geburt, außerdem hilft es aktiv mit. Auch der beschleunigte Herzschlag des Kindes vor seiner Geburt zeigt, daß es für die bevorstehende Veränderung bereit ist. Es spürt die Spannung und das Unbekannte, so daß es das helle Licht, die kühle Luft, die neuen Empfindungen auf der Haut und die merkwürdigen Gerüche – die es alle zum erstenmal spürt – nicht als Schock, sondern als wundersame Erscheinungen empfindet. Die Tatsache, daß das Baby so gut vorbereitet ist, läßt es auch eine schwierige, traumatische Geburt ohne Anzeigen eines Schocks überstehen.

Ein Kind, das durch einen Kaiserschnitt zur Welt kommt, ist nur wenig (Entscheidung für den Kaiserschnitt während der Geburt) oder gar nicht auf das Bevorstehende vorbereitet. In seltenen Fällen gelangt sogar das Narkosemittel für die Mutter zum Baby, das daraufhin einschläft und rüde durch den Eingriff geweckt wird. Ohne Vorbereitung erlebt das Kind die Welt mit ihren Geräuschen wie einen Donnerschlag. Daher ist es auch nicht verwunderlich, daß viele Kaiserschnittbabys noch lange nach der Geburt Symptome von Schock und Trauma zeigen.

Behandlung von Trauma und Schock

Die möglichen Nachteile einer Kaiserschnittgeburt lassen sich auf zweierlei Weise reduzieren.

Erstens: Das homöopathische Mittel Arnica (in D12-Potenz) kurz vor der Operation einnehmen, um die Folgen der physischen Verletzung zu minimieren.

Zweitens: Sprechen Sie mit Ihrem ungeborenen Kind. Vielleicht finden Sie es etwas merkwürdig, mit jemandem zu sprechen, den Sie noch nie gesehen haben und der sie vielleicht nicht versteht. Inzwischen haben jedoch mehrere westliche Studien Beweise dafür geliefert, daß ein ungeborenes Kind einiges davon versteht, was seine Mutter ihm mitzuteilen versucht.

Nach der Geburt wissen viele Mütter intuitiv, was ihr Baby denkt – eine Art Gedankenübertragung. Wir haben im Wartezimmer unserer Klinik häufig beobachtet, daß viele Frauen schon während der Schwangerschaft zu ihrem Kind sprechen. In dieser Zeit werden Instinkte und Kräfte wach, die in unserer modernen Industriegesellschaft unterdrückt werden oder schon völlig in Vergessenheit geraten sind.

Wenn bei Ihnen ein Kaiserschnitt unausweichlich ist, dann sollten Sie so oft wie möglich mit Ihrem Kind sprechen. Erklären Sie ihm, was passieren wird, daß es ziemlich schnell auf die Welt kommen wird, sich aber deswegen nicht zu fürchten braucht. Solche Zwiegespräche sind sehr beruhigend für Mutter und Kind.

BECKENENDLAGE

Ungefähr einen Monat vor der Geburt sollte sich das Baby in der Gebärmutter in die Geburtslage gedreht haben, Kopf nach unten in Richtung Geburtskanal (Schädellage). Doch manchmal dreht es sich falsch herum, entweder quer (Querlage) oder mit dem Gesäß nach unten (Beckenend- oder Steißlage). Auch die Geburt aus einer Beckenendlage heraus ist im Gegensatz zur Querlage, die stets einen Kaiserschnitt erfordert, auf normalem Weg möglich, allerdings verläuft sie meist schwieriger und bedeutet auch ein höheres Risiko für Mutter und Kind.

Früher versuchten Hebammen und Ärzte sehr viel häufiger das Kind vorsichtig von außen mit den Händen zu drehen. Heutzutage sind es nur einige große Kliniken in der Bundesrepublik, die eine »äußere Wendung« probieren, und zwar unter Kaiserschnittbereitschaft, da bei zu heftiger Wendung die Nabelschnur überdehnt oder gar zerrissen werden kann. Meist jedoch empfehlen die Ärzte gleich einen Kaiserschnitt (siehe Seite 149), vor allem beim ersten Kind.

Die Beckenendlage kann organische Gründe haben. Zum Beispiel kann eine Vorderwandplazenta oder eine *Placenta praevia* die Drehung verhindern, die Nabelschnur kann zu kurz oder um den Hals oder die Gliedmaßen des Babys geschlungen sein. Oder das innere Becken der Mutter ist zu klein. In all

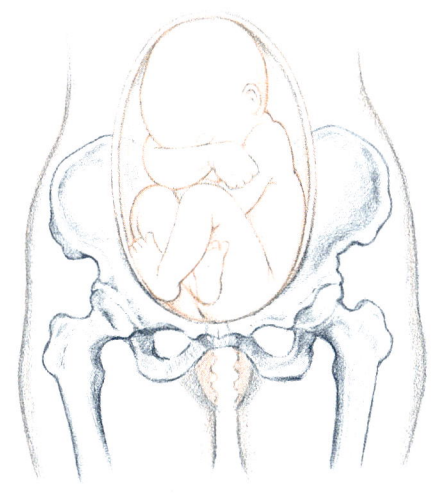

Im Normalfall wird das Kind mit dem Kopf zuerst geboren. Bei einer Beckenendlage sitzt es falsch herum in der Gebärmutter und wird bei vaginaler Entbindung mit dem Po oder den Füßen zuerst geboren.

diesen Fällen, die sich durch eine einfache Ultraschallaufnahme abklären lassen, muß ein Kaiserschnitt erfolgen.

Es kann aber auch die Energieversorgung der Gebärmutter und damit auch die des Kindes geschwächt sein, so daß das Baby zu »faul« ist, sich zu drehen. Als Ursache kommen starke Müdigkeit oder auch körperliche Überforderung während der Schwangerschaft infrage.

Auch Angstgefühle können die Drehfreudigkeit des Kindes beeinträchtigen. Angst und Furcht ziehen Energie aus dem Unterleib ab – zum Beispiel müssen wir plötzlich auf die Toilette –, so daß für das Baby zu wenig übrigbleibt. Hier können Naturheilmittel helfen (siehe folgende Seite).

ALARMSIGNALE

In seltenen Fällen kann das Baby bei der Drehung die Plazenta verletzen, sich die Nabelschnur um den Hals wickeln oder sie zerreißen. Die folgenden Symptome sind Alarmsignale dafür. Verständigen Sie sofort Ihren Arzt oder Ihre Hebamme, wenn folgende Symptome auftreten:
- Blutungen aus der Gebärmutter (bei starken Blutungen: Notarztwagen)
- Verlust von Fruchtwasser
- Kontraktionen und Wehenschmerzen

HEILMITTEL FÜR BECKENENDLAGE

Lassen Sie sich von einem Experten für Naturheilkunde beraten, und sprechen Sie sich mit Ihrer Hebamme und Ihrem Arzt ab. Wenn die Zeit drängt: pflanzliche oder homöopathische Mittel plus Bach-Blüten und Moxibustion versuchen.

Heilkräuter und Heilpflanzen

Allgemeine Angaben zu Dosis und Gegenanzeigen siehe Seite 38.
● Hauptmittel zur Stärkung der Energieversorgung: Frauenblume *(Trillium pendulum)*, 15 Tropfen der Tinktur, 3- bis 4mal täglich.
● Himbeerblätter *(Rubus idaeus)*, ähnliche Wirkung, nur langsamer.

Homöopathie

Allgemeine Angaben zu Dosis und Gegenanzeigen siehe Seite 54.
Jeweils D6-Potenz, 3mal täglich.
● Erschöpfung, kann Gefühle nicht zeigen: Sepia.
● Frösteln und Ängstlichkeit: Arsenicum alb.
● Sehr ängstlich: Aconitum.

Moxibustion

Für dieses einfache Verfahren brauchen Sie Moxakegel, erhältlich in Gesundheitsläden, die auf fernöstliche Produkte spezialisiert sind. Auch Hebammen kennen sich häufig aus. Im Notfall eignet sich auch eine Zigarette oder Zigarre als Ersatz. Den äußersten Yin-Punkt auf Ihrem kleinen Zeh (siehe Abbildung) mit einem Moxakegel etwa 5 Minuten lang wärmen. Die Wirkung der Behandlung läßt sich steigern, wenn eine andere Person den Moxakegel in der Hand hält, ihn über dem Yin-Punkt sanft hin und zurück bewegt und dabei die Energie aus ihrer Hand über den Moxakegel in den Yin-Punkt leitet. <u>Vorsicht</u>: Den kleinen Zeh nicht verbrennen. Die Moxibustion 2- bis 3mal täglich an beiden Füßen wiederholen.

Bach-Blüten

Die Bach-Blüten-Mittel (siehe Seite 186) helfen besonders gut bei Angst und Furcht.
● Angst vor der Geburt an sich: Mimulus.
● Sorgt sich eher um die Sicherheit des Kindes als um die eigene: Red Chestnut.
● Unbesorgte Fassade, aber innerlich angstvoll: Agrimony.

Ergebnisse der Behandlung

Ein bis zwei Tage nach Beginn der Behandlung sollten Sie spüren, wie das Kind sich zu drehen versucht. Eventuell müssen Sie die Therapie jedoch bis zur Geburt fortsetzen.
Falls aber eine organische Ursache für die Beckenendlage vorliegt (siehe Seite 151), wird sich das Baby mit großer Wahrscheinlichkeit nicht drehen.

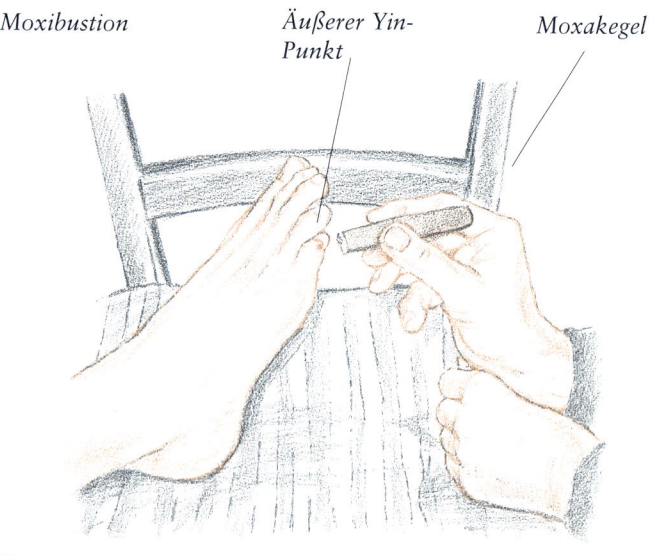

Moxibustion   Äußerer Yin-Punkt   *Moxakegel*

Beschwerden nach der Geburt

Die Geburt eines Kindes bedeutet für die Mutter eine ungeheure Anstrengung. Schon eine einfache und schnelle Geburt entspricht etwa einem 45-Kilometer-Marsch. Und natürlich werden während der Geburt große Mengen Energie in der unteren Körperhälfte verbraucht, aber auch sehr viel kreative Energie (siehe Seite 18).

Im allgemeinen sind die Energiereserven einige Wochen nach der Geburt wieder aufgefüllt, vorausgesetzt, die Frau ist bei guter Gesundheit und hat genügend Ruhe. Doch viele Mütter müssen sich sehr bald wieder um Haushalt und Familie kümmern und sogar ihre Berufstätigkeit aufnehmen, ohne daß sie sich richtig erholt haben. Obwohl ihr allgemeiner Gesundheitszustand gut scheint, verspüren sie kleinere Veränderungen und Beschwerden, mit denen wir uns im folgenden befassen.

Verlust der Libido

Ein Verlust der Libido oder des sexuellen Interesses bzw. Verlangens wird durch einen Mangel an kreativer Energie oder eine Schwäche der unteren Körperhälfte verursacht.

Sex erfordert eine große Menge verschiedenster Energien (siehe Seite 130). Wenn Ihre Energiereserven insgesamt geschwächt sind, werden Sie ohnehin weniger Interesse für energieintensive Aktivitäten aufbringen. Das ist besonders dann der Fall, wenn Sie sich nach einer anstrengenden Geburt nicht nur um das Neugeborene, sondern auch noch um ihre anderen Kinder kümmern müssen. Hier ist der fachkundige Rat eines Experten für Naturheilkunde unverzichtbar.

HEILMITTEL FÜR VERLUST DER LIBIDO

Eine leichte Einschränkung der Libido nach der Geburt ist ganz normal. Bei völligem Verlust sollten Sie den Rat eines Arztes für Naturheilkunde einholen, da die Selbstbehandlung sehr schwierig ist. Übungen, allein oder als Ergänzung anderer Behandlungsmethoden, sind jedoch in jedem Fall sehr nützlich.

Übungen

Ausführliche Informationen siehe Seite 70.
Übungen haben einen starken Einfluß auf die sexuelle Vitalität. Zusätzlich zu den gewohnten Programmen sollten Sie es auch mit den folgenden Übungen probieren:
- Schuster (Seite 134).

- Halber Spagat: Vierfüßlerstand auf dem Boden. Rechtes Bein nach vorn zwischen die beiden Arme stellen. Langsam nach vorn gleiten, bis sich ein kräftiger Zug hinter dem rechten Knie einstellt. Oberkörper heben, bis sich auch hier ein starker Zug im linken Oberschenkel bemerkbar macht. In dieser Position 30 Sekunden verharren. Übungen mit der anderen Seite wiederholen. Und wieder von vorn beginnen. Mit ein wenig Übung werden Sie Ihr Becken bis zum Boden beugen können, wodurch die Nerven im Kreuzbeinbereich schrittweise gedehnt werden. Eines Tages werden Sie es dann bis zum
- Vollen Spagat schaffen.

- Rücken strecken (Seite 76). Streckt wie der volle Spagat die Nerven im Kreuzbeinbereich und entlang der Wirbelsäule.
- Sitzendes Kind: Diese Übung hat einen ähnlichen Effekt wie das Rückenstrecken, ist aber weniger intensiv und mehr entspannend. Auf dem Boden knien und auf die Füße setzen, langsam nach vorn beugen, Gesäß dabei auf den Füßen lassen oder nur leicht anheben, bis die Stirn den Boden berührt. Arme hinter dem Kopf ausstrecken und so lange wie gewünscht entspannen.
- Bogen (Seite 112) ergänzt und gleicht die vorangegangenen Übungen aus.

HEILMITTEL FÜR SCHLAFFE BAUCHDECKE

Die beiden folgenden Verfahren helfen fast immer. Zusätzlich sollten Sie stets auch Gymnastik treiben, um die Muskulatur der Bauchdecke zu stärken.

Bauchmassage

Lassen Sie sich von Ihrem Partner oder einer Freundin massieren, oder massieren Sie sich selbst. Die Bauchdecke sanft mit der Handfläche im Uhrzeigersinn reiben, jeweils morgens und abends 5 Minuten. Das Ziel der Behandlung besteht nicht darin, die sichtbaren Probleme wegzumassieren, sondern die Energieversorgung des Bauchbereichs anzuregen. Die Energie in den Händen läßt sich gedanklich über die Handflächen in den Bauchbereich leiten. (Das ist auch der Grund dafür, warum die Massage durch andere Personen größere Erfolge bringt als die Selbstmassage).

Nach einigen Tagen werden Sie Wärme und Kribbeln spüren, ein Zeichen dafür, daß die Energie in den Bauchbereich zurückkehrt.

Bauchmassage

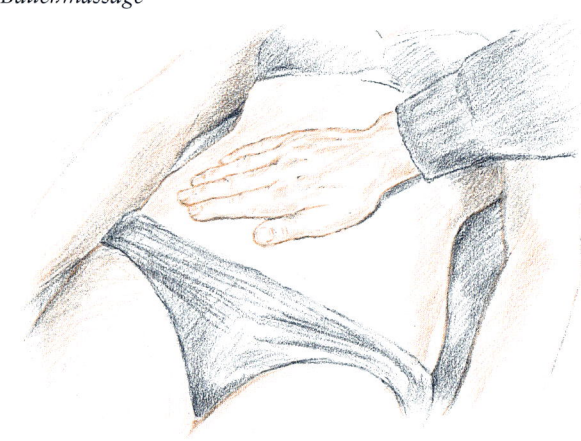

Efeublattumschlag

Der Saft aus frischen Efeublättern nährt und stärkt die Haut. Vielleicht können Sie auch Efeublattsalbe in der Apotheke kaufen, wenn nicht: Anleitung zur Herstellung siehe Seite 46 f.

Übungen

Ausführliche Informationen siehe Seite 70.
⬤ Das dynamische Programm bringt den Energiekreislauf im ganzen Körper in Schwung. Zusätzlich:
⬤ Kaulquappe (Seite 148).
⬤ Der große Zug (Seite 111).

Schlaffe Bauchdecke

Durch die Schwangerschaft werden Haut- und Muskelgewebe im Bauchbereich enorm gedehnt, um Platz für das Kind zu schaffen. Nach der Geburt sollte sich das Gewebe aber innerhalb weniger Monate auf die ursprüngliche Größe zurückgebildet haben. Ist jedoch die Energieversorgung im Bauchbereich geschwächt, wird dieser Rückbildungsprozeß gestört, die ursprüngliche Spannkraft des Gewebes kehrt nicht zurück. Die Bauchdecke bleibt schlaff und wabbelig, oft sind auch Schwangerschaftsstreifen noch deutlich sichtbar. Die beiden Hauptmittel zur Behandlung dieses Problems sind Bauchmasagen und Umschläge mit Efeublattsalbe.

Prolaps der Gebärmutter

Ein Prolaps der Gebärmutter, auch Gebärmuttervorfall genannt, liegt dann vor, wenn sich die Gebärmutter aus ihrer natürlichen Lage löst und in oder gar durch die Vagina drängt. In schweren Fällen wird die Gebärmutter außen sichtbar. Dies ist nicht besonders gefährlich, solange Sie nicht schwer körperlich arbeiten, wohl aber äußerst unangenehm und sehr schmerzhaft. Naturheilmittel können helfen. Zunächst muß auch die Ursache für den Prolaps festgestellt werden.

Ursachen für einen Gebärmutterprolaps.
In organischer Hinsicht wird ein Gebärmutterprolaps durch eine Schwäche der Bänder, die die Gebärmutter an ihrem Platz halten, verursacht. Häufig werden die Bänder durch Schwangerschaft und Geburt überdehnt und verlieren ihre Spannkraft.
In energetischer Hinsicht ist eine mangelhafte Energieversorgung des Unterbauchs Ursache für einen Gebärmuttervorfall. Die chinesische Medizin geht davon aus, daß sich die wichtigsten Energiereserven des Körpers im Unterbauch befinden. Wenn aber diese Reserven aufgebraucht sind, entwickelt sich eine Neigung zu Prolaps und ähnlichen Beschwerden. Sehr häufig spüren Frauen einen leichten Gebärmuttervorfall, wenn sie erschöpft sind oder sich »zerreißen«, um allen Anforderungen gerecht zu werden. In solchen Situationen sollten Sie sich viel Ruhe gönnen, eine Stunde Pause nach dem Mittagessen ist Pflicht. Gehen Sie früh zu Bett, und verzichten Sie auf Tee und Kaffee.
In emotionaler Hinsicht ist ein Prolaps mit negativen Gefühlen verbunden, wie etwa solchen von Hilflosigkeit und Verzweiflung, und der Unfähigkeit, die täglichen Aufgaben ohne großen Energieaufwand zu bewältigen. In der Umgangssprache sagen wir: »Es zieht uns nach unten«.
In geistig/seelischer Hinsicht kann ein Gebärmuttervorfall mit einer Neigung zur Realitätsflucht zusammenhängen. Wenn der Alltag sehr aufreibend und unbefriedigend ist, sehnen sich viele Menschen nach besseren Zeiten und Orten oder flüchten sich in den Schlaf. Wer aber zuviel Zeit mit Tagträumen verbringt und in einer imaginären Welt lebt, zieht die Energie von der physischen Ebene

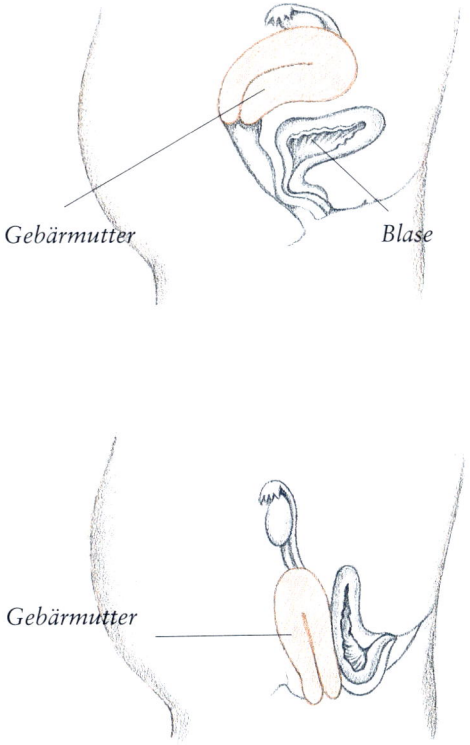

Normalerweise ist die Gebärmutter oberhalb der Blase fest durch Bänder und Muskeln verankert (oben). Löst sich diese Verankerung infolge einer Bänder- oder Muskelschwäche, gleitet die Gebärmutter durch die Vagina nach außen (unten).

ab. Der Wunsch, die gewohnte Umgebung zu verlassen, deutet gewöhnlich darauf hin, daß wir Energien höherer Stufen benötigen. Auf höchster Ebene ist ein Gebärmutterprolaps häufig damit verbunden, daß der Kontakt mit der spirituellen Energie gestört ist. Im Alter zwischen vierzig und fünfzig Jahren läßt die natürliche Verbindung mit der spirituellen Energie nach. Wir müssen uns neue Verbindungen erarbeiten. Sind Sie dazu nicht in der Lage, dann können Sie nicht genug spirituelle Energie tanken. Diese Unfähigkeit ist übrigens auch eine häufige Ursache für einen allgemeinen Energiemangel.

HEILKRÄUTER FÜR GEBÄRMUTTERPROLAPS

Die Schulmedizin behandelt einen Prolaps auf mehrere Arten: Einsatz eines Gummirings, um die Gebärmutter »festzuhalten«, chirurgische Straffung der Bänder oder auch Entfernung der Gebärmutter (Hysterektomie, Seite 174).
Einige Ursachen für einen Prolaps sprechen aber sehr gut auf Naturheilmittel an, besonders auf Akupunktur, aber auch auf Osteopathie, Homöopathie und Heilpflanzen. Stets einen fachlich versierten Arzt aufsuchen.

Heilkräuter und Heilpflanzen

Allgemeine Angaben zu Dosis und Gegenanzeige siehe Seite 38.
● Wurzel vom Falschen Einkorn (Helonias dioica), Wurzel der Sternwurzel (Aletris farinosa) stärken die Beckenregion.
● Falls beide Mittel nicht erhältlich sind: Weiße Wasserlilie (Nymphaea alba).
● Wanzenkraut (Cimicifuga racemosa) stärkt die Fortpflanzungsorgane und ist eine gute Ergänzung zu Falschem Einkorn und Sternwurzel.
● Espe (Populus tremuloides) lenkt Energie in den äußeren Dickdarmbereich.

Übungen

Ausführliche Informationen siehe Seite 70.

● Das dynamische Programm löst die energetischen Gegensätze, die den Prolaps verursachen. Zusätzlich:
● Kerze (Seite 77)
● Pflug (Seite 77)
● Kopfüber: Sitzen Sie falsch herum auf einem großen Sessel oder Sofa. Gesäß an der Rückenlehne, Rücken auf der Sitzfläche, Kopf und Arme baumeln über dem Boden. Solange wie angenehm in dieser Position entspannen. Diese »Nicht«Übung wirkt beruhigend, weil sie die Versorgung der Hirnanhang- (Hypophyse) und Zirbeldrüse (Epiphyse) stärkt. Nach der Übung flache Rückenlage, damit sich das Blut wieder verteilen kann.

Chinesische Punktmassage

Auch das Entweichen von Energie über den Oberkopf kann einen Gebärmutterprolaps verursachen. Die Chinesen geben daher einige Tropfen Rizinusöl auf den Mittelpunkt der Schädeldecke (siehe Abb.) und massieren das Öl mit sanften, kreisenden Bewegungen in die Kopfhaut.

Homöopathie

Allgemeine Angaben zu Dosis und Gegenanzeigen siehe Seite 54.
Die wirksamste Methode ist die Konstitutionsbehandlung, die ein homöopathisch ausgebildeter Arzt auswählen sollte.

Falls ein solcher nicht erreichbar ist: Die Materia Medica (Seite 57-69) durchsehen und besonders auf die dynamischen Wirkungen des Mittels achten. Als hilfreich haben sich Sepia, Calc. carb., Helonias, Podophyllum, Pulsatilla, Nat. mur. und Stannum erwiesen.

Fortschritt der Behandlung

Bei einem Prolaps im Frühstadium sollte sich nach ein- bis zweiwöchiger Behandlung eine deutliche Besserung zeigen. Ein chronischer Prolaps erfordert lange Behandlungszeiten, Stimmung und Symptome können sich zunächst verschlimmern.

Chinesische Punktmassage

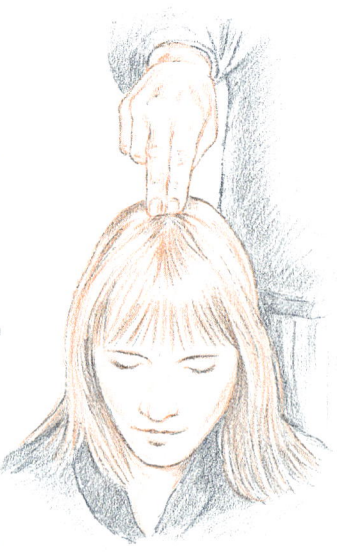

HEILMITTEL FÜR STRESSINKONTINENZ

Heilkräuter und Heilpflanzen

Allgemeine Angaben zu Dosis und Gegenanzeigen siehe Seite 38.

Die folgenden Mittel stärken den Unterbauch:

● Frauenblume *(Trillium pendulum)*.

● Wurzel vom Falschen Einkorn *(Helonias dioica)*.

● Sternwurzel *(Aletris farinosa)*.

Die folgenden Mittel lösen Wassereinlagerungen und stärken die Gewebespannung:

● Süßer Sumach *(Rhus aromatica)*.

● Gefleckter Storchschnabel *(Geranium maculatum)*.

● Hausmittel aus Frauenblume *(Trillium pendulum)*, Storchschnabel *(Geranium maculatum)* und Süßem Sumach *(Rhus aromatica)*. Tinkturen zu gleichen Teilen mischen, bis zu 3mal täglich 30 Tropfen in warmem Wasser. Diese drei Mittel wirken lokal, stärken und erhöhen die Spannkraft des Gewebes im Urogenitalbereich. Sie helfen, vorausgesetzt, Ihr allgemeiner Energiezustand ist gut. Falls nicht: Erst die Energie stärken. Bei Übergewicht: Mittel wirken besser bei gleichzeitiger Gewichtsabnahme.

Homöopathie

Allgemeine Angaben zu Dosis und Gegenanzeigen siehe Seite 54.

● Leichtes Brennen in der Blase, Abneigung gegen die Mutterrolle: Causticum.

● Neigung zu hitzigen Reaktionen, extreme Empfindsamkeit bei äußeren Ereignissen: Ferrum phos.

● Wäßriger Ausfluß, negative Lebenseinstellung bis hin zur Depression: Nat. mur.

● Starke und schnelle Stimmungsschwankungen von Jubel zu Tränen und zurück: Pulsatilla.

● Starke Geruchsempfindlichkeit, Vergeßlichkeit und Neigung zu ständiger Zappelei: Zincum metallicum.

Übungen

Ausführliche Informationen siehe Seite 70.

● Vom Programm für Schwächezustände langsam bis zum dynamischen Programm vorarbeiten. Zusätzlich:

● Beckentraining (Seite 104).

● Der große Zug (Seite 111).

In solchen Fällen sollten Sie es ruhiger angehen lassen und sich Zeit zum Nachdenken und Reflektieren nehmen.

Streßinkontinenz

Wenn Frauen bei plötzlicher körperlicher Belastung, wie etwa Springen, Husten und Lachen, unwillkürlich einige Tropfen Urin verlieren, spricht die Medizin von Streßinkontinenz. Eine neue Studie hat ergeben, daß etwa ein Drittel aller Frauen über Vierzig schon einmal mit diesem Problem konfrontiert war.

Dieser Inkontinenztyp ist vor allem Folge einer mangelhaften Energieversorgung des Unterbauchs, besonders der Beckenregion. Ähnlich wie bei den zuvor beschriebenen Beschwerden liegt oft eine Kombination von schwacher körperlicher Energie und schwacher oder fehlgeleiteter kreativer Energie (siehe Seite 18) vor. Naturheilmittel helfen, doch zunächst sollten Sie die Diagnose ärztlich abklären lassen.

157

POSTNATALE DEPRESSION

Fast alle Mütter erleben kurz vor der Geburt depressive Zustände, die sogenannten Heultage, die Stunden oder auch Tage andauern. Einige Frauen aber fühlen sich monatelang niedergeschlagen und völlig verzweifelt.

Die Symptome der postnatalen (nach der Geburt) Depression zeigen sich vor allem auf seelischer Ebene. Kurz nach der Geburt fühlen sich manche Mütter von einer Welle der Verzweiflung überrollt, die Sicherheit und Stabilität zunichte macht. Ursache für solche Gefühle ist fast immer Energiemangel, so daß schon kleine Schwierigkeiten die Reserven völlig aufzehren.

Mangel an körperlicher Energie Die riesige Anstrengung bei der Geburt zehrt an den Reserven aller Energien. Frauen, die zu Erkrankungen des »schwachen Musters« neigen (siehe Seite 98) oder eine sehr schwierige Geburt hatten, haben eher mit Depressionen zu kämpfen.

Ein weiterer wichtiger Faktor ist die ungenügende Erholung nach der Geburt. In den ersten Tagen fühlen sich viele Frauen sehr euphorisch, weil alles gutgegangen und das Kind da ist. Auch hormonelle Umstellungen spielen eine Rolle. Die Mütter fühlen sich nicht müde, obwohl sie es meist sind, und ruhen sich daher nicht genügend aus. Doch bald sind die letzten Energiereserven aufgebraucht, die Wirkung der Hormone läßt nach, und sie finden sich plötzlich in der rauhen Wirklichkeit wieder.

Emotionale Faktoren Zwar liegt die Hauptursache für die postnatale Depression auf der energetischen Ebene, doch auch bestimmte Gefühle können die Situation verschlimmern. Vielleicht fühlen Sie sich schuldig, weil Sie Ihr Baby nicht genug lieben oder noch nicht die richtige Beziehung zu ihm gefunden haben (siehe Seite 149). Im Normalfall würden Sie Ihre Probleme erkennen und zu lösen versuchen. Doch jetzt in Ihrem erschöpften Zustand fühlen Sie sich unfähig. Manche Mütter geraten wirklich in einen Teufelskreis: Sie glauben, dem Baby wegen ihrer Niedergeschlagenheit nicht gerecht zu werden, und werden darüber noch verzweifelter.

Willenskraft Die für die Geburt so wichtige kreative Energie bestimmt auch die Willenskraft (siehe Seite 18). Nach der Geburt sind diese Reserven natürlich erschöpft, so daß auch die Willenskraft nachläßt. Daher fehlt die Kraft, Probleme zu lösen.

Manche Mutter mag auch denken, völlige Hoffnungslosigkeit sei naturgegeben. Sie fühlt sich schlechter denn je, doch jedes Aufbegehren erscheint ihr sinnlos. In solchen Fällen sollten die Angehörigen einschreiten, die Verzweifelte zu ermutigen, aktiv zu werden und Hilfe (Heilmittel, Arzt etc.) in Anspruch zu nehmen.

Vorbeugung

● Die Energiereserven vor der Geburt auffüllen (siehe Seite 127). Überlegen Sie, ob Sie vielleicht auch Vitamin- und Mineralstoffpräparate einnehmen sollten.
● Schlafprobleme nach der Geburt: entweder pflanzliche Schlaftabletten oder Hausmittel aus Passionsblume *(Passiflora incarnata)*, Baldrian *(Valeriana officinalis)* und Giftlattich* *(Lactuta virosa)*. Tinkturen zu gleichen Teilen mischen, 30 Tropfen in warmem Wasser vor dem Schlafengehen. Diese Mittel sind unbedenklich; Sie können die Dosis bis zu achtmal innerhalb von 24 Stunden einnehmen. Übrigens, wenn Sie stillen, wird auch Ihr Baby durch das Mittel beruhigt. Am besten vor der Einnahme fachkundigen Rat einholen.
● Appetitmangel: Gelber Enzian *(Gentiana lutea)* und Berberitze *(Berberis officinale)*, Tinkturen zu gleichen Teilen mischen, 20 Tropfen in Wasser vor jeder Mahlzeit.

---

* Giftlattich ist stark giftig und darf nicht frei gehandelt werden. Die Tinkturen aus der Apotheke sind jedoch absolut ungefährlich (Anm. d. Übers.).

HEILMITTEL FÜR POSTNATALE DEPRESSIONEN

Heilkräuter und Heilpflanzen

Allgemeine Angaben zu Dosis und Gegenanzeigen siehe Seite 38.

Wenn möglich vor Beginn der Selbstbehandlung fachkundigen Rat einholen.

● Schafgarbe *(Achillea millefolium)*, Weißdorn *(Crataegus oxycantha)* und Süßholz *(Glycyrrhiza glabra)*. Je 1 gestrichenen Teelöffel der getrockneten Pflanze in einen nicht metallischen Topf geben, mit 200 ml Wasser auffüllen und schnell zum Kochen bringen. Etwas abkühlen lassen, abseien und trinken. 3mal täglich.

Homöopathie

Allgemeine Angaben zu Dosis und Gegenanzeigen siehe Seite 54.

● Mittel der Wahl: Platinum. Falls die Wirkung auch nach einigen Tagen ausbleibt eines der folgenden Mittel:

● Freudlosigkeit, Umgebung scheint keine Hilfe zu sein: Sepia.

● Verzweiflung, nachtragende Gedanken: Nit. ac.

● Starke Apathie, großer Blutverlust bei der Geburt: China.

● Ständiges Schluchzen ohne ersichtlichen Grund: Apis. mel.

● Kann nicht richtig schlafen: Lilium tigrinum.

Bach-Blüten

Weiterführende Literatur und Bezugsquellen siehe Seite 186 f.

● Nichts scheint die Depression zu lindern: Gorse.

● Sehr ängstlich und bekümmert: Sweet chestnut.

● Plötzliche Lähmung durch starke Melancholie ohne ersichtlichen Grund: Mustard.

Übungen

Ausführliche Informationen siehe Seite 70.

● Vom leichten Programm schrittweise zum dynamischen vorarbeiten.

● Schon die leichteste Anstrengung verursacht Apathie: Beim Programm für Schwächezustände bleiben.

● Festgelegte Programme erfordern zu viel Willenskraft: Regelmäßig an der frischen Luft spazierengehen, um den Energiekreislauf in Schwung zu bringen.

● Wie schlecht Sie sich auch fühlen, tun Sie irgend etwas: Schon ein paar leichte Übungen bringen den Silberstreif am Horizont. Versuchen Sie es mit den folgenden vier Übungen:

● Sitzendes Kind (Seite 153).

● Umarmung. Aufrecht stehen, Füße in Schulterbreite grätschen. Arme über der Brust kreuzen, Hände halten die Schultern. Beim Ausatmen den Oberkörper sanft und langsam zur Seite drehen, dabei den entgegengesetzten Fuß auf die Zehenspitzen stellen. Einige Atemzüge lang in dieser Position verharren. Einatmen und Ausgangsposition einnehmen. Übung zur anderen Seite wiederholen. Die Arme anders kreuzen, Übung zu beiden Seiten wiederholen.

● Kleiner Hügel. Rückenlage auf dem Boden, dabei den Rücken auf ein dickes Kissen legen, Kopf und Gesäß baumeln lassen.

● Kopfüber (Seite 156).

Umarmung

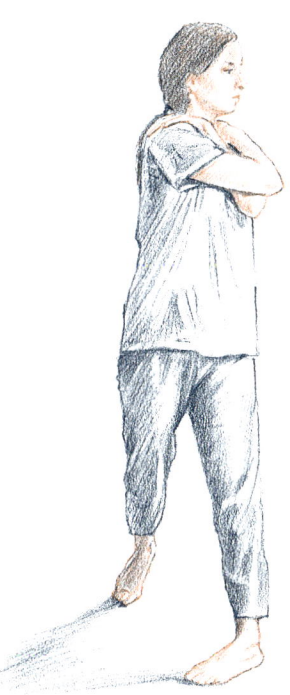

PROBLEME BEIM STILLEN

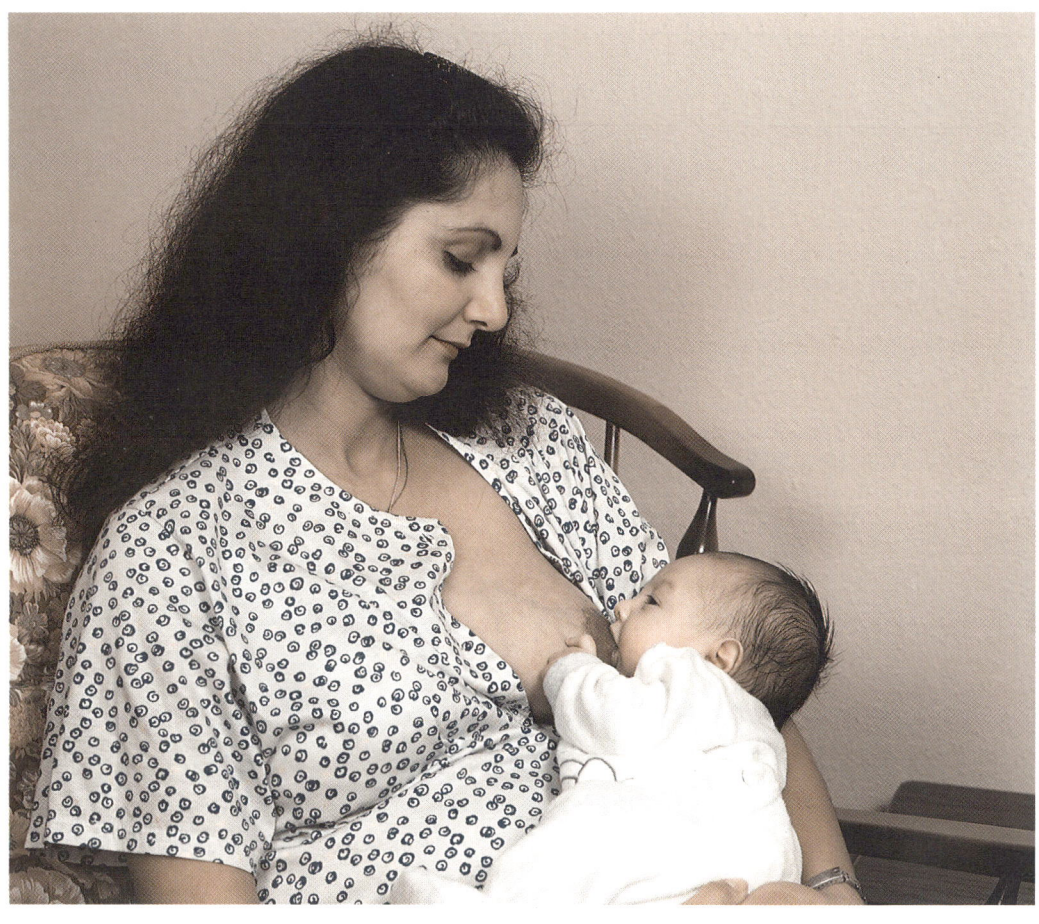

Viele Frauen finden es völlig selbstverständlich, ihre Kinder zu stillen. Sie spüren instinktiv, daß die Muttermilch die beste Nahrung für das Baby ist; denn sie enthält nicht nur alle wichtigen Nährstoffe in perfekter Zusammensetzung, sondern auch viele Abwehrstoffe gegen Infektionen.

Das Stillen ist im Grunde eine sehr natürliche Angelegenheit. Allerdings hat sich die Einstellung unserer Gesellschaft so stark geändert, daß eine stillende Mutter fast als ungewöhnlich angesehen wird. Stillen muß daher meist erst gelernt werden. Kulturen, die das Leben mit Kindern aus einer mehr erdverbundenen, natürlichen Perspektive sehen, halten das Stillen dagegen für eine

Beim Stillen wird das Baby nicht nur mit einer perfekten Nahrung und Abwehrstoffen versorgt, der enge Hautkontakt fördert die innige Beziehung zwischen Mutter und Kind, die sogenannte Bindung.

völlig alltägliche Angelegenheit. Die Mütter stillen dort ihre Kinder ganz ungezwungen in der Öffentlichkeit, während ihnen bei uns das Gefühl vermittelt wird, Babys müßten zu Hause oder im verborgenen gestillt werden. Die soziale Ablehnung dieses Vorgangs ist für einige Stillprobleme mitverantwortlich.

Als junge Mutter mit Stillproblemen werden Sie vielleicht fragen: Warum gerade ich, bei allen anderen scheint es einfach zu sein. Aber neue Studien zeigen, daß nur sehr wenige Frauen wirklich keine Probleme mit dem Stillen haben. Meist sind sie jedoch gering: Das Baby schläft beim Stillen ein, hat Schwierigkeiten mit dem Aufstoßen oder leidet unter Blähungen. Bei größeren Problemen können Naturheilmittel helfen.

Die Milchproduktion

Schulmedizin und natürliche Medizin haben unterschiedliche Auffassungen darüber, wie die Milch produziert wird. Beide Sichtweisen ergänzen einander jedoch.

Die »Zentraldrüse« des menschlichen Körpers ist die Hirnanhangdrüse (Hypophyse): Via Hypothalamus sorgt sie dafür, daß Emotionen den Hormonspiegel verändern.

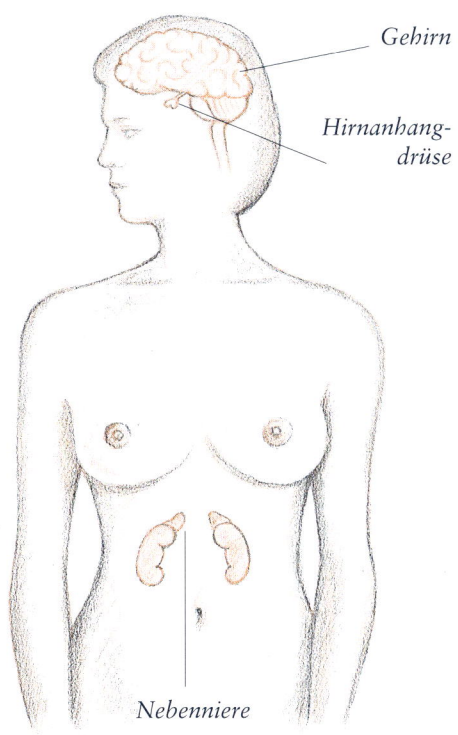

Gehirn

Hirnanhang-
drüse

Nebenniere

LEBENSMITTEL UND MILCHBILDUNG

Fördert die Milchbildung
- Bierhefe, Malzbier
- Pinienkerne
- Blattsalate
- Gekochte Steckrüben, gekochter Rettich

Schwächt die Milchbildung
Solche Lebensmittel sind während der Stillzeit meist unerwünscht. Ausnahme: zu starke Milchbildung, etwa wenn die Mutter mit dem Zufüttern beginnt.
- Linsen
- Sellerieblätter
- Bestimmte Gewürzkräuter wie Salbei, Weinraute, Petersilie, Basilikum und Immergrün

Nach Ansicht der Schulmedizin sind die Milchdrüsen der weiblichen Brust eine Art spezialisierte Schweißdrüse. So wie die Schweißdrüsen eine Mischung aus Salzen und Fett produzieren, bilden die Milchdrüsen eine verfeinerte Mischung aus Milch und Salz.

Je nach Stimmung des Menschen produzieren die Schweißdrüsen unterschiedliche Schweißarten. So enthält der »kalte« Angstschweiß ganz andere Bestandteile wie etwa der wäßrige Schweiß an heißen Sommertagen. Ähnlich verhält es sich mit der Milch. Schon ein kleiner Stimmungswechsel kann erhebliche Veränderungen in der Zusammensetzung verursachen.

Diese Veränderungen werden durch Hormone bewirkt, die die Hirnanhangdrüse, diese kleine, aber mächtige Zentraldrüse unterhalb des Gehirns, steuert. Sie steht in enger Verbindung mit dem Hypothalamus, der für die Wahrnehmung und Einordnung von Gefühlen zuständig ist. Das bedeutet: Über den Hypothalamus (Großhirnrinde), die Hirnan-

161

VORSICHT

Manche Nahrungsbestandteile gelangen in die Milch und damit zum Baby. Das trifft auch auf bestimmte Inhaltsstoffe von Heilpflanzen und anderen Naturheilmitteln zu. Die hier empfohlenen Mittel sind alle unbedenklich und werden zum Teil seit Jahrhunderten von stillenden Müttern verwendet.

Trotzdem sollten Sie vor Beginn einer Selbstbehandlung einen Experten für Naturheilkunde aufsuchen, denn es können doch einmal unvorhersehbare Nebenwirkungen auftreten, oder das Baby ist allergiegefährdet.

Wenn Sie eine Allergie vermuten, sollten Sie ein Tagebuch über Ihre Ernährung führen und genau die Reaktionen Ihres Kindes notieren. Oft werden Sie schon nach einigen Stunden oder Tagen herausgefunden haben, wie es auf welche Nahrung anspricht.

hangdrüse und die Hormondrüsen beeinflußt die geistige und seelische Verfassung eines Menschen seine Hormonproduktion und körperlichen Reaktionen.

Die chinesische Medizin betrachtet Milch als transformiertes Blut: Zehn Tropfen Blut seien nötig, um einen Tropfen Milch herzustellen. Das ist nicht wörtlich zu verstehen, Blut wird natürlich nicht in Milch umgewandelt. Trotzdem besteht zwischen der Zusammensetzung und Stärke des Bluts und der Quantität wie Qualität der Milch ein enger Zusammenhang.

Sind Sie bei guter Gesundheit und konnten all Ihre Energiereserven auffüllen, dann werden Sie genug Milch produzieren, ohne eine Anämie zu entwickeln. Doch wenn Sie erschöpft sind, minderwertige Nahrung essen oder Ihr Baby besonders anstrengend ist, wird sich das auf die Blutbildung und damit auch auf die Milchproduktion auswirken.

Emotionale Faktoren Die Geburt eines Kindes verbraucht riesige Mengen an Energie, so daß eine emotionale Erschöpfung nichts Ungewöhnliches ist. In dieser Situation neigen Sie zu Überreaktionen: Kleine Probleme erscheinen riesengroß, große völlig unlösbar. Fordert Sie Ihr Kind auch noch besonders, dann reagieren Sie vielleicht sogar hysterisch. Häufig haben Sie auch das Gefühl, Ihre Angehörigen und Freunde unterstützten Sie zu wenig.

Diese Reaktionen treten sehr häufig nach einer Geburt auf. Sie beeinträchtigen die Milchproduktion jedoch nur zeitweise. Je mehr Energie und Stabilität Sie wieder gewinnen, desto mehr Milch produzieren Sie auch. Greifen Sie deshalb nicht sofort zu Medikamenten, auch nicht zu Naturheilmitteln. In den ersten Wochen nach der Geburt ist Ruhe die beste Medizin. Erst wenn sich keine Besserung einstellt, sollten Sie es mit den hier empfohlenen Mitteln versuchen.

Alles, was die Entwicklung der liebevollen Bindung zwischen Mutter und Kind behindert, kann auch über die bereits erwähnte Verbindung zwischen Emotionen und Hormonen die Milchproduktion stören. Viele Mütter müssen feststellen, daß es nicht immer leicht ist, ihr Baby zu lieben. Ambivalente Gefühle sind sehr häufig. Obwohl Sie Ihr Kind auf eine Weise lieben, wie Sie es sich vorher nicht vorgestellt haben, nervt es Sie und macht Sie müde. Gleichzeitig Liebe und Haß zu empfinden, ist nichts Ungewöhnliches. Allerdings bedeuten diese entgegengesetzten Gefühle nicht nur eine emotionale Belastung für die Mutter, sie stören auch die Milchproduktion.

Milchstau und Milchfieber

Ein Milchstau, also eine Behinderung oder gar Blockade des Milchflusses in den Milchgängen der Brust, kommt recht häufig vor. Ursache kann zum Beispiel sein, daß Sie mehr Milch produzieren, als Ihr Baby trinken kann, daß die Milch einfach zu dick ist oder Ihre Energie nicht richtig zirkuliert.

Dauert der Milchstau an, kann es zu einer Infektion kommen, dem bekannten Milchfieber: Hohes Fieber und pralle, harte, sehr schmerzhafte Brüste sind die Hauptsymptome für diese gefährliche Entzündung. Die rasche Behandlung mit Antibiotika kann die mit dieser Infektion verbundenen Risiken verringern; auch Naturheilmittel können helfen.

Grundsätze der Behandlung Aus Sicht der natürlichen Medizin gelten für die Behandlung des Milchfiebers ähnliche Grundsätze wie für die Therapie eines gewöhnlichen Fiebers. Dazu gehören: Förderung der Schweißbildung, um überschüssige Hitze aus dem Körper zu leiten; Auflösung von Flüssig-keitsstauungen, hier durch Steigerung der Energieversorgung und -zirkulation in den Brüsten, um die Milchgänge wieder zu öffnen.

Die Schulmedizin behandelt Milchfieber mit Antibiotika, die die Bakterien in den Milchgängen abtöten und damit die Infektion beseitigen. Doch dadurch können auch die Qualität der Milch beeinträchtigt und die natürlichen Abwehrkräfte des Kindes verringert werden. Und obwohl die Antibiotika die Entzündung beseitigen und damit die unmittelbaren Gesundheitsrisiken ausschalten, wird der Energiekreislauf nicht verbessert, die Wurzel des Übels bleibt unverändert. Der Unterschied zwischen dem schulmedizinischen und dem naturheilkundlichen Ansatz

HEILMITTEL FÜR MILCHSTAU UND MILCHFIEBER

Heilkräuter und Heilpflanzen

Allgemeine Angaben zu Dosis und Gegenanzeigen siehe Seite 38.
● Zur Lösung der Flüssikeitsstauung in den Brüsten: Klebendes Labkraut (*Galium aparine*), Kermesbeere (*Phytolacca decandra*), Wermut (*Artemisia absinthum*) und Weißdorn (*Crataegus oxycantha*).
● Zur Öffnung der Poren auf der Haut, um Schweiß und Hitze durchzulassen: Schafgarbe (*Achillea millefolium*), Holunderblüten (*Sambucus nigra*), Pfefferminze (*Mentha piperata*) und Katzenminze (*Nepeta cataria*).
● Einfaches Hausmittel aus Klebendem Labkraut, Schafgarbe und Weißdorn. Standarddosis von allen dreien jeweils als Tee. Stündlich 1 Tasse, bis der Schweiß ausbricht, dann alle 2-3 Stunden 1 Tasse Tee.
● Bei Eiterbildung: Roter Sonnenhut (*Echinacea purpurea*).

Äußerliche Anwendungen

Tee aus je 25 mg getrocknetem Klebendem Labkraut (*Galium aparine*) und Katzenminze (*Nepeta cataria*) auf 1 Tasse Wasser brühen. Tee auf Körpertemperatur abkühlen, abseien, ein kleines Tuch mit dem Tee tränken und 15 Minuten auf die betroffenen Stellen legen. Den Umschlag alle 15 Minuten erneuen (auswringen und erneut tränken).

Homöopathie

Allgemeine Angaben zu Dosis und Gegenanzeigen siehe Seite 54.
● Mittel der Wahl: Phytolac-ca. Stündlich 1 Standarddosis der D6-Potenz, bis sich eine Verbesserung zeigt, dann alle 4 Stunden 1 Standarddosis im Wechsel mit einem der folgenden Mittel:
● Wechsel zwischen Fieber und Frösteln, Angstgefühle: Aconitum.
● Hohes Fieber, rotes Gesicht, Schweißausbrüche und hämmernde Kopfschmerzen: Belladonna.
● Fieber begleitet von Flüssigkeitszurückhaltung: Apis mel.
Für Stauung in der Brust:
● Eiterbildung: Silicea und Calc. sulf.
● Milchstau als Folge einer Verletzung: Bellis oder Arnica.
● Nervenschmerzen in der Brust, eventuell Folge einer alten Verletzung: Conium.
● Starke, beengende Schmerzen in den Brüsten, aber keine Rötungen: Bryonia.

läßt sich sehr gut mit der folgenden chinesischen Volksweisheit zum Thema unerwünschter Besuch umschreiben: »Kein Grund den Gast zu töten, einfach die Tür öffnen.«

Symptome und allgemeine Hinweise Warnsignale sind: Empfindliche, geschwollene und schmerzhafte Brüste. Sofort eingreifen, um weitere Komplikationen zu verhindern.
- Hauptmittel: Ruhe, vor allem in den ersten Wochen nach der Geburt.
- Aufputschmittel wie Tee und Kaffee meiden, besser Kamillen- *(Anthemis nobilis)* oder Baldriantee *(Valeriana officinalis)* trinken.
- Nur leichte Mahlzeiten zu sich nehmen, keine schweren oder reichhaltigen Speisen.
- Verringern Sie Ihr Arbeitspensum, Betreuung für die Kinder, Hilfe bei den Kollegen im Büro einfordern.

Rauhe und aufgerissene Brustwarzen

Viele Frauen kennen das Problem der rauhen Brustwarzen, besonders zu Beginn des Stillens. Eine geeignete Salbe häufig auf der Basis von Kamille kann helfen, doch manchmal ist mehr nötig. In schweren Fällen reißt die feine Haut der Brustwarzen ein, was beim Stillen sehr schmerzhaft ist. Die natürliche Medizin sieht in rauhen oder aufgerissenen Brustwarzen dieselbe Ursache wie überhaupt für rauhe Haut, nämlich schwaches Blut. Es kann die Haut nicht ausreichend versorgen und ernähren, sie wird trocken und rauh, wenn das Baby ständig daran saugt. Die Behandlung entspricht der Anämietherapie (Seite 93), hinzu kommen die hier aufgelisteten Mittel.

Zu wenig Milch

Manche Frauen haben zu wenig Milch. Das liegt meist daran, daß das Baby zu schwach ist, um kräftig zu saugen und dadurch die Milchproduktion anzuregen. Häufig greifen die Mütter dann zur Flasche und füttern zu,

wodurch das Baby aber an der Brust noch trinkfauler wird, weil es an der Flasche nicht so fest saugen muß. Die Milchproduktion geht dadurch noch weiter zurück.

Sprechen Sie zunächst mit Ihrer Hebamme und Ihrem Arzt. Häufig umfaßt das Baby die Brustwarze nicht vollständig und kann daher nicht richtig saugen. Eine mechanische Milchpumpe (siehe Abbildung Seite 165) kann die Milchproduktion anregen (Heilmittel siehe Seite 166).

Unverdauliche Milch

Manche Babys können die Milch offenbar nicht richtig verdauen, sie zeigen Anzeichen von Übelkeit, erbrechen sich oder haben Bauchschmerzen oder gar -koliken. Dieses Problem hat selten organische Gründe.

Verdauungsstörungen stellen sich gewöhnlich dann ein, wenn die emotionalen Energiereserven und die Lebenskraft (siehe Seite 15) der Mutter oder des Babys nicht ausgeglichen oder fast aufgezehrt sind. Die Hauptmuster heißen »dünne Milch« und »nicht angepaßte Milch« (Heilmittel siehe Seite 167).

Das Muster »dünne Milch« Wenn die Energiereserven der Mutter erschöpft sind, wird die Milch dünn und wäßrig. Das Blut ist nicht kräftig genug, um ausreichend nahrhafte Milch zu produzieren. Zu den typischen Symptomen dieses Musters gehören:
- ständige Müdigkeit
- Gefühl der Überlastung, kann sich nicht auf Änderungen einstellen und
- schlanke Figur, blaßes Gesicht

Bei diesem Muster nimmt das Baby nur langsam an Gewicht zu, spuckt beim Aufstoßen nach dem Stillen kaum Milch.

Das Muster »nicht angepaßte Milch« Wenn die Leberfunktion nicht im Gleichgewicht ist, kann die Leber die »Zutaten« für die Milch nicht richtig bereitstellen. Ursache dafür ist häufig Streß, auch als Folge einer fordernden, kreativen (Berufs)tätigkeit. Ein Teil der Behandlung besteht darin, kürzer zu

HEILMITTEL FÜR RAUHE UND AUFGERISSENE BRUSTWARZEN

Allgemeine Vorbeugung

● Soviel Sonne und Luft wie möglich an die Brustwarzen lassen.
● Vor und nach dem Stillen für einige Minuten Eisumschläge.
● Olivenöl, Lanolin, Mandelöl oder Beinwellwurzelöl einmassieren.
● Bei Entzündung: Aloevera-Salbe in die Brustwarzen massieren. Nur nach dem Stillen, weil die Salbe bitter schmeckt.

Alle Mittel schaden dem Baby nicht, im Gegenteil, die Öle sind nahrhaft, die Aloe-vera-Salbe regt seinen Magen an.

Heilkräuter und Heilpflanzen

Mittel wie für Anämie (siehe Seite 93) wählen, im Zweifelsfall das »schwache« Muster annehmen.

Homöopathie

Allgemeine Angaben zu Dosis und Gegenanzeigen siehe Seite 54.
● Hauptmittel: Sepia.
● Sehr rauhe Brustwarzen, Schmerzen beim Stillen: Phytolacca.
● Rissige Brustwarzen: Graphites.
● Stark rissige Brustwarzen mit tiefen Fissuren: Silicea.
● Rauhe Brustwarzen, aber nur wenige Risse: Causticum.
● Brustwarzen wirken rissig und ausgefranst: Sulfur.

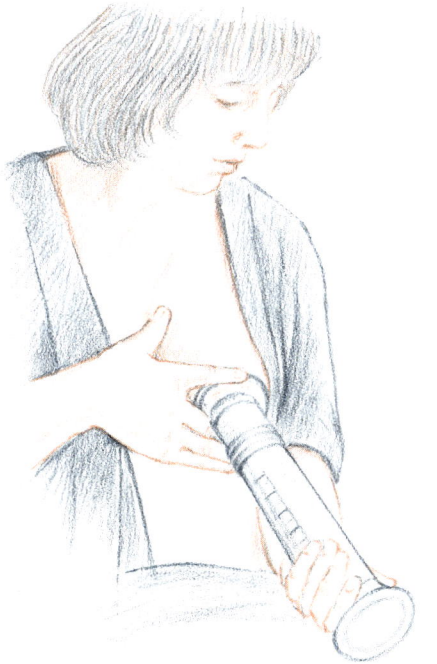

treten und die Spannungen im Alltag, besonders während der Stillzeiten, abzubauen.
Eine weitere Ursache ist die fehlende konstitutionelle Übereinstimmung von Mutter und Kind, etwa wenn eine sehr robuste und aktive Mutter ein ruhiges und zartes Kind bekommt.
Zu den typischen Symptomen für dieses Muster gehören:
● fühlt die körperliche Anspannung
● läßt sich leicht durch das Baby reizen
● Verdauungsprobleme
● Besserung nach Alkoholkonsum
Bei diesem Muster lehnt das Baby die Milch ab, zieht Gesichter und spuckt einige Zeit nach dem Stillen anverdaute, krisselige Milch. Manchmal schreien die Kinder auch vor Bauchschmerzen. Ihr Stuhlgang ist dann meist grünlich oder flüssig.

Mit einer mechanischen Milchpumpe lassen sich die Saugbewegungen des Babys gut simulieren und damit die Milchproduktion anregen.

Allgemeine Hinweise zum Stillen

● Eine Milchunverträglichkeit läßt sich auf zweierlei Weise behandeln: Entweder bekommt das Baby Naturheilmittel zur Stärkung seiner Verdauung (vorher den Kinderarzt um Rat fragen), oder Sie können wie die Chinesen sagen: »Das Kind über die Mutter behandeln.«

● Versuchen Sie sich und Ihre seelische Verfassung genauso ernst zu nehmen wie Ihr Kind. Tun Sie etwas, das Ihnen Spaß und Freude macht, denn wenn Sie sich besser fühlen, fühlt sich auch Ihr Kind besser.

● Versuchen Sie sich von Schuldgefühlen zu befreien. Die Situation ist nicht durch Ihr »Versagen« entstanden. Sie ist ganz normal und ziemlich weit verbreitet. Und versuchen Sie sich Ihre Gefühle einzugestehen. Wenn Sie sich über Ihr Neugeborenes ärgern, dann tun Sie nicht, als wäre nichts.

● In den ersten Wochen werden Sie vielleicht denken, Ihr Baby stets lieben zu müssen. Daher kann es Sie sehr belasten, wenn Sie wütend sind auf dieses kleine verletzliche Wesen – doch das passiert, besonders wenn es die Brust ablehnt und damit scheinbar die Liebe der Mutter. Ihre Reaktion ist verständlich. Für viele Frauen ist es eine Hilfe, wenn sie mit Müttern von älteren Kindern sprechen, wie sich die Probleme überwinden lassen.

HEILMITTEL FÜR ZU WENIG MILCH

Allgemeine Hinweise

● Wichtig: Stets für genug Ruhepausen sorgen. Wenn die Nachtruhe gestört ist, tagsüber schlafen.

● Vorsorge entspricht der Anämievorsorge (siehe Seite 93).

● Nahrhafte, energiereiche Lebensmittel essen (siehe Seite 29).

Heilkräuter und Heilpflanzen

Allgemeine Angaben zu Dosis und Gegenanzeigen siehe Seite 38.

● Zur Anregung der Milchproduktion: Geißraute (*Galega officinalis*), Dillsamen (*Anethum graveolens*), Anissamen (*Anisum pimpinella*), Benediktendistel (*Carduus benedictus*), Mariendistel (*Carduus marianus*), Bockshornklee (*Trigonella foenumgraecum*), Eisenkraut (*Verbena officinalis*) und Brennessel (*Urtica dioica*). Wählen Sie 2-3 Mittel aus, 3mal oder mehr täglich als Tee in Standarddosis.

Homöopathie

Allgemeine Angaben zu Dosis und Gegenanzeigen siehe Seite 54.
Standarddosis der D6-Potenz 3mal täglich, bis die Milchproduktion ausreicht.

● Stimmungsschwankungen: Pulsatilla.

● Freundliche Fassade, aber innerlich niedergeschlagen: Nat. mur.

● Milchrückgang nach Aufregung: 1 Standarddosis Ignatia D30.

● Fühlt sich sehr ausgeliefert und empfindsam: Asafoetida. Milchrückgang nach Erkältung oder Grippe: Sulfur.

Übungen

Ausführliche Informationen siehe Seite 70.
Beim Stillen kommt es darauf an, die Energiekanäle im Bauchbereich offen und durchlässig zu halten. Wählen Sie aus den folgenden drei Gruppen jeweils eine Übung aus (Seitenangabe für die Übungen siehe Stichwortverzeichnis auf Seite 188).

● Zuerst: Kamel, Halbe Brücke, Kleiner Hügel, Hängender Bauch oder Bogen.

● Dann: Tempelwächter, Filmdirektor oder Meerjungfrau.

● Anschließend: Rücken strecken, Vorwärts strecken oder Beine strecken.

● Zum Schluß: Entspannen.

HEILMITTEL FÜR UNVERDAULICHE MILCH

Heilkräuter und Heilpflanzen

Allgemeine Angaben zu Dosis und Gegenanzeigen siehe Seite 38. Die Mittel als Tee einnehmen, nicht als Tinktur.

● Beim Muster »dünne Milch« gelten dieselben Empfehlungen wie für das Muster »schwache Energie« bei Anämie (siehe Seite 98). Besonders wirksam sind: Fenchelsamen *(Foeniculum vulgare)*, Süßholz *(Glycyrrhiza glabra)*, Schafgarbe *(Achillea millefolium)* und Weißdorn *(Crataegus oxycantha)*.

● Muster »nicht angepaßte Milch«: Schneeflockenbaum *(Chionanthus virginica)*, Baldrian *(Valeriana officinalis)* und Weißdorn *(Crataegus oxycantha)*.

● Bei Fettunverdaulichkeit: zusätzlich Virginischer Ehrenpreis *(Leptandra virginica)*.

Homöopathie

Allgemeine Angaben zu Dosis und Gegenanzeigen siehe Seite 54.

Für das Muster »dünne Milch«:

● Schlank und blaßes Gesicht: Silicea.

● Fühlt sich ausgelaugt, sieht alles grau, fühlt sich nicht unterstützt: Sepia.

● Wird dick und schlaff, Neigung zu Verstopfung: Calc. carb.

● Weint leicht, Tränen versiegen aber schnell: Pulsatilla.

Für das Muster »nicht angepaßte Milch«:

● Milch scheint unverdaulich zu sein, aber keine sichtbaren Symptome dafür: Aethusa.

● Ängstlichkeit und Übelkeit: Nux vomica.

● Leicht reizbar, sehr leicht zu verärgern, Muskelspannungen und -krämpfe: Chamomilla.

● Wird schlaff: Calc. carb.

● Schlank und blaßes Gesicht: Silicea.

● Milch scheint zu reichhaltig, Abneigung gegen Fett: Pulsatilla.

Beschwerden im Zusammenhang mit der Menopause

Rein medizinisch gesehen ist die Menopause die letzte Menstruationsblutung im Leben einer Frau. In der Umgangssprache bezeichnen wir jedoch die Zeit, in der die Zyklen und damit Eisprung, Fruchtbarkeit und Menstruationsblutung weniger werden und schließlich ganz aufhören, als Menopause oder Wechseljahre. Bei den meisten Frauen beginnen sie zwischen 48 und 54 Jahren, können aber auch früher oder später einsetzen.

Über diesen sehr wichtigen Lebensabschnitt einer Frau wird nur selten offen gesprochen. Meist »wissen« Frauen nur, daß diese Jahre eine schlechte Zeit sein werden! Diese (falsche) Bewertung einer ganz natürlichen Veränderung resultiert noch aus der Zeit, da gesundheitliche Probleme von Frauen so gut wie nie in der Öffentlichkeit diskutiert wurden. Natürlich spielen auch die Veränderungen an sich und ihre komplexen und tiefgreifenden Einflüsse auf die Persönlichkeit eine Rolle. Die traditionelle chinesische Medizin betrachtet den Beginn der Wechseljahre als eines der »Tore« im Leben (siehe Seite 21). Naturheilmittel sollen helfen, dieses Tor zu öffnen.

Die Rolle der spirituellen Energie Während ihrer fruchtbaren Jahre stehen Frauen sozusagen in einer zyklischen Verbindung mit der spirituellen Energie, der Grundvoraussetzung für Empfängnis und Geburt eines Kindes. Während der Menopause läßt diese Verbindung langsam nach, die regelmäßige Versorgung mit spiritueller Energie hört auf. Daher verfügen Frauen in den Wechseljahren ganz allgemein über weniger Energie. Naturheilmittel können die Verbindung mit der spirituellen Energie aktivieren.

In den Jahren vor der Menopause richten die meisten Frauen ihre kreative Energie auf die Familie und/oder den Beruf, die Versorgung von (pflegebedürftigen) Angehörigen oder ähnlich anstrengende Aufgaben. Nach der Menopause können sie nicht mehr so freigebig mit ihrer Energie umgehen, weil sie sich sonst völlig erschöpfen. Vielleicht zum erstenmal in ihrem Leben müssen Frauen lernen, sich selbst an die erste Stelle zu setzen. Das bedeutet aber auch eine große Veränderung in der Beziehung zum Partner, zu Kindern, Freunden und Arbeitskollegen. Manche Frauen verurteilen sich selbst als selbstsüchtig, wenn sie jetzt auf ihre eigenen Bedürfnisse achten. Und häufig versucht auch die engere Umgebung, solche Veränderungen nach Kräften zu verhindern.

Soziale Faktoren In unserer modernen westlichen Welt gelten Jugend und Schönheit weit mehr als das Alter – eine Sicht, die durch Medien und Werbung stark gefördert wird. Nur selten werden die Früchte des Alters und der Erfahrung, nämlich Weisheit, Ruhe und Ausgeglichenheit, hervorgehoben. Daher ist es auch nicht verwunderlich, wenn Frauen ab Mitte Vierzig mit Schrecken an die Wechseljahre denken. Sie fürchten, mit ihrer Jugend auch ihren Platz in der Gesellschaft zu verlieren.

Interessanterweise haben Frauen in Kulturen, in denen sie mit zunehmendem Alter an Status gewinnen und Familienoberhaupt werden, sehr viel weniger menopausale Beschwerden. Dies weist darauf hin, daß sehr viel mehr als nur hormonelle Umstellungen in den Wechseljahren eine Rolle spielen.

Menstruationsblutungen während der Wechseljahre

Die Menopause macht sich auf verschiedene Weise bemerkbar. Die Menstruationsblutungen werden spärlicher, bis sie schließlich nach einigen Monaten ganz aufhören; sie können aber auch innerhalb weniger Zyklen völlig verschwinden; sie können zwischen stark und schwach wechseln und dann langsam verschwinden; oder die Intervalle zwischen den einzelnen Blutungen werden län-

Die Menopause ist nicht der Anfang vom Ende, sondern der Beginn eines neuen Lebensabschnitts, in dem Sie endlich Ihren Interessen nachgehen können, die Sie wegen Ihrer bisherigen Verpflichtungen vernachlässigen mußten.

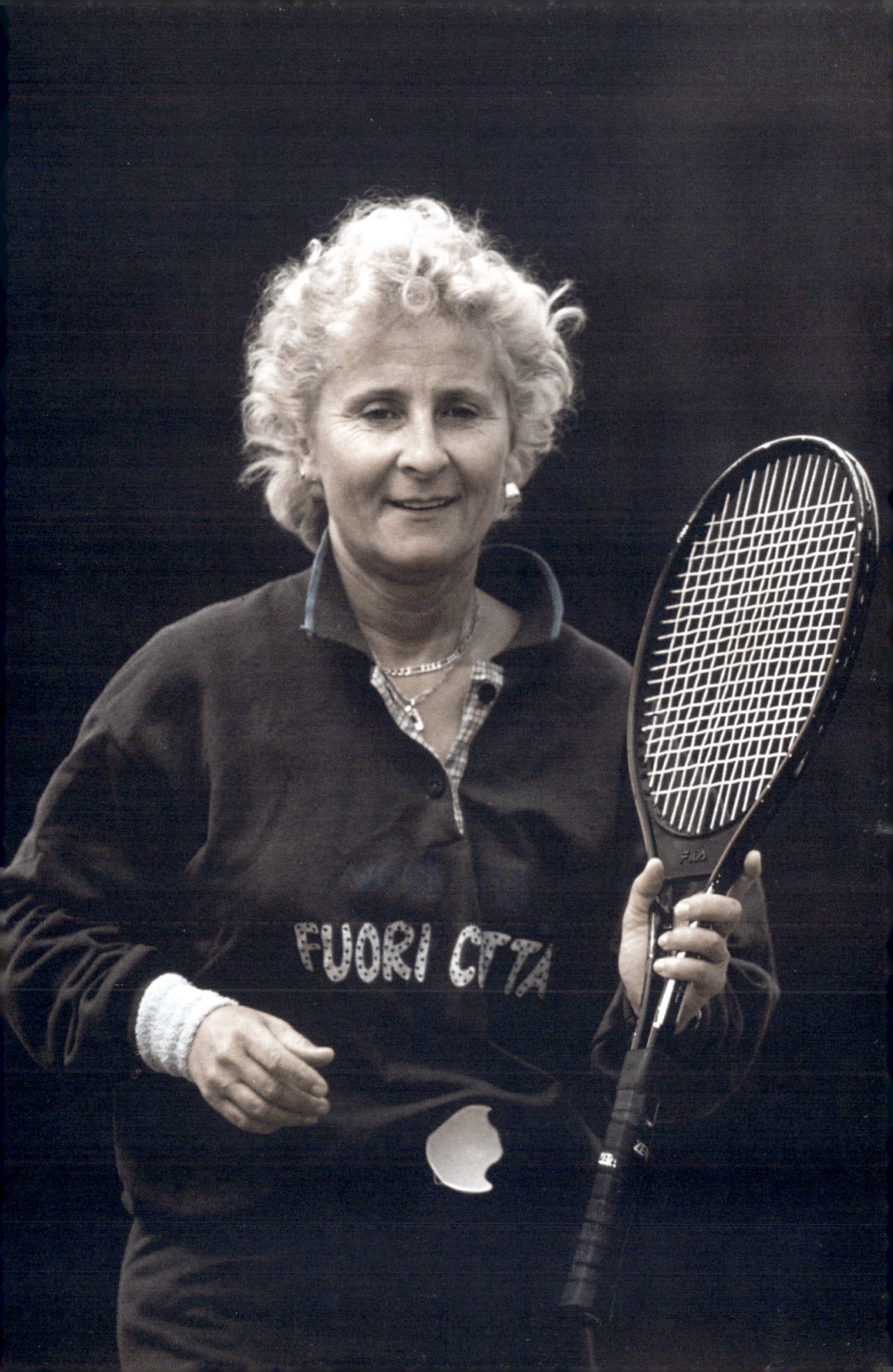

HORMONELLE SUBSTITUTION

Die Produktion weiblicher Hormone läßt während der Wechseljahre langsam nach. Die schulmedizinische Standardtherapie besteht darin, die fehlenden Hormone medikamentös zu ersetzen. Diese sogenannte hormonelle Substitutionstherapie (HST) kann schwere menopausale Beschwerden lindern.

Die natürliche Medizin betrachtet die sinkende Hormonproduktion nicht als Ursache der Beschwerden, sondern eher als Anzeichen für eine grundlegende Veränderung. Sie versucht, neue Energiekanäle im Körper zu erschließen, um die Verbindung mit der spirituellen Energie (siehe Seite 14) zu stärken und eine befriedigende Tätigkeit zu finden.

ger, dauern Monate, bis sie ganz ausbleiben. Viele Frauen berichten, daß ihr Körper seinen gewohnten monatlichen Rhythmus noch Jahre nach der letzten Menstruation beibehält. Das liegt daran, daß die Eierstöcke ihre Hormonproduktion noch nicht eingestellt haben, sie aber nicht mehr in der Lage sind, einen normalen Zyklus aufrechtzuerhalten. Trotzdem können sich manchmal Beschwerden einstellen.

Vorbereitung auf die Menopause

Wenn Sie bislang stets Probleme mit der Menstruation hatten, werden Sie wahrscheinlich die Wechseljahre als Erleichterung empfinden. Instinktiv spüren Sie vielleicht auch, daß dieser neue Lebensabschnitt Ihnen mehr Möglichkeiten der Selbstverwirklichung bietet. Wenn Sie sich aber bislang bester Gesundheit erfreut haben, werden Sie der Menopause vermutlich eher mit Besorgnis entgegensehen. Grundsätzlich gilt: Eine positive Einstellung zu den Wechseljahren erleichtert den Übergang.

Eine positive Einstellung Machen Sie sich bewußt, was Sie von den Wechseljahren erwarten. Für viele Frauen bedeutet dieser Lebensabschnitt mehr Freiheit: Die Kinder gehen zur Schule oder haben bereits das Haus verlassen und stellen nicht mehr so hohe Anforderungen. Oft hat sich auch die finanzielle Situation konsolidiert, in Beruf und Karriere sind die Ziele nah oder bereits erreicht. Zum erstenmal seit vielen Jahren haben Sie Zeit und Energie, das zu tun, was Sie schon immer tun wollten. Viele Frauen beginnen etwas Neues, in das sie all ihre Energie stecken, die sie früher für Familie oder Beruf benötigten.

Für Frauen, die erst sehr spät eine Familie gegründet haben, mit Ende Dreißig oder Anfang Vierzig, kommen die Wechseljahre manchmal zu früh, da die Kinder noch großer Zuwendung bedürfen. Der Energiebedarf dieser Frauen ist daher noch sehr hoch. In einer solchen Situation hilft es schon, sich über die Lage klarzuwerden und Hilfe für Haushalt und Kinderbetreuung zu organisieren.

Das kreative Bedürfnis Eine starke Sehnsucht nach einer kreativen Aufgabe ist ein charakteristischer Hinweis auf den Beginn der Menopause. Diese Sehnsucht deutet auf das Bedürfnis nach neuen Ausdrucksmöglichkeiten für das innere Selbst.

- Suchen Sie sich eine Aufgabe, die Ihnen Freude macht, Sie anspornt und erfrischt.
- Denken sie an die schönen Zeiten und Ereignisse in der Vergangenheit, aber nicht so sehr an materielle Dinge und Erfolge.
- Konzentrieren Sie sich auf die stillen und ruhigen Aspekte Ihres Lebens.
- Wählen Sie Aktivitäten, in denen Sie sich wirklich ausdrücken können.
- Stets daran denken: In diesem Lebensabschnitt kommen Sie an erster Stelle.

HITZEWALLUNGEN

Hitzewallungen gehören wohl zu den häufigsten Beschwerden in den Wechseljahren. Manchmal kommen und gehen sie so schnell, daß wir sie kaum bemerken. Daher auch der Name »fliehende Hitze«. Sie können aber auch so stark sein, daß wir uns sehr beeinträchtigt fühlen, ja sie fast nicht aushalten können.

Symptome

Typischerweise machen sich Hitzewallungen zuerst durch einen plötzlichen Hitzeandrang im Kopf, manchmal aber auch im ganzen Körper bemerkbar. Wir beginnen zu schwitzen, unser Herz klopft wie wild oder rast sogar: Wir fühlen uns ausgesprochen unwohl. Das Schwitzen kann so stark sein, daß

wir binnen kürzester Zeit buchstäblich in Schweiß gebadet sind. Nach einigen Minuten schwindet die Hitze, wir fühlen uns langsam wieder wohler.

Hitzewallungen sind unstet, manchmal kommen sie nur alle paar Tage, manchmal bis zu dreißigmal am Tag. Im letzten Fall verursachen sie große Müdigkeit, wir müssen Bettruhe halten.

Ursachen und Faktoren

Die Schulmedizin betrachtet vasomotorische Instabilitäten und hormonelle Schwankungen als Ursache für die Hitzewallungen. Unter vasomotorischen Instabilitäten versteht die Medizin unvorhersagbare Änderungen des Widerstands der Blutgefäßwände infolge falscher Nervenimpulse, die wiederum durch Hormonschwankungen verursacht sein können. Hormonschwankungen veranlassen die Nebenniere(nrinde), plötzlich das aktivierende Adrenalin auszustoßen, das für die »Angriff-oder-Flucht«-Reaktion des Menschen auf plötzliche Bedrohung verantwortlich ist und die Blutgefäße erweitert, so daß mehr Blut hindurchfließen kann.

Die chinesische Medizin sieht zwei Ursachen für Hitzewallungen: den normalen Rückgang von wäßriger Energie während der Menopause und die Ansammlung von zuviel Hitze. Wenn die wäßrige Energie die überschüssige Hitze nicht mehr »niederdrücken« kann, dann macht sie sich durch Hitzewallungen bemerkbar.

Rückgang der wäßrigen Energie Die Wechseljahre führen zu einem völlig normalen Rückgang an wäßriger Energie, die eng verbunden ist mit dem ruhigen Zentrum der spirituellen Energie (siehe Seite 15). Genauso wie Wasser in Bassins gespeichert wird, so wird auch die wäßrige Energie zusammen mit den anderen Energiearten gespeichert. Wenn Sie nun fortwährend an Ihren Reserven zehren, etwa durch Überarbeitung, zuwenig Schlaf oder Überforderung der Verdauung durch falsche Ernährung, dann sind

---

STIMMUNGSSCHWANKUNGEN UND DEPRESSIONEN

Unkontrollierbare Stimmungsschwankungen sind eine häufige Erscheinung in der Menopause. Im einen Moment geraten wir über einen vergleichsweise geringen Anlaß in Wut, im nächsten lachen wir uns über eine ebensolch unwichtige Sache halbtot. Dieses Verhalten wird durch Schwankungen im Energieangebot verursacht, insbesondere durch einen Mangel an wäßriger Energie. Manchmal bewegen sich die Stimmungsschwankungen aber nicht zwischen Lachen und Traurigkeit, sondern zwischen Traurigkeit und Verzweiflung. Dahinter stecken meist Schwierigkeiten, die eigenen Bedürfnisse zu identifizieren und zu befriedigen.

Die hier empfohlenen Heilmittel können Stimmungsschwankungen ausgleichen. Bei Problemen der Selbstfindung und Identifizierung der eigenen Wünsche, besonders wenn es um tief verborgene Bedürfnisse geht, empfiehlt sich die professionelle psychologische Beratung.

HEILMITTEL FÜR HITZEWALLUNGEN

Heilkräuter und Heilpflanzen

Allgemeine Angaben zu Dosis und Gegenanzeigen siehe Seite 38.

● Keuschlamm *(Vitex agnuscastus)*, Schafgarbe *(Achillea millefolium)*, Wermut *(Artemisia absinthum)*, Frauenschuh *(Cypripedium pubescens)* und Mistel *(Viscum album)*.
Standarddosis der Tinktur, 3mal täglich in Wasser. Einnahme nach Bedarf bis zu einem Jahr fortsetzen.

Homöopathie

Allgemeine Angaben zu Dosis und Gegenanzeigen siehe Seite 54.

● Anhänglich und unschlüssig: Graphites.
● Kann die eigenen Wünsche nicht identifizieren, verdeckt dies durch ständiges Reden: Lachesis.
● Muß sich ständig überarbeiten: Phosphorus.
● Treibt sich in allen Lebensbereichen zu stark an und überfordert sich: Nux vomica.
● Lesen Sie in der Materia Medica (Seite 57-69) nach, um das geeignete Mittel auszuwählen. Die häufig erforderlichen Hochpotenzen sollten nur unter fachkundiger Aufsicht eingenommen werden.

Übungen

Ausführliche Informationen zu allen Übungsprogrammen siehe Seite 70. Täglich Gymnastik, Atemübungen und Meditation können den bisherigen Tagesrhythmus, der sich jetzt langsam verändert, ersetzen. Wählen Sie die Übungen, die Ihnen am besten zusagen, und trainieren Sie täglich.

---

sie irgendwann leer. Die Hitzewallungen treten dann häufiger auf und vor allem sehr viel intensiver.

Emotionale Faktoren Der Vorrat an wäßriger Energie wird auch aufgebraucht, wenn wir etwas gegen unsere tiefe Überzeugung oder unseren Willen tun. Während der fruchtbaren Jahre sorgt das konstante Angebot an spiritueller Energie auch für genügend wäßrige Energie.
Doch wenn in den Wechseljahren die Versorgung mit spiritueller Energie nachläßt, sind wir auf unsere Reserven angewiesen. Falls Sie in dieser Zeit immer noch bestimmte Dinge tun, obwohl Sie sie am liebsten aufgeben würden, können die Reserven schnell zur Neige gehen. Versuchen Sie, Ihre wirklichen Bedürfnisse und Wünsche herauszufinden und sie umzusetzen.

Spirituelle Faktoren Die wäßrige Energie läßt auch nach, wenn Sie die Verbindung mit der ruhigen Energie, der Quelle allen Lebens, vernachlässigen. Weil die natürliche Versorgung mit dieser Energie mit den Jahren ohnehin abnimmt, kann ein sehr aufreibender und aktiver Lebensstil die Reserven ausgesprochen schnell aufbrauchen. Versuchen Sie sich täglich Zeit zum Entspannen zu nehmen. Manche Frauen wenden sich auch religiösen oder anderen spirituellen Dingen zu, um ihre Energiereserven wieder aufzufüllen.

Speicherung von Hitze Überschüssige Hitze im Körper kann durch die Ernährung verursacht sein (siehe Seite 30). Daher ist eine angepaßte, gesunde Ernährung zu empfehlen. Übrigens helfen bei Hitzewallungen auch gymnastische Übungen.
In emotionaler Hinsicht wird Hitze durch »heiße« Gefühle wie Ärger, Verbitterung und Frustration genährt. Eine weitere Ursache ist ständige Überforderung des Körpers durch Überarbeitung.

OSTEOPOROSE

Bei vielen Frauen tritt nach der Menopause Osteoporose (Knochenschwund) auf. Die Ursachen sind noch nicht bis ins letzte geklärt, die Schulmedizin nimmt jedoch ein Zusammenwirken zwischen unzureichender Kalziumaufnahme über die Nahrung, zu hoher Eiweißzufuhr (und dadurch bedingte erhöhte Ausscheidung von Kalzium über den Urin) und Hormonumstellung an. Das Ergebnis ist ein Kalziummangel. Das Mineral Kalzium ist aber ein wichtiger Baustein für kräftige und gesunde Knochen.

Nach fünfzehn bis zwanzig Jahren kalziumarmer Ernährung werden die Knochen – vor allem Hüft- und untere Rückenknochen, porös und spröde, sie brechen leicht und schmerzen.

Schulmedizinische Studien haben einen engen Zusammenhang zwischen Osteoporose und sehr frühem Beginn der Menopause (vierzig Jahre oder noch früher) nachgewiesen. Eine ähnliche Beziehung besteht auch zwischen der Osteoporose und einem plötzlichen Abfall des Östrogenspiegels nach operativer Entfernung der Eierstöcke. Eine Hormonersatz- oder Substitutionstherapie (siehe Seite 170) kann das Osteoporoserisiko mindern, allerdings oft um den Preis einer erhöhten Anfälligkeit für andere Erkrankungen.

Durch Naturheilverfahren läßt sich eine Hormonersatztherapie vermeiden und die Gesundheit stärken.

Ursachen und Faktoren

Aus Sicht der chinesischen Medizin hängt die Gesundheit des Skeletts und dessen Elastizität von der Versorgung des Körpers mit »wäßriger Energie« ab (siehe Seite 171). Wenn diese in der Menopause nachläßt, werden die Knochen weicher und brüchiger, aber nur bei bestimmten Frauen. Die Betroffenen werden in zwei Gruppen eingeteilt:

Unterforderte Knochen Jedes Körperteil bildet sich zurück, wenn es nicht genutzt wird. Muskeln, die nicht bewegt werden, schwinden und werden kraftlos. Mit den Knochen geschieht dasselbe. Eine neue US-Studie über Frauen in der Menopause ergab, daß regelmäßige kräftige Übungen von täglich einer Stunde den Kalziumgehalt der Knochen bis zu einem Drittel erhöht.

Ein tägliches Gymnastikprogramm ist daher eine einfache und effektive Methode zur Vorbeugung gegen Osteoporose; doch damit muß schon viele Jahre vor der Menopause begonnen werden. Falls die Osteoporose aber bereits ein ernstes Problem geworden ist, müssen Sie unbedingt einen Facharzt aufsuchen.

Rückgang an wäßriger Energie Wie bereits auf Seite 171 erläutert, steht die wäßrige Energie in enger Beziehung zur Quelle der ruhigen spirituellen Energie. Überarbeitung und Erschöpfung leeren die Reserven an wäßriger Energie, besonders dann, wenn der Wille den Körper zu immer neuen Leistungen antreibt und ihn überfordert.

Paradoxerweise lassen sich die Knochen nicht nur durch kräftige Übungen stärken, sondern auch durch Meditation und Entspannungsübungen. Die ideale Kombination wäre daher ein kräftiges Gymnastikprogramm mit anschließender Entspannung und Ruhe.

Zum Beispiel können das schwere und das dynamische Programm die Knochen stärken (Seite 78/80); im Anschluß folgt dann eine Meditationssitzung (20-30 Minuten). Falls Sie völlig ungeübt sein sollten, beginnen Sie am besten mit dem Programm für Schwächezustände und arbeiten sich langsam zum schweren Programm vor.

Ernährung

- Frische, kalziumreiche Nahrungsmittel essen.
- Zuviel Eiweiß, vor allem tierisches, schadet. Eiweiß beschleunigt die Kalziumausscheidung über den Urin.

HYSTEREKTOMIE

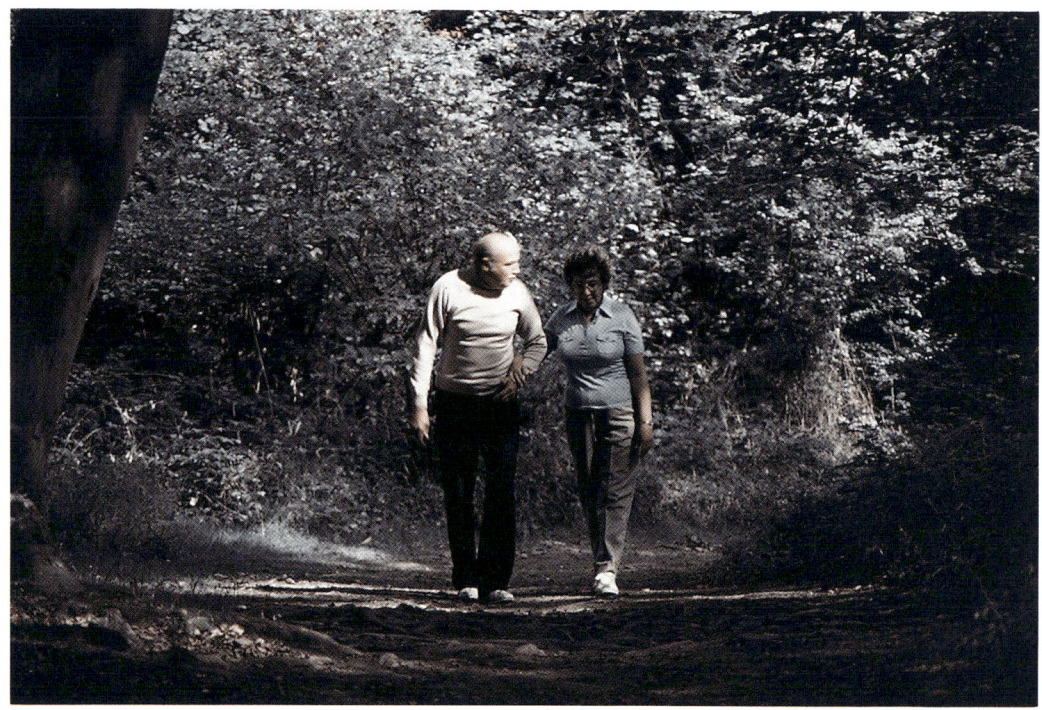

Die operative Entfernung der Gebärmutter wird Hysterektomie genannt. Die meisten Störungen im Bereich der Gebärmutter sind funktioneller Natur und bedeuten daher keine Lebensgefahr. Einige jedoch stellen eine ernste Gefahr für Gesundheit und Leben dar, wie etwa extrem starke Blutungen oder Krebs, so daß eine Entfernung der Gebärmutter unumgänglich ist. Obwohl diese Erkrankungen in jedem Lebensalter auftreten können, kommen sie vor allem nach der Menopause vor, wenn die Energieversorgung der Fortpflanzungsorgane langsam nachläßt.

Zur Vorbereitung auf eine Hysterektomie empfehlen sich Mittel, die die Energieversorgung der Fortpflanzungsorgane wieder anregen. Dazu gehören Himbeerblätter *(Rubus idaeus)*. Tabletten drei Monate lang vor und nach der Operation einnehmen.

Emotionale Reaktionen Die Hysterektomie ist heutzutage eine einfache Routineopera-

tion, so daß sie viele Ärzte empfehlen, ohne die Gefühle, die sie hervorruft, oder spätere physische Folgen zu bedenken oder anzusprechen. Angst und Wut sind völlig normale Reaktionen, wenn ein wichtiges Organ entfernt werden muß, vor allem, wenn es so eng mit der Weiblichkeit oder dem Frausein verbunden ist. Häufig überwiegt zwar das Gefühl der Erleichterung, ein Gesundheitsproblem loszusein, doch dürfen auch die negativen Gefühle nicht ignoriert werden. Die meisten Krankenhäuser bieten eine psychologische Beratung für Frauen, die sich Brust- oder Unterleibsoperationen unterziehen müssen. Es stehen aber auch Frauen- und Hausärzte sowie Selbsthilfegruppen zum Gespräch zur Verfügung.

Nachwirkungen einer Hysterektomie Durch die Entfernung der Gebärmutter verschwinden gewöhnlich die Beschwerden, die ihnen zugrundeliegenden Störungen des Gleichge-

HEILMITTEL NACH EINER HYSTEREKTOMIE

Heilkräuter und Heilpflanzen

Allgemeine Angaben zu Dosis und Gegenanzeigen siehe Seite 38.

● Depressionen: Roter Sonnenhut (Echinacea purpurea), Virginischer Ehrenpreis (Leptandra virginica), Berberitze (Berberis vulgaris) oder Löwenzahnwurzel (Taraxacum officinale). 2-3 dieser Mittel auswählen.

● Operationswunde heilt schlecht und/oder innere Verwachsungen: zusätzlich Johanniskraut (Hypericum perforatum) und Frauenblume (Trillium pendulum).

Homöopathie

Allgemeine Angaben zu Dosis und Gegenanzeigen siehe Seite 54.

Für Depressionen:

● Schwäche am mittleren Morgen, reichlich Ideen und Pläne: Sulfur.

● Sehr verletzliche Gefühle, ständige Bewegung oder Aktivitäten: Lachesis.

● Faulig riechender Ausfluß und schlechter Atem: Kreasotum. Und einen Arzt für Naturheilkunde aufsuchen.

● Hegt Rachegefühle, fühlt dunkelste Verzweiflung: Nit. ac.

● Hitzewallungen nach der Hysterektomie: Therapie der Wahl ist die Homöopathie. Versuchen Sie es mit einem der folgenden Mittel, 1 Standarddosis täglich: Lachesis D12, Aconitum D6 oder Ars.

---

wichts werden aber nur selten behoben. Wenn Sie etwa an Krankheiten des »heißen Musters« (siehe Seite 27) leiden, wird die Chirurgie kaum eine Änderung bewirken. Hören die Menstruationsblutungen auf, können sich Hitzebeschwerden, vor allem Hitzewallungen noch verschlimmern.

Wird bei der Operation nur die Gebärmutter entfernt, die Eierstöcke aber nicht, dann spüren die meisten Frauen einen ganz normalen Zyklus. Nur die Menstruationsblutung bleibt aus. Durch die Menstruation reinigt sich der Körper, um neue Energie aufnehmen zu können (siehe Seite 88). Diese Selbstreinigung ist nach der Hysterektomie in dieser Art nicht mehr gegeben. Daher können sich nach der Operation leicht Beschwerden und Krankheiten des »vollen Musters« entwickeln, weil die bislang durch die Menstruationsblutung ausgeschwemmten Gifte auf andere Weise abgebaut werden müssen. Das Ergebnis kann starke emotionale Erregung, aber auch eine Depression sein. In solchen Fällen ist fachkundige psychologische Hilfe notwendig, um diese Gefühle zu überwinden.

Waren Beschwerden des »schwachen Musters« für die Hysterektomie ausschlaggebend, sind die Erfolgsaussichten für eine dauerhafte Linderung oder Heilung dieses Musters recht hoch, da die monatlichen Blut- und Körperflüssigkeitsverluste infolge der Menstruation gestoppt werden.

ANDERE BESCHWERDEN IN DER MENOPAUSE

In den Wechseljahren können die verschiedensten Beschwerden auftreten, dazu gehören:

● trockene Augen und Sehstörungen

● Vaginalblutungen, Trockenheit oder Entzündungen der Vagina

● Harninkontinenz

● Libidoveränderung

● Gelenkschmerzen

Leider können wir aus Platzgründen nicht ausführlich auf alle Beschwerden eingehen. Hier nur soviel: Naturheilmittel und/oder schulmedizinische Medikamente helfen in fast allen Fällen. Suchen Sie fachkundigen Rat.

MIGRÄNE

Unter Migräne versteht die Medizin eine besonders schwere Art des Kopfschmerzes. Typisch für eine Migräne sind die einseitigen bohrenden Schmerzen, meist im Bereich eines Auges oder einer Schläfe. Auch das Gefühl, als ob ein enges Band den Kopf zusammenschnüre, gehört zum Symptombild der Migräne. Das zentrale Unterscheidungsmerkmal von anderen Kopfschmerzarten ist die Einseitigkeit der Schmerzen (Migräne ist eine Abkürzung von *hemicranial* = einseitig). Bei schwerem Verlauf kommen zu den Schmerzen noch Übelkeit, Erbrechen und Sehstörungen hinzu.

Zwar haben auch Männer unter Migräne zu leiden, Frauen sind jedoch stärker davon betroffen. Oft hängt auch der Beginn eines Migräneanfalls mit einer bestimmten Zyklusphase zusammen. Viele Menschen fühlen schon Stunden vorher, daß ein Migräneanfall naht.

Innere Faktoren

Energetische Probleme Die chinesische Medizin betrachtet Störungen oder Blockaden des Energiekreislaufs als Ursache für Schmerzen. Das trifft vor allem für die Migräne zu, die als ein wichtiges Symptom für Energieblockaden gilt. Charakteristischerweise steigt die Wahrscheinlichkeit eines Migräneanfalls in Zeiten, da der Energiefluß im Körper verlangsamt ist, zum Beispiel vor Beginn der Menstruation oder bei starken Belastungen oder Angstgefühlen.

Der Zusammenhang mit der Leber Das Organ mit der größten Verantwortung für den freien Energiefluß ist die Leber. Jede Migräne hat bis zu einem gewissen Grad immer mit einer Schwäche der Leberfunktion zu tun. Gewöhnlich »liegen« die Schmerzen genau auf einem Energiekanal, der auch mit der Leber Berührung hat, wie zum Beispiel der hinter den Augen. (Die Chinesen sehen eine starke Beziehung zwischen Leber und Augen). Da aber Migräne meist ein Ausdruck energetischer und nicht organischer Störungen ist, ergeben Untersuchungen der Leberwerte meist gar nichts.

Bei schweren Migräneanfällen haben manche Menschen das Gefühl »vergiftet« zu sein. Das liegt daran, daß die Leber einen »Frühjahrsputz« macht: Alle Gifte, die sich seit dem letzten Migräneanfall angesammelt haben, werden ins Blut geschwemmt, um so zur Entgiftung in die Leber zu gelangen. Diese Reinigung erfolgt häufig kurz vor Beginn der Menstruation (siehe Seite 88).

Einfluß der Lebensumstände

Ernährung Bei manchen Menschen wird die Migräne durch eine Nahrungsmittelallergie ausgelöst. Die »berühmten fünf Schuldigen« sind: Kaffee, Schokolade, Käse, Apfelsinen und Meerestiere wie Krabben und Austern. Auch Rotwein, besonders minderer Qualität und mit dem Konservierungsmittel Sulfur, ist ein wichtiger Auslöser. Migränepatienten sollten diese Nahrungsmittel meiden. Manche Menschen sehen jedoch keine Verbindung zwischen ihrer Ernährung und den Migräneanfällen. Trotzdem sollten auch sie diese »Auslöser«-Nahrungsmittel meiden, weil sie vielleicht nicht sofort, sondern erst

---

VORSICHT

Bestimmte schwere Erkrankungen verursachen Kopfschmerzen, die leicht mit einer Migräne verwechselt werden können. Dazu gehören:
- Glaukom
- Gehirnblutungen oder Abszesse
- Entzündung des Gehirns (Enzephalitis) oder Entzündung der Hirnhaut (Meningitis)
- Bluthochdruck

Vor Beginn der Therapie die Diagnose Migräne stets ärztlich abklären lassen!

langfristig nach einer gewissen Speicherzeit Migräne auslösen.

Auch eine sehr fette und reichhaltige Ernährungsweise mit fritierten Lebensmitteln und gebratenem Fleisch belastet die Leber. Besser einfache, leichtverdauliche Speisen essen, dabei mindestens einmal täglich Gemüserohkost, um die Giftausscheidung zu fördern und den Energiekreislauf in Schwung zu bringen.

Emotionale Faktoren In emotionaler Hinsicht sind Frauen vergleichsweise stärker engagiert als Männer (siehe Seite 16). Das führt dazu, daß sich emotionale Störungen bei Frauen sehr viel schneller auf den Ebenen der körperlichen Energie und der Lebenskraft niederschlagen (ein Grund, warum Frauen eben auch häufiger unter Migräne leiden). Zu den Gefühlen, die eine Migräne auslösen können, gehören alle, die den normalen Energiefluß stören, wie etwa Ärger, Frustration und Angst, und alle, die nicht ausgelebt werden können.

Der Zusammenhang mit dem weiblichen Zyklus Einige Frauen bekommen immer kurz vor dem Beginn der Menstruation einen Migräneanfall. Die Schulmedizin betrachtet Hormonstörungen als Ursache und behandelt oft erfolgreich mit weiblichen Hormonen, wie sie auch in der Pille enthalten sind. Die natürliche Medizin hingegen legt mehr Wert auf Ursachen, die in den Lebensumständen der Frau liegen. Wenn die Migräne zu den verschiedensten Zeiten im Zyklusverlauf auftritt, sind Belastungen und Ansammlungen von Giften aus den vorangegangenen Wochen die Ursache. Natürlich ist auch der Hormonzyklus beteiligt, weil er die regelmäßigen Schwankungen des Energieflußes steuert. Kurz vor Beginn der Periode verlangsamt sich der Energiefluß, so daß er sehr leicht gestört oder blockiert werden kann (siehe auch PMS, Seite 90).

Streß und Bewegungsmangel Trotz des anstrengenden modernen Lebensstils glauben manche Menschen, sie leisteten noch immer nicht genug und treiben sich fortwährend an. Aktivität an sich ist natürlich nichts Negatives; denn das Leben ist kurz, und warum sollte man davon nicht soviel wie möglich mitnehmen. Wenn aber diese Haltung durchgängig den Alltag und das ganze Leben bestimmt, dann wird es kritisch. Der Energiefluß stagniert, eine Folge ist Migräne. Versuchen Sie, einen ruhigeren Lebensstil zu pflegen, und sorgen Sie für regelmäßige Bewegung. Spaziergänge in Park, Wald und Flur oder Schwimmen bringen den Energiekreislauf nicht unter Druck, sondern lassen ihn natürlich fließen. Reservieren Sie mindestens eine halbe Stunde am Tag für Bewegung (besser mehr, wenn es Ihre Verpflichtungen in Beruf und Familie erlauben).

Migränemuster

Folgende Symptome sind für alle Migränetypen charakteristisch:
- einseitige, beengende Schmerzen
- Schmerzen direkt hinter oder über einem Auge
- Übelkeit oder Erbrechen

Spannungsmuster Zusätzlich zeigen sich noch folgende Symptome:
- Schmerzen begleitet von Sehstörungen, wie zuckende Lichtflammen oder verschwommene Sicht
- Schmerzen schlimmer bei hellem Licht
- Migräne meist vor oder am ersten Tag der Menstruation
- auch durch Anspannung hervorgerufen
- es ist gewöhnlich genug Energie vorhanden, um das Leben zu bewältigen, ohne übermäßig müde zu werden

Erschöpfungsmuster Zu diesem Muster gehören die folgenden Symptome:
- Migräne entwickelt sich beim Ausspannen, am Wochenende oder im Urlaub
- eher nach der Menstruation
- blasse Gesichtsfarbe
- häufig niedergeschlagen und müde

HEILMITTEL FÜR MIGRÄNE

Heilkräuter und Heilpflanzen

Allgemeine Angaben zu Dosis und Gegenanzeigen siehe Seite 38.

● Mutterkraut *(Chrysanthemum parthenium)*, in vielfältiger Zubereitung erhältlich, hilft bei mehreren Migränemustern. Für das Spannungsmuster:

● Mutterkraut zusammen mit den Beruhigungsmitteln Baldrian *(Valeriana officinalis)*, Herzgespann *(Leonurus cardiaca)* für etwa 3 Monate.

● Alternative zu Mutterkraut: Beifuß *(Artemisia vulgaris)*, Wermut *(Artemisia absinthum)*, Rainfarn *(Artemisia tanacetum, Tanacetum vulgare)* oder Engelwurz *(Angelica arcangelica)*.

Für das Erschöpfungsmuster:

● Folgende Mittel mindestens 3 Monate lang zur Stärkung der Energie einnehmen: Gelber Enzian *(Gentiana lutea)*, Berberitze *(Berberis vulgaris)*, Wanzenkraut *(Cimicifuga racemosa)* und Weiße Wasserlilie *(Nymphaea alba)*. Gelber Enzian und Berberitze stärken und beleben; Wanzenkraut gleicht den weiblichen Hormonspiegel aus, und Wasserlilie beruhigt die Gebärmutter.

Homöopathie

Allgemeine Angaben zu Dosis und Gegenanzeigen siehe Seite 54.

Die Mittel in D6-Potenz 3mal täglich oder in höherer Potenz als Konstitutionsmittel in unregelmäßiger Folge (siehe Seite 56) einnehmen. Einige Mittel können zu Beginn der Behandlung einen Migräneanfall auslösen. Lassen Sie sich nicht entmutigen. Ansonsten die Mittel einnehmen, sobald die Schmerzen beginnen.

Für das Spannungsmuster:

● Ruhelosigkeit, fast immer ärgerlich, pulsierende Schmerzen, eine Wange ist heiß: Chamomilla.

● Leicht erregt oder verängstigt, Schmerzen strahlen von der Mitte des Nackens aus, dicker Nasenschleim: Gelsemium.

● Sehr angespannt, kann nicht schlafen: Coffea.

● Fühlt sich emotional ausgelaugt, kann Tabakrauch nicht ertragen, Schmerzen wie Fingernägel, die sich in die Haut eingraben: Ignatia.

Für das Erschöpfungsmuster:

● Kann Gefühle nicht zeigen, klopfende Kopfschmerzen bei Menstruationsbeginn: Sepia.

● Schlank und blaß, sehr gefühlsbetont, langandauernde Kopfschmerzen: Silicea.

● Sehr gefühlsbetont und weinerlich, Kopfschmerzen nach geistiger Anstrengung: Pulsatilla.

Übungen

Ausführliche Informationen siehe ab Seite 70.

Lassen Sie es am Anfang ruhig angehen; zu heftiges Training kann einen Migräneanfall auslösen.

● Alle Tanz- und Drehungsübungen sind hilfreich, wie Eidechse, Tempelwächter, Wandtanz und Meerjungfrau.

● Filmdirektor: Sie sitzen auf einem Stuhl mit Armlehne, linkes Bein über das rechte gekreuzt. Linke Armlehne mit beiden Händen umfassen. Beim Ausatmen nach links drehen, über linke Schulter schauen; 30 Sekunden verharren. Ausatmen, wieder in Ausgangsposition drehen. Beine anders kreuzen, Übung nach rechts wiederholen.

Nackenübungen sind sehr wichtig bei Migräne. Nackenrolle (Seite 81) je 10mal und die folgenden drei Übungen:

● Den Hals langsam nach vorn beugen, Kinn in Richtung Brustkorb. Dann Hals vorsichtig so weit wie möglich nach hinten beugen, Gelenke locker lassen. Wieder nach vorn beugen, dann wieder nach hinten, jetzt mit angespannten Gelenken.

● Hals beugen und versuchen, die Schultern jeweils mit dem Ohr zu berühren.

● Sichthöhe beibehalten, Kopf nach rechts und links so weit wie möglich rotieren lassen.

Sonstige Naturheilmittel

● Nachtkerzenöl und Vitamin-B-Präparate helfen in einigen Fällen.

BLASENENTZÜNDUNG

Eine Entzündung der Harnblase wird meist durch Bakterien verursacht. Sie macht sich bemerkbar durch dumpfe Schmerzen oder eine erhöhte Empfindlichkeit in der Blasenregion, ein drückendes Gefühl im Unterbauch, fast unkontrollierbaren Harndrang und brennende Schmerzen beim Wasserlassen.

Eine Blasenentzündung ist nicht nur unangenehm und schmerzhaft, sondern auch gefährlich. So kann sie weiter über die Harnleiter in die Nieren aufsteigen und dort eine Entzündung hervorrufen. Aus diesem Grund verschreiben Ärzte häufig ein Breitbandantibiotikum. Bei wiederholten Blasenentzündungen ist stets eine genaue ärztliche Untersuchung notwendig.

Ursachen

Die Hauptursachen einer Blasenentzündung sind Bakterien aus dem Analbereich oder dem Wasser im Schwimmbad. Auch sexuell übertragene Bakterien, die dem einen Menschen gar nichts ausmachen, beim anderen aber sofort eine Entzündung hervorrufen, spielen eine Rolle, genauso wie physische Verletzungen der Harnwege.

Die beste Vorbeugung gegen eine Blasenentzündung ist eine ausgezeichnete Hygiene und umgehendes Urinieren nach dem Schwimmen und nach Sex. Dadurch werden »feindliche« Bakterien ausgeschwemmt.

Zusammensetzung des Urins Die Bakterien, die Blasenentzündungen hervorrufen, gehören meist zu ganz gewöhnlichen und weit verbreiteten Arten. In diesen Fällen ist die Zusammensetzung des Urins dafür verant-

wortlich, daß sich eine Entzündung entwickelt. Normalerweise ist der Urin steril, das bedeutet: Bakterien können sich im Urin nicht vermehren. Ändert sich aber seine Zusammensetzung, können sich eventuell vorhandene Bakterien vermehren und eine Entzündung verursachen.

Die Naturheilkunde betrachtet die Leber, nicht so sehr die Nieren, als das Hauptorgan für die Kontrolle der Urinzusammensetzung. Die Leber baut die Gifte ab, die sich im Körper ansammeln oder bilden. Die Nieren filtern die Abfallprodukte aus dem Urin, die in hoher Konzentration vorhanden sein können, wenn die Leber nicht richtig arbeitet und Bakterien mit dem Urin in die Blase gelangen. In diesem Fall spricht man vom »Säuremuster« der Blasenentzündung.

Energiefluß Ein gesunder Körper wird mit Infektionen bzw. deren Erregern fertig, braucht dafür aber Energie. Hat sich eine Entzündung entwickelt, dann war der normale Energiefluß im Körper gestört. Zu den Ursachen gehören: Urinverhaltung trotz voller Blase, zu enge Kleidung, extrem häufiger Sex oder langanhaltender Bewegungsmangel. Die Gründe für den Energiemangel liegen also im täglichen Leben (siehe Seite 25).

Blasenentzündungsmuster

Beim »akuten Muster« sind die Symptome klar ausgeprägt, aber kurzlebig, beim »schwachen« oder »chronischen Muster« kommen und gehen die Symptome, manchmal abgelöst durch eine akute Periode:
Zu den Symptomen des »akuten Musters« gehören:

- Schmerzen in der Blase
- ausgeprägter Harndrang, uriniert aber nur einige Tropfen
- Schmerzen oder Brennen beim Wasserlassen
- danach vorübergehende Besserung

ALARMSIGNALE

Blut im Urin kann auch ein Hinweis auf ernsthaftere Erkrankungen sein, wie etwa Geschwüre, Polypen oder Krebs. Umgehend den Hausarzt um Rat fragen!

HEILMITTEL FÜR BLASENENTZÜNDUNG

● Viel Wasser trinken, um den Urin zu verdünnen.

● 1 gestrichenen Teelöffel doppeltkohlensaures Natron einnehmen, um die Säure im Urin zu neutralisieren.

● Soviel Petersilie wie möglich essen.

● Auf rotes Fleisch, Gewürze und Alkohol verzichten.

Heilkräuter und Heilpflanzen

Allgemeine Angaben zu Dosis und Gegenanzeigen siehe Seite 38.

Für alle Muster:

● Buccoblätter (Barosma betulina), Klebendes Labkraut (Galium aparine) und Zinnkraut (Equisetum arvense). Je 1/4 Teelöffel jeder Tinktur in warmem Wasser verdünnt alle 2-4 Stunden.

● Bei Blut im Urin: Zusätzlich Blutwurz (Tormentilla potentilla) oder Hirtentäschelkraut (Capsella bursa-pastoris).

● Andere Mittel zur Sterilisierung der Harnwege: Spitzwegerich (Plantago lanceolata), Eibisch (Althea officinalis). Am besten als Sirup oder Tee aus frischen oder getrockneten Blättern.

Für das »Säuremuster«:

● Zusätzlich Baldrian (Valeriana officinalis) und Schneeflockenbaum (Chionanthus virginica).

Für das »schwache Muster«:

● Süßer Sumach (Rhus aromatica), Frauenblume (Trillium pendulum), Zinnkraut (Equisetum arvense) und Hortensie (Hydrangea aborescens), je 20 Tropfen der Tinktur in Wasser, 3mal täglich.

Homöopathie

Allgemeine Angaben zu Dosis und Gegenanzeigen siehe Seite 54.

Für alle Muster:

● Starke brennende Schmerzen, großer Durst und starkes sexuelles Verlangen: Cantharis.

● Auch Verdauungsstörungen: Berberis.

● Eher stechende Schmerzen, Flüssigkeitszurückhaltung, aber kein Durst: Apis mellifera.

● Brennende Schmerzen, ansonsten Frösteln: Capsicum.

Für das »schwache Muster«:

● Nierenschmerzen, Schmerzen in der Blase sind stärker: Equisetum.

● Schmerzen in Blase und Harnleiter schlimmer durch Kälte: Dulcamara.

● Muß beim Wasserlassen auf den Urin warten, Urin fließt langsam: Hepar sulf.

● Auch Streßinkontinenz: Causticum.

Übungen

Ausführliche Informationen siehe Seite 70.

● Beckentraining (Seite 104).

● Der große Zug (Seite 111).

Zu den Symptomen des »Säuremusters« gehören:

● ätzender Urin, brennt auf der Haut

● gelber Zungenbelag

● reizbar und ungeduldig

● Verdauungsstörungen, besser nach körperlichen Anstrengungen

● schlimmer nach gewürzten Speisen, rotem Fleisch oder Alkohol

Zu den Symptomen des »schwachen Musters« gehören:

● Schmerzen in der Blase kommen und gehen

● Schmerzen schlimmer nach dem Wasserlassen

● allgemeine Erschöpfung

Petersilie gilt seit alters her als ein hervorragendes Mittel zur Behandlung von Blasenentzündungen. Frisch gehackt verwendbar als Küchengewürz. Getrocknete Petersilie ist weniger wirksam.

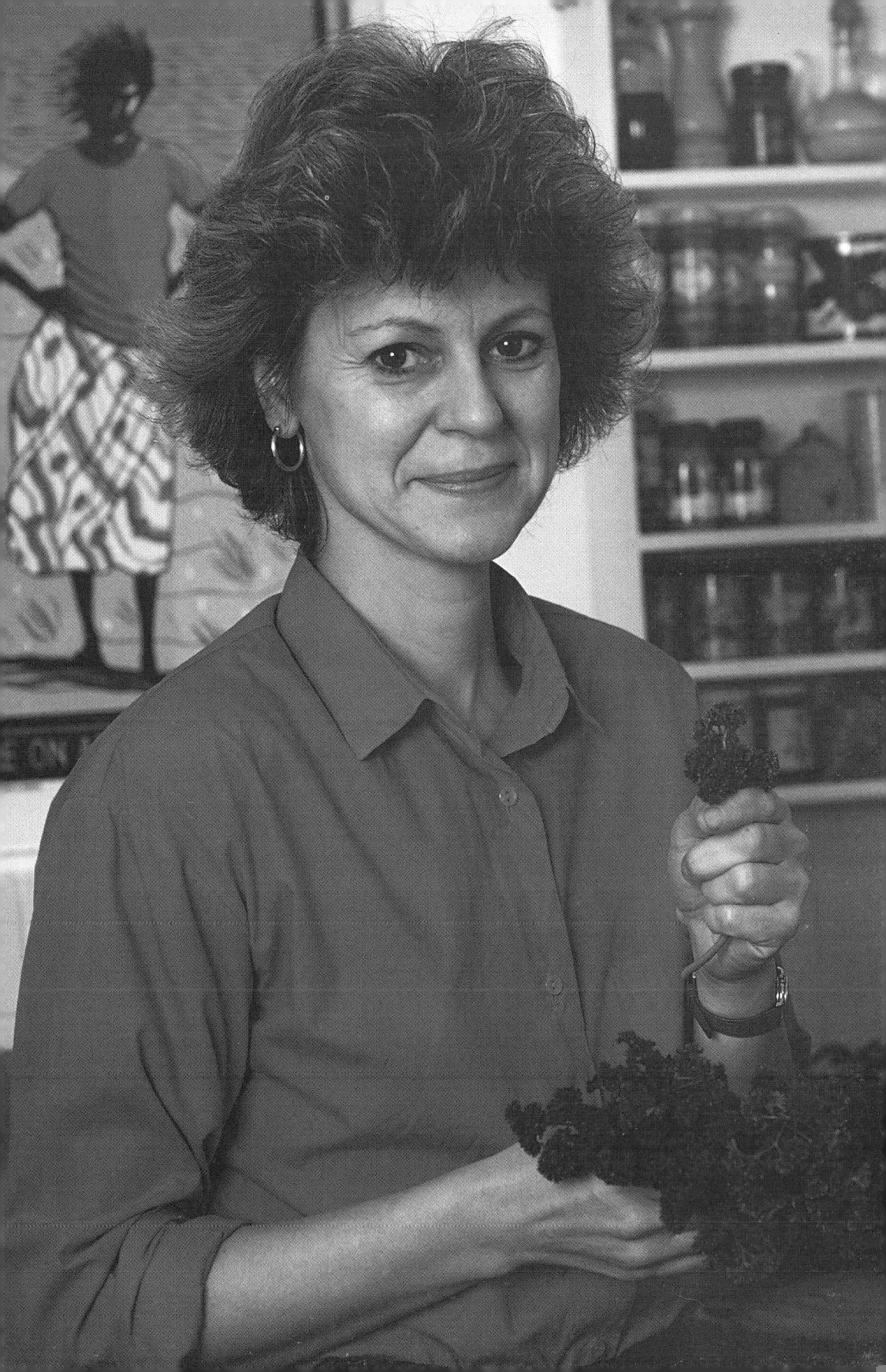

EMPFÄNGNISVERHÜTUNG

Seit Jahrhunderten suchen vor allem die Frauen nach Möglichkeiten, unbeschwerten Sex zu haben und nicht eine ungewollte Schwangerschaft fürchten zu müssen. Empfängnisverhütung (Kontrazeption) ist eine ganz natürliche Folge der Liebe. Aber alle Versuche, die Pläne der Natur zu durchkreuzen, können Probleme bringen.

Physikalische Methoden Die einfachste Methode zur Empfängnisverhütung besteht darin, den Spermien den Weg zum Ei zu versperren. Heutzutage können wir zwischen verschiedenen Hilfsmitteln wählen, etwa Kondomen oder einem Diaphragma, die, wenn überhaupt, nur ganz geringe Nebenwirkungen für die Gesundheit haben. Allerdings lehnen viele Paare diese Mittel ab, weil sie den natürlichen Rhythmus der Liebe stören, sie vorhersagbar und planbar machen und spontane Äußerungen von Zärtlichkeit und Zuneigung verhindern.

Die Pille Voraussetzung für eine Empfängnis ist ein reifes Ei. Die Pille greift in den normalen Hormonzyklus ein und verhindert dadurch das Heranreifen eines Eis und den Eisprung (Ovulation). Doch alle Präparate haben Nebenwirkungen, die wir besser verstehen, wenn wir die Wirkungsweise der Pille betrachten.
Die weiblichen Hormone sind nicht nur einfach chemische Steuerungsinstrumente, sondern auch eng verbunden mit der emotionalen Verfassung der Frau. Alles was den Hormonhaushalt stört, stört auch die Stimmung und die Gefühle. Das gilt besonders für die Pille: Die künstliche Steuerung des Hormonhaushalts dämpft auch den Gefühlshaushalt. Diese Nebenwirkung ist bei manchen Frauen stärker ausgeprägt bis hin zur Depression. Die hormonelle Unterdrückung des Eisprungs stört auch den Energiekreislauf, er wird langsamer, so daß sich Gifte ansammeln können. Im allgemeinen sind ältere Frauen stärker betroffen, da die emotionale Energie mit dem Alter nachläßt. Daher ist der dämpfende Effekt bei Frauen über Vier-

zig größer als bei Frauen um die Zwanzig.
Und wie steht es mit den Langzeitwirkungen der Pille? Zu ihren Risiken gehören Bluthochdruck, Thrombosen, Zyklusschwankungen nach Absetzen der Pille, Nachlassen der Fruchtbarkeit und bestimmte Gewebswucherungen und Krebsarten. Diese Risiken lassen sich minimieren, wenn das Präparat genau auf Konstitution und gesundheitliche Verfassung der Frau abgestimmt ist.
Die Dämpfung der Gefühle kann auch die Seele unterdrücken. Die Frau kann ihre Persönlichkeit nicht mehr angemessen ausdrücken, der gestiegene Giftspiegel macht den Körper krankheitsanfälliger.

Die Spirale Die Spirale (Intrauterinpessar, IUP) wird in die Gebärmutter eingelegt, um eine Schwangerschaft zu verhindern. Heutzutage sind die meisten Typen aus Plastik und mit einem feinen Kupferdraht umwickelt. Auf welche Art die Spirale die Schwangerschaft verhindert, ist immer noch nicht genau geklärt. Die natürliche Medizin geht davon aus, daß der Fremdkörper in der Gebärmutter die Energieversorgung behindert, so daß nicht mehr genug für die Entwicklung eines Kindes vorhanden ist. Die Nebenwirkungen der Spirale bestehen ebenfalls in der Verringerung der Energieversorgung (siehe Abbildung Seite 183).

Zählmethode, Basaltemperatur- und Schleimmethode Bei normalem Zyklusverlauf sind nur einige wenige Tage um den Eisprung herum fruchtbar, im Durchschnitt etwa vierzehn Tage nach dem ersten Tag der letzten Menstruationsblutung. Während der übrigen Zeit ist der Muttermund durch einen dicken und zähen Schleimpfropfen verschlossen. Wenn der Eisprung naht, wird der Schleim dünn und durchlässig, seine Fasern legen sich längst, um die Spermien durchzulassen.
Das Prinzip der Zählmethode, Basaltemperatur- und Schleimmethode besteht darin, Sex nur während der unfruchtbaren Tage zu haben. Doch nur die Kombination der bei-

den letzten Methoden ist relativ sicher. Die Zählmethode, auch Knaus-Ogino-Methode genannt, ist äußerst unsicher: 1. Das Ei ist auch noch zwei, vielleicht sogar drei Tage nach dem Eisprung furchtbar. 2. Auch Spermien haben eine lange Lebensdauer, sie sind bis zu vier Tagen fruchtbar. Das bedeutet: kein Sex in den letzten vier Tagen vor dem Eisprung. Bei unregelmäßigen Zyklen läßt sich der Eisprung aber nicht vorhersagen! 3. Auch doppelte Eisprünge sind möglich. Zum Beispiel, wenn sich der Mond in derselben Stellung befindet wie zum Zeitpunkt der Geburt der Frau. (Wenn Sie der Astrologie nicht trauen, mag Ihnen diese Idee seltsam erscheinen. Neue Forschungen haben aber herausgefunden, daß der Mond nicht nur den Zyklus von Frauen beeinflußt, sondern auch den der Männer.) Obwohl eine Frau normalerweise nur ein Ei pro Zyklus produziert, kann sie offenbar in dieser sehr empfindlichen Zeit während des Sex ein weiteres Ei bereitstellen. Eisprünge nach Bedarf sind aus der Tierwelt wohlbekannt.

Bei den »außerordentlichen« Eisprüngen versagt auch die kombinierte Basaltemperatur- und Schleimmethode, die sonst bei sorgfältiger Anwendung recht sicher ist. Für die Basaltemperaturmethode mißt die Frau täglich ihre Morgentemperatur und trägt sie in ein besonderes Diagramm ein. Das Ergebnis ist eine Temperaturkurve. Einen Tag vor dem Eisprung sinkt die Temperatur gewöhnlich um einige Zentelgrade, um nach dem Eisprung um etwa 0,5 Grad anzusteigen und auf diesem Niveau bis zur nächsten Menstruationsblutung zu bleiben. Die Methode wird noch sicherer, wenn die Frau regelmäßig den Schleim vor dem Muttermund prüft. Läßt er sich wie Klebstoff zwischen Daumen und Zeigefinger zum Faden ziehen, dann steht der Eisprung unmittelbar bevor. Ist die Temperatur an drei aufeinanderfolgenden Tagen erhöht, dann ist Sex unbeschwert möglich (Literaturhinweise siehe Anhang).

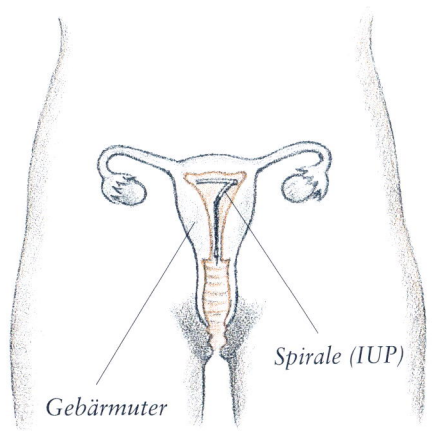

Spirale (IUP)

Gebärmuter

Die Spirale hat mehrere Nebenwirkungen, wie Menstruationskrämpfe, Endometriose, Eileiterschwangerschaften, Infektionen und verringerte Fruchtbarkeit – verursacht durch Störungen der Energieversorgung.

Wahl der Methode

Jede Methode zur Empfängnisverhütung hat Vor- und Nachteile. Mechanische Verfahren können das Liebesspiel stören, chemische beeinträchtigen die Gefühlswelt, blockieren die kreative Energie und machen dadurch anfällig für andere Beschwerden. Die Temperatur- und Schleimmethode erfordern größte Sorgfalt. Welche ist für Sie die beste? Informieren Sie sich zunächst ausführlich, sprechen Sie mit Ihrem Arzt, in größeren Städten gibt es auch Frauengesundheits- oder Beratungszentren, wie Pro Familia, unter ärztlicher Leitung. Die Pille ist zwar die sicherste Methode der Schwangerschaftsverhütung (abgesehen von der Sterilisation), aber sie arbeitet gegen die Natur, indem sie einen normalen Zyklus unterdrückt. Mit zunehmendem Alter werden die Risiken von Nebenwirkungen größer, da die emotionale Energie nachläßt und auch die Leber nicht mehr optimal arbeitet.

Wichtig: Immer den Partner in die Entscheidung mit einbeziehen, er ist für die Verhütung genauso verantwortlich wie Sie.

DIE NATÜRLICHE HAUSAPOTHEKE

Die meisten Haushalte besitzen eine Haus-apotheke, in der sie Tabletten, Pillen, Salben, Pflaster und anderes aufbewahren. Wenn Sie sich für die natürliche Medizin interessieren, sollten Sie sich eine Grundausstattung an natürlichen Heilmitteln zulegen.

Wie auf Seite 10 erwähnt, entscheiden sich die meisten Menschen intuitiv für das für sie am besten geeignete natürliche Heilverfahren, etwa Heilkräuter oder Homöopathie. Die Grundausstattung der natürlichen Hausapotheke ist eine gute Ausgangsbasis, um den Umgang mit den Heilmitteln und ihren Wirkungen kennenzulernen. Und wenn Sie genügend Erfahrungen gesammelt haben, können Sie die Hausapotheke nach Ihren Vorstellungen erweitern. Aber vergessen Sie nicht die gymnastischen Übungen, die Massagen und die Entspannungsverfahren, die die Behandlung mit natürlichen Medikamenten ergänzen und unterstützen.

Bringen Sie die Hausapotheke an einem leicht und bequem erreichbaren (aber nicht für Kinder) Platz an, so daß Sie in der Nacht nicht erst große Suchaktionen starten müssen.

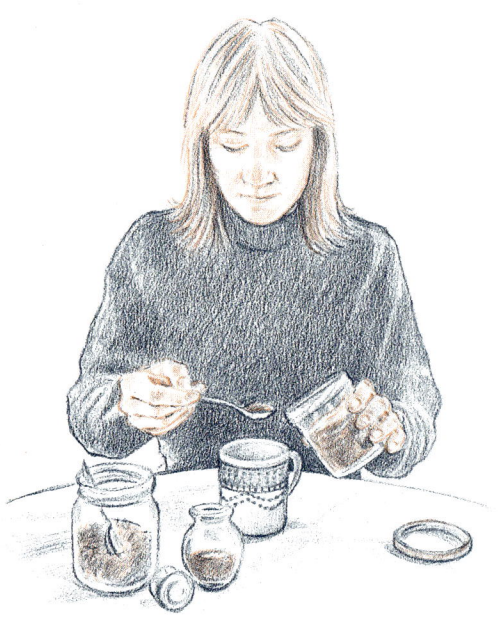

Die meisten Kräutertees werden durch Überbrühen der frischen oder getrockneten Pflanzen oder -teile hergestellt. Manche Kräuter enthalten ätherische Öle, die sich leicht verflüchtigen. Hier nur heißes Wasser verwenden. Details lesen Sie bitte in der Materia Medica auf Seite 42-53 nach. Zur Steigerung der Wirkung können einige Mittel zusammen eingenommen werden.

HOMÖOPATHISCHE HEILMITTEL

Allgemeine Angaben zu Dosis und Gegenanzeigen siehe Seite 54. Kaufen Sie zunächst D6-Potenzen für die Hausapotheke.

Die folgenden Mittel haben weitreichende Wirkungen und sollten zur Grundausstattung gehören:
- Aconitum
- Arnica
- Ars. alb.
- Belladonna
- Carbo veg.
- Gelsemium
- Lycopodium
- Mag. phos.
- Merc. sol.
- Nat. mur.
- Nox vomica
- Phosphorus
- Silicea
- Sulfur

Die folgenden Mittel helfen vor allem bei Frauenbeschwerden, manche wirken auch noch bei anderen Problemen:
- Actaea racemosa (*Cimicifuga racemosa*)
- Apis
- Borax
- Calc. carb.
- Cantharis
- Caulophyllum
- Chamomilla
- Ignatia
- Lachesis
- Sepia

HEILKRÄUTER UND HEILPFLANZEN

Allgemeine Angaben zu Dosis und Gegenanzeigen siehe Seite 38.

Einige der folgenden Mittel werden Sie vielleicht niemals brauchen. Die Liste soll auch nur einige Anhaltspunkte geben.

Allgemeine Mittel

● Schafgarbe *(Achillea millefolium)* als Tonikum zur Regulation der Menstruation und bei Grippe.

● Kamille *(Chamomilla matricaria)* beruhigt besonders bei Schlaflosigkeit.

● Schneeflockenbaum *(Chionanthus virginica)* hilft bei Leberbeschwerden.

● Roter Sonnenhut *(Echinacea purpurea)* lindert Pickel, Beulen und Ausschläge. Stärkt die Abwehrkräfte.

● Gelber Enzian *(Gentiana lutea)* stärkt den Magen.

● Süßholz *(Glycyrrhiza glabra)* als allgemeines Stärkungs- und Aufbaumittel.

● Kanadische Gelbwurzel *(Hydrastis canadensis)* stärkt die Verdauung, löst chronischen Schleim.

● Butternuß *(Juglans cinerea)* als Abführmittel.

● Johanniskraut *(Hypericum perforatum)* beruhigt und beschleunigt die Wundheilung.

● Hopfen *(Lupulus humulus)* beruhigt und stärkt die Nerven.

● Virginischer Ehrenpreis *(Leptandra virginica)* unterstützt die Leberfunktion.

● Lobelie *(Lobelia inflata)* lindert Krämpfe und löst Hustenreiz.

● Katzenminze *(Nepeta cateria)* senkt Fieber.

● Espe *(Populus tremuloides)* zur Stärkung, besonders der unteren Körperhälfte.

● Kalifornischer Kreuzdorn *(Rhamnus purshiana)* als Abführmittel.

● Salbei *(Salvia officinalis)* für fast alle Zwecke.

● Lindenblüten *(Tilia europea)* als Beruhigungstee, zur Fiebersenkung.

● Baldrian *(Valeriana officinalis)* wirkt allgemein beruhigend und schlaffördernd.

Spezielle Mittel für Frauen

● Beifuß *(Artemisia vulgaris)* reguliert die Menstruation.

● Ringelblumen-Blütenblätter *(Calendula officinalis)* stillt Blutungen des »heißen« Musters (siehe Seite 27).

● Blauer Hahnenfuß *(Caulophyllum thalactroides)* löst Menstruationskrämpfe.

● Falsches Einkorn *(Chamaelirium luteum)* hilft bei Schwäche der Beckenregion und Gebärmutterprolaps.

● Mutterkraut *(Chrysanthemum parthenium)* lindert Migräne.

● Wanzenkraut *(Cimicifuga racemosa)* hilft bei Beckenbodenschwäche und Krämpfen.

● Frauenschuh *(Cypripedium pubescens)* ist ein starkes Beruhigungsmittel.

● Yamswurzel *(Dioscorea villosa)* reguliert die Menstruation.

● Herzgespann *(Leonurus cardiaca)* reguliert die Menstruation und beseitigt Herzklopfen.

● Frauenblume *(Trillium pendulum)* und Squaw vine *(Mitchella repens)* helfen bei Beckenbodenschwäche und Gebärmutterprolaps.

● Brennessel *(Urtica dioica)* stärkt gegen Anämie.

● Rinde vom Gemeinen Schneeball *(Viburnum opulus)* löst Menstruationskrämpfe.

● Keuschlamm *(Agnus castus)* reguliert die weiblichen Hormone.

Gewürze

Dill- *(Anethum graveolens)* und Fenchelsamen *(Foeniculum vulgare)* zur Stärkung des Magens.

Blasenentzündung

● Folgende Mittel vorrätig halten: Buccoblätter *(Barosma betulina)*, Zinnkraut *(Equisetum avense)*, Klebendes Labkraut *(Galium aparine)*, Gefleckter Storchschnabel *(Geranium maculatum)* und Maisseide *(Stigmata maydis)*.

Starke Menstruation

● Hirtentäschelkraut *(Capsella bursa pastoris)*, Gefleckter Storchschnabel *(Geranium maculatum)* und Blutwurz *(Tormentilla potentilla)*.

QUELLEN

Weiterführende Literatur

In den vergangenen Jahren ist das allgemeine Interesse an der Naturheilkunde und daher auch das Angebot an Büchern zu diesem Themenbereich gewachsen. Etliche Bücher werden ständig ergänzt und erweitert, deshalb sollten Sie stets die neueste Auflage verlangen. Die folgende Liste erhebt keinen Anspruch auf Vollständigkeit, sie ist nur ein kleiner Ausschnitt aus einem großen Angebot. Fragen Sie auch Ihren Arzt nach weiterführender Literatur.

Heilpflanzen und Heilkräuter

◉ Braun, H.: *Heilpflanzenlexikon für Ärzte und Apotheker*, Stuttgart
◉ Heinz, Ulrich Jürgen: *Das Handbuch der modernen Pflanzenheilkunde*, Freiburg i. Br.
◉ Pahlow, M.: *Das Große Buch der Heilpflanzen*, München
◉ Pistoia, M., Bianchina, F., Cobretta F.: *Der große BLV-Heilpflanzenatlas*, München
◉ *Steinbachs Naturführer: Beeren, Wildgemüse, Heilkräuter*, München
◉ *Steinbachs Naturführer: Wildblumen Mitteleuropas*, München

Homöopathie

◉ Boericke: *Homöopathische Mittel und ihre Wirkungen, Materia Medica und Repertorium*, Leer
◉ Deutsche Homöopathie-Union: *Wesen und Anwendung der Biochemie, Therapie mit Mineralstoffen nach Dr. Schüßler*, Karlsruhe
◉ Kent, James T.: *Kent's Arzneimittelbilder, Vorlesungen zur homöopathischen Materia Medica*, Heidelberg
◉ Kent, James T.: *Neue Arzneimittelbilder der Materia Medica Homoeopathica*, Heidelberg
◉ Köhler, Gerhard: *Lehrbuch der Homöopathie, Bd. 1 und 2*, Stuttgart
◉ Schlüren, Erwin: *Homöopathie in der Frauenheilkunde*, Heidelberg

Heilgymnastik, Massagen und Entspannungsverfahren

◉ Chaitow, Leon: *Das sanfte Gesundheitsprogramm*, München
◉ Cooper, Mildred und Kenneth H.: *Bewegungstraining für die Frau*, Frankfurt/M.
◉ Karkutli, Dietlinde Bedauia: *Bauchtanz*, München
◉ Lidell, L., Thomas, S., Beresford Cooke, C., Porter, A.: *Massage, Anleitung zu östlichen und westlichen Techniken*, München
◉ Lindemann, Hannes: *Autogenes Training*, München
◉ Lindemann, Hannes: *Das Anti-Streß-Programm*, München
◉ Monro/Nagartha/Nagendra: *Yoga bei Beschwerden*, München
◉ Reid, Howard: *Wege zur Harmonie*, München
◉ Riemkasten, Felix Matthias: *Die Alexander-Methode*, Heidelberg
◉ Schwarz/Schweppe: *Entspannung und Persönlichkeit*, München

◉ Thomas, Sara: *Massagen bei Beschwerden*, München

Bach-Blüten-Therapie

◉ Scheffer, Mechthild: *Bach-Blütentherapie, Theorie und Praxis*, München
◉ Scheffer, Mechthild: *Selbsthilfe durch Bach-Blütentherapie*, München
◉ Scheffer, Mechthild: *Erfahrungen mit der Bach-Blütentherapie*, München
◉ Bach, E., Petersen, J.-E. R.: *Heile dich selbst mit den Bach-Blüten*, München
◉ Weeks, Nora: *Edward Bach, Entdecker der Blütentherapie, Sein Leben, seine Erkenntnisse*, München

Ernährung

◉ Günster, K.-H., Henschel, H.: *Gesunde Ernährung aus dem Supermarkt?*, Heidelberg
◉ Katalyse e.V.: *Das Ernährungsbuch, Lebensmittel und Gesundheit*, Köln
◉ Rias-Bucher, Barbara: *Brigitte Vollwert jeden Tag*, München
◉ Rias-Bucher, Barbara: *Brigitte Vollwert-Menüs*, München
◉ Rias-Bucher, Barbara: *Brigitte Vollwert-Diät*, München

Menstruation, Verhütung, Schwangerschaft, Wechseljahre

◉ Bittner, U., Jäckle, R., Scholz, Chr.: *Unter Umständen. Über den Umgang mit Medikamenten in der Schwangerschaft*, Köln
◉ Blume, Angelika: *Empfängnisverhütung*, München

● Cooper, Kenneth H.: *Osteoporose*, München
● Dix, Carol: *Eigentlich sollte ich glücklich sein. Hilfe und Selbsthilfe für überforderte Mütter mit postnatalen Depressionen*, Stuttgart
● Heaney, R., Barger-Lux, J.: *Calcium, Wie wir der Gefahr von Osteoporose entgehen können*, München
● Mankowitz, Ann: *Auf neue Weise fruchtbar. Der seelische Prozeß der Wechseljahre*, Stuttgart
● Schneider, Sylvia: *Wechseljahre, die andere Fruchtbarkeit*, München
● Shuttle, P., Redgrove, P.: *Die weise Wunde Menstruation*, Frankfurt/M.
● The Boston Women's Health Book Collective: *Unser Körper, unser Leben, Band 1/2*, Reinbek
● Ulmer-Otto, Sabine: *Die leere Wiege. Unfruchtbarkeit und ihre seelische Verarbeitung*, Stuttgart

Frau und Gesellschaft

● Dowling, Colette: *Der Cinderella-Komplex. Die heimliche Angst der Frauen vor der Unabhängigkeit*, Frankfurt/M.
● Goldhor Lerner, Harriet: *Wohin mit meiner Wut?*, Stuttgart

Bezugsquellen

Heilkräuter und -pflanzen(zubereitungen) sind in Apotheken und zum Teil auch in Reformhäusern erhältlich. Die homöopathischen Mittel können nur über Apotheken bezogen wer-

den. Einige Mittel sind in niedriger Potenz verschreibungspflichtig, etwa Aconitum und Belladonna. Auch für die Bach-Blüten-Mittel verlangen deutsche Apotheken ein Privatrezept, in Österreich und der Schweiz sind sie dagegen rezeptfrei über die Apotheken zu beziehen. Bisweilen ergibt sich eine kurze Wartezeit, da die Mittel aus England importiert werden müssen.

Arztwahl

Leserinnen aus der Bundesrepublik schauen am besten im Branchenfernsprechbuch unter den Stichwörtern »Frauenärzte«, »Ärzte für Homöopathie« und »Ärzte für Naturheilverfahren« nach. In Österreich und den meisten Kantonen der Schweiz ist die Arztsuche etwas schwieriger, da die dortigen naturheilkundlich oder homöopathisch orientierten Ärzte keine Zusatzbezeichnung führen. Am besten in Apotheken nachfragen.

Weitere Informationen

Weitere Informationen über die einzelnen Heilverfahren, zu Artzwahl und versicherungstechnischen Fragen erhalten Sie bei folgenden Verbänden:

Naturheilverfahren und Homöopathie

● Gesellschaft für Naturheilkunde e.V.
Postfach 40 20 37
8000 München 40
Telefon: 089 - 308 66 26

● Zentralverband der Ärzte für Naturheilverfahren
Bismarckstraße 3
7290 Freudenstadt
Telefon: 07441 - 21 51
● Deutscher Zentralverein Homöopathischer Ärzte e.V.
Linkenheimer Straße 113
7500 Karlsruhe 31
Telefon: 0721 - 38 58 78
● Bundesverband Deutscher Ärzte für Naturheilverfahren
Hainstraße 9
8600 Bamberg
Telefon: 0951 - 278 88/89
● Gesellschaft der Ärzte für Erfahrungsheilkunde e.V.
Postfach 10 28 40
6900 Heidelberg
Telefon: 06221 - 49 974

Bach-Blüten-Therapie

Weitere Informationen über die Bach-Blüten-Therapie geben die Dr. Edward Bach Centers.

● Dr. Edward Bach Center German Office
Mechthild Scheffer Hp
Eppendorfer Landstraße 32
2000 Hamburg 20
Telefon: 040 - 46 10 41

● Arbeitskreis für Bach-Blüten-Therapie
Dr. Edward Bach Center Austrian Office
Grinzinger Allee 15
1190 Wien
Telefon: 0222 - 32 78 36

● Dr. Edward Bach Center Swiss Office
Alte Landstraße 57
8700 Küßnacht
Telefon: 01 - 91 10 911

REGISTER

Kursive Stichwörter bezeichnen die lateinischen Namen der Heilpflanzen. Kursive Seitenzahlen verweisen auf Abbildungen.

Danksagung

Die Autoren danken den Ärzten des Nanjing College of Traditional Chinese Medicine und allen Beratern, die bei der Erstellung dieses Buchs so wertvolle Hilfe geleistet haben.

Der Verlag dankt Oriana Battistella, Anne Beach und Claudia Cran, die geduldig für die Illustrationen Modell standen; Libby Hoseason für das redaktionelle Management; Sara Mathews für die Koordination von Design und Produktion; Susan Walby und Alison Jones für die Herstellung; Chris Nall für die Vorbereitung der Auslieferung; Jane Parker für das Register; Susan Berry, Richard Dawes und Philippa Underwood für redaktionelle Unterstützung; David Whelan für technische Beratung; Doug Whitworth und Phil Gamble für den Druck und Shona Wood für die Bildbeschaffung; und Samantha Nunn.

Umrechnung der Maßangaben

1 Tropfen	=	0,04 ml
1 Tasse	=	250 ml
1 Teelöffel	=	5 ml
1 Eßlöffel	=	15 ml

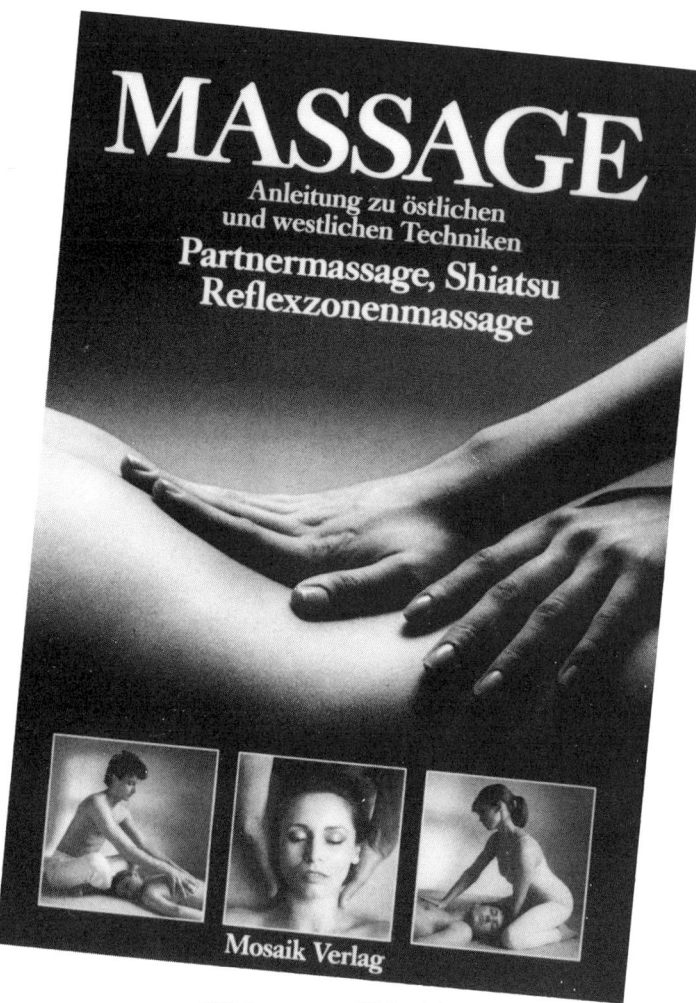

MASSAGE
Anleitung zu östlichen und westlichen Techniken
Partnermassage, Shiatsu
Reflexzonenmassage

Mosaik Verlag

192 Seiten mit 55 Farbfotos
und 440 zweifarbigen Zeichnungen

In der Reihe sind im Mosaik Verlag außerdem erschienen:

- Lucy Lidell: Die neue Schule der Sinnlichkeit.
Sanfte Körpererfahrung durch Massage und Meditationen.
192 Seiten, 57 Farbfotos, 286 zweifarbige Zeichnungen.
ISBN 3-570-05712-7.
- Peter Walker: Babymassage. Für ein gesundes,
glücklicheres Kind. 96 Seiten, 24 Farbfotos, 145 zweifarbige
Zeichnungen. ISBN 3-570-04638-9.

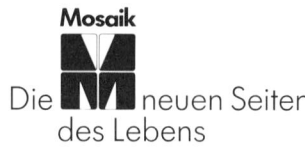

Mosaik

Die **M** neuen Seiten
des Lebens